江苏古代医家治疗肿瘤
经验集萃

于莉英　主编

科 学 出 版 社

北 京

内 容 简 介

本书是将江苏古代医家的著作中与现代肿瘤相关的论述进行整理归纳,以现代医学病名命名,分属 5 个系统,为经;对每种现代肿瘤疾病按相对应的中医病证进行文献检索,检索出的内容分为病因病机、症状表现、鉴别诊断、治法方药、预后转归、医案医话六类,为纬。以历史年代顺序展现江苏古代医家对各肿瘤疾病理法方药的记述,便于读者查阅,以期从中受到启发,为临床提供更多的治疗思路和方法,提高疗效,同时激发人们阅读和研究中医古籍的热情,更好地实现对中医的保护与传承。

本书适用于从事中医及中西医结合科研、临床、教学工作的专业人员使用,也可供大、中专院校学生及中医药爱好者阅读参考。

图书在版编目(CIP)数据

江苏古代医家治疗肿瘤经验集萃/于莉英主编. —北京:科学出版社,2019.10

ISBN 978-7-03-062061-3

Ⅰ.①江… Ⅱ.①于… Ⅲ.①肿瘤-中医临床-经验-江苏-古代 Ⅳ.①R273

中国版本图书馆 CIP 数据核字(2019)第 169100 号

责任编辑:陆纯燕 凌 玮/责任校对:杨 赛
责任印制:黄晓鸣/封面设计:殷 靓

科 学 出 版 社 出版
北京东黄城根北街 16 号
邮政编码:100717
http://www.sciencep.com
上海春秋印刷厂印刷
科学出版社发行 各地新华书店经销
*
2019 年 10 月第 一 版 开本:787×1092 1/16
2019 年 10 月第一次印刷 印张:12 1/2
字数:291 000
定价:80.00 元
(如有印装质量问题,我社负责调换)

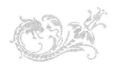

序

　　肿瘤是当今社会危害人类健康的重大疾病之一，人们一直在防治肿瘤的道路上不断地探索前行，运用中医治疗肿瘤是我国肿瘤治疗的特色之一。中医对肿瘤的认识由来已久，可上溯到殷周时期，中医治疗肿瘤的历史也很悠久，早在秦汉时期就已初见端倪，后随着历史的发展不断成熟完善，长期的临床实践为中医治疗肿瘤积累了丰富的经验，这些丰富的中医肿瘤辨治经验都蕴藏在大量古代中医药文献中。

　　江苏历代中医人物众多，名医辈出，有儒医多、御医多、世医多的特点，流传下来的中医药文献可谓是汗牛充栋，为中医学的发展做出了巨大贡献，其中包含了丰富的中医肿瘤辨治的学术思想和临床经验，值得整理、挖掘和研究，可使我们很好地了解肿瘤疾病发生、发展的演变机制，为临床提供更多的治疗思路和方法，提高疗效，激发人们阅读和研究中医古籍的热情，对实现中医的保护与传承具有非常重要的现实意义。

　　传统中医对肿瘤疾病常根据其症状体征或病因病机等进行命名，因此，现代肿瘤疾病通常归属于多个中医病证中，笔者运用古籍全文数据库等现代中医文献检索工具检索出江苏医家对相关中医病证的论述，将内容以病因病机、症状表现、鉴别诊断、治法方药、预后转归、医案医话分类为纬，以现代医学病名为经，编辑成书。其中，不同的现代肿瘤疾病常归属于相同的中医病证，如食管癌和胃癌均归属于中医的"反胃"，胃癌、原发性肝癌和胆囊癌都归属中医的"积聚"等，读者在阅读时可相互参阅，以求全面。另外，本书是将各医家所述内容进行了分类归纳整理，内容恐在连贯性上有所欠缺，若需深入研究，还需阅读相关医家的医著，以览全貌。

　　本书引用古籍原文，故有些中药名与现在写法不太一致，以尊重原文为主。书中文字为简体字，异体字改为通行规范字，特殊用字和通假字不改。对一些难字、僻字、异读字注明字音并作简要注释。

　　如有不当之处请各位前辈及同道批评指正。

于莉英

2018 年 10 月

目　录

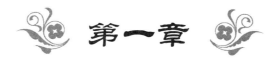

第一章

五官科癌瘤

第一节 眼部癌瘤

眼部癌瘤属中医学"眼胞菌毒""眼胞气疽""鸡冠蚬肉""因风成毒证""眼凸""胞生痰核""脾生痰核""胞胎肿核""目疣""胞睑肿胀""上胞下垂""眦漏""内眦肿核""雷头风内障""绿风内障""暴盲""视物显小症""视瞻昏渺""云雾移睛""突起睛高""旋螺泛起症""球突出眼症""鹘眼凝睛症""鱼子石榴"等的范畴。江苏古代医家葛洪、倪维德、陈实功、傅仁宇、张璐、叶天士、顾世澄、沈金鳌、高秉钧、顾锡、林佩琴等在他们的著作中对本病都有论述。

一、病因病机

翳如螺盖者,为病久不去,治不如法,至极而至也,为服寒凉药过多,脾胃受伤,生意不能上升,渐而至也。

——《原机启微·卷之上·风热不制之病》

《解精微论》曰:心者,五脏之专精。目者,其窍也,又为肝之窍。肾生骨,骨之精为神水。故肝木不平,内挟心火,为势妄行,火炎不制,神水受伤,上为内障,此五脏病也。劳役过多,心不行事,相火代之。《五脏生成论》曰:诸脉皆属于目。相火者,必包络也,主百脉,上荣于目,火盛则百脉沸腾,上为内障,此虚阳病也。膀胱小肠三焦胆,脉俱循于目。其精气亦皆上注,而为目之精。精之窠为眼,四府一衰,则精气尽败,邪火乘之,上为内障,此六腑病也。神水黑眼,皆法于阴,白眼赤脉,皆法于阳,阴齐阳侔①,故能为视,阴微不立,阳盛即淫。《阴阳应象大论》曰:壮火食气,壮火散气。上为内障,此弱阴病也……五脏之病,虚阳之病,六腑之病,弱阴之病,四者皆为阴弱不能配阳也。噫!学者慎之!

——《原机启微·卷之上·阴弱不能配阳之病》

---

① 侔(móu,谋):相等,齐。

菌毒者，乃脾经蕴热凝结而成。

——《外科正宗·杂疮毒门·眼胞菌毒》

◎ 肿胀

【肿胀如杯症】是邪火有余，肝木受克，而火不能生，故火邪反乘虚而为炙燥之病，其珠必疼，而睥紧硬。若暴风客热而作痛者，必多热泪，而珠痛犹为稍缓。

【鹘眼凝睛症】乃三焦闭格，阳邪实盛，亢极之害，风热壅阻，诸络涩滞，目欲爆出矣。

【旋胪泛起症】乃肝气独盛，胆液涩而木道滞，火郁风轮，故随火胀起，或上或下，或在左右，各随火之所致，从上胀者多。

【珠突出眶症】非比鹘眼症因滞而慢慢胀出者不同，有真元将散，精华衰败，致脉络俱损，痒极揩擦而出者，其人不久必死。有醉酒怒甚者，及呕吐极而突出者，有因患病热甚，致关格亢极而胀出者，有因怒甚吼哮而挣出者，皆因水衰液少，精血亏损，故脉络涩脆，邪气盛极，火无从出而窍涩，泄之不及，故涌胀而出。有因打扑而出，此亦偶然之祸。

◎ 外障

【鸡冠蚬肉症】蚬肉与鸡冠……祸由火上燥，瘀滞血行难，久则漫珠结，无光渐渐添。

——《审视瑶函·卷三·运气原证》

◎ 目疣

乃脾胃痰气所致，上睑属脾经，下睑属胃经。
【睥生痰核症】凡是睥生痰核，痰火结滞所成。

——《审视瑶函·卷四·运气原证》

◎ 目昏

【瞻视昏渺症】有多端，血少神劳与损元。若是人年过五十要明，须是觅仙丹。曾经病目后，昏渺各寻缘。

此症谓目内外无症候，但自视昏渺蒙昧不清也。有神劳，有血少，有元气弱，有元精亏，而昏渺者……凡目病外障而昏者，由障遮之故，欲成内障内昏者，细视瞳内，必有气色。若有障治愈后而昏渺者，因障遮久，滞涩其气，故光隐耗，当培其本而光自发。有因目病渐发渐生，痛损经络，血液涩少，故光华亏耗而昏。有因目病失治，其中寒热过伤，及开导针烙炮熨失当，而因损伤其血气，耗其精华而昏者……若目因痛暗而昏者，此因气滞火壅，络不和畅而光涩，譬之烟不得透彻，故光乃不明。如目暴痛，愈后尚昏者，血未充足，气未和畅也，宜慎养以免后患。若目病久愈，而昏渺不醒者，必因六欲七情五未四气瞻视哭泣等故，有伤目中气血精液脉络也，宜早调治。若人未五十，目又无痛赤内障之病，及斫丧精元之因，而昏渺无精彩者，其人不寿。凡人年在精强而多丧失其真元，或苦

2

思劳形纵味，久患头风，素多哭泣，妇女经产损血，而目内外别无症候，日觉昏花，月复月而年复年，渐渐昏渺者，非青盲即内障也。

【云雾移睛症】乃玄府有伤，络间精液耗涩，郁滞清纯之气，而为内障之患，其源皆属胆肾。目病白者因痰火，肺金清纯之气不足，黄者脾胃清纯之气有伤。盖瞳神乃先天之元阳所生，禀聚五脏之精华，因其内损，故有其状，虚弱不足之人，及经产去血太多，或悲泣太过，深思积忿之妇女，每有此病。小儿疳症热症，及疟痰伤寒热久，致目痛久闭，蒸伤清纯之气，亦有此患，幼儿无知，至长始晓，气络已定，治亦不愈。

◎ 内障

【暴盲症】其故有三：曰阴孤，曰阳寡，曰神离，乃闭塞关格之病。病于阳伤者，缘忿怒暴悖，恣酒嗜辛，好燥腻，及久患热病痰火人得之，则烦燥秘渴；病于阴伤者，多色欲悲伤，思竭哭泣太频之故，或因中寒中风之症起；伤于神者，因思虑太过，用心罔极，忧伤至甚，惊恐无措者得之，则其人如痴如呆，病发之状，屡有因头风痰火。元虚水少之人，眩晕发而盲瞽不见，能保养者，治之自愈，病后不能养者，成痼疾。

【绿风障症】虽曰头风所致，亦由痰湿所攻，火郁忧思忿急之故。若伤寒疟疾热蒸，先散瞳神，而后绿后黄，前后并无头痛者，乃痰湿攻伤其气，神膏耗混，是以色变也。然虽如是，盖久郁则热胜，热胜则肝之风邪起矣，故瞳神愈散愈黄。

——《审视瑶函·卷五·运气原证》

◎ 目疾统论

外障属风热上壅……内障属虚挟气郁。

生胬肉者，此心热血旺……上胞下睑，或目胞间如疥点者，其热在脾……前所云五脏各有证应，于此又可推矣。虽然，眼之为患，多生于热。

或蕴积风热，或有七情之气，郁结不散，上攻眼目，各随五脏所属而见。

◎ 目肿胀

【肿胀如杯症】水火之邪，传脾土而为炎燥之病。
【因风成毒症】若患头疼肿胀珠凸等证，治退复发，再治再发，痛胀如前者，即成此患。
【旋胪泛起症】亦因半边火盛，火郁风轮，故随火胀起。
【旋螺突起症】为肝热盛，必有瘀血。
【珠突出眶症】有因精华衰败，痒极揩擦而出者，其人不久必死；有酒醉怒甚，及呕吐极而绽出者；有因患火证热盛，关格亢极而胀出者；有因打扑而出者。

◎ 外障

《经》曰：邪客于足阳跷之脉，令人目疼从内眦始，故阳跷受邪者，内眦即赤，生脉如缕缕，俗呼攀睛是也。

石顽曰：外障诸证虽殊，究其本，不出风火湿热内蕴。

◎ 内障

目系属足厥阴、足太阴、手少阴三经，盖此三经，脏腑中虚，则邪乘虚入，经中郁结，从目系入黑睛内为翳。《龙木论》所谓脑脂流下作翳者，即足太阳之邪也，所谓肝气冲上成翳者，即足厥阴之邪也。

【绿风内障症】虽曰头风所致，亦由痰湿所攻，火郁忧思忿怒之故……肝受热则先左，肺受热则先右，肝肺同病则齐发。

【云雾移睛症】乃络间津液耗涩，郁滞清纯之气而然，其原皆属胆肾。

◎ 暴盲

致病有三：曰阳寡、曰阴孤、曰神离，乃痞塞关格之病。病于阳伤者，缘忿怒暴悖，恣酒嗜辣，久病热病痰火人得之，则烦躁秘渴。病于阴伤者，多嗜色欲，或悲伤哭泣之故，患则类中风中寒之起。伤于神者，因思虑太过，用心罔极，忧伤至甚，惊恐无措者得之。

◎ 目疮疣

若睥生痰核者，乃痰因火滞而结，生于上睥者多，屡有不治自愈。有恣嗜辛辣热毒，酒色斫丧之人，久而变为瘿漏重疾者有之。

——《张氏医通·卷八·七窍门上》

《经》云：五脏六腑之精华，皆上注于目。又云：目者，肝之窍也。肝与胆为表里，肝液胆汁充足，目乃能远视，故无论外感与内症，皆与肝胆有关系焉。夫六淫之邪，惟风火燥居多，兼寒兼湿者亦间有。内起之症，肝胆心肾为多，他脏亦间有之。（丁圣彦）

——《临证指南医案·卷八·目》

【鸡冠蚬肉外障】[按] 此证属脾胃二经热积，外受风邪，致使血凝不散。

【鹘眼凝睛外障】[按] 此证乃气血不分，混结而成……大抵人身气血不欲相混，混则阻滞于皮肤之间，遂成此病。

【旋螺突起外障】[按] 此证皆因脏腑俱劳，积伏热毒，以致攻冲于目。

【辘轳转关外障】[按] 此证皆因肝脏风热邪毒，兼以原患疮毒，余毒未尽，上攻于头，害走空窍。

——《疡医大全·眼目部·外障门主论》

目病大纲，约有三端：一为内障，总系足厥阴肝疾，亦有由肾虚者，盖通黑睛之脉者曰目系，而目系则属足厥阴、足太阳、手少阳三经，三经虚邪，从目系入黑睛内为翳，故内障为肝疾，兼肾心则肝肾之主也……十三曰胎患……此由胎中受热致损也。十四曰五风……此由毒风脑热所致。十五曰雷头风，此毒热之气冲入眼睛中，牵引瞳人……十六曰惊振，因病中再被撞打，变成内障。

一为外障，总系足三阳病……四曰鸡冠蚬肉，由风热乘于脾经，后有所传，致翳生睑内。

4

一为翳膜，总系肝受风热成病，轻则朦胧，重则厚起。

——《杂病源流犀烛·面部门·目病源流（眉棱骨）》

眼胞菌毒者，乃脾经素有湿热，思郁气结而成……眼胞痰核……由湿痰气郁而成。

——《疡科心得集·卷上·辨眼胞菌毒眼胞痰核论》

二、症状表现

其病初起时，视觉微昏，常见空中有黑花，神水淡绿色；次则视岐，睹一成二，神水淡白色……久则不睹，神水纯白色，永为废疾也。

——《原机启微·卷之上·阴弱不能配阳之病》

菌毒者……其患眼胞内生出如菌，头大蒂小，渐长垂出；甚者眼翻流泪，亦致昏蒙。

——《外科正宗·杂疮毒门·眼胞菌毒》

◎ **目肿胀**

【肿胀如杯症】此症谓目赤痛，睥胀如杯覆也。

【鹘眼凝睛症】此症有项强头面脸赤燥之患，其状目如火赤，胀于睥间，不能敛运转动，若庙堂凶神之目，犹鹘鸟之眼珠，赤而定凝，故曰鹘眼凝睛。

【旋胪泛起症】此症目病，气轮自平，惟风轮高耸而起也。或有从风轮左边突起，亦有右边突起者。

【珠突出眶症】此症专言乌睛暴然突出眶也。

◎ **外障**

【鸡冠蚬肉症】蚬肉与鸡冠……此二症，谓形色相类，经络相同，治亦同法，故总而言之，非二病之同生也。其状色紫如肉，形类鸡冠蚬肉者，即是，多生睥眦之间，后害及气轮，而尽掩于目。

——《审视瑶函·卷三·运气原证》

◎ **目疣**

此症或眼皮上下，生出一小核是也……若结成小核，红而自破，不药而愈。若坚白不破，久则如杯如拳。

【睥生痰核症】皮外觉肿如豆，睥内坚实有形。

此症乃睥外皮内生颗如豆，坚而不疼。

——《审视瑶函·卷四·运气原证》

◎ 目昏

【瞻视昏渺症】此症谓目内外无症候，但自视昏渺蒙昧不清也。

【云雾移睛症】此症谓人自见目外有如蝇蛇、旗旆^①、蛺蝶、绦环等状之物，色或青黑粉白微黄，看在于眼外空中飞扬缭乱，仰视则上，俯视则下也。

◎ 内障

【暴盲症】此症谓目平素别无他症，外不伤于轮廓，内不损乎瞳神，倏然盲而不见也。

【绿风障症】此症专言瞳神气色浊而不清，其色如黄云之笼翠岫，似蓝靛之合藤黄。

——《审视瑶函·卷五·运气原证》

◎ 目疾统论

外障……上下胞睑肉蓓蕾磨荡其睛，久之生翳，蔽其睛明。内障……黑水神光昏翳，外似好眼而不能照物，不痛不痒，惟不能睹。

◎ 目肿胀

【肿胀如杯症】其珠必疼，而睥方急硬，若暴风客邪作肿者，必然泪多而珠疼稍缓。

【因风成毒症】初发时乃头风湿热、瘀血灌睛、睑硬睛疼等病，失于早治，或治不得其法，遂至邪盛，搏夹成毒。睥与珠胀出如拳，连珠带脑，痛不可当，先从乌珠烂起，后烂气轮，有烂沿上下睑并脑及颧上肉尽空而死。

【旋胪泛起症】气轮自平，水轮自明，惟风轮泛起也，或半边泛起者。

【旋螺突起症】乌珠高而绽起如螺。

【珠突出眶症】此乌珠忽然突出眶也，与鹘眼证因滞而漫漫胀出者不同。

◎ 外障

【鸡冠蚬肉二症】形色相类，经络相同，治亦一法，多生睥眦之间，然后害及气轮，而遮掩于目。

【鱼子石榴二症】经络不异，治法亦同，其状生肉一片，如榴子绽露于房，障满神珠，血部瘀实。

◎ 内障

内障在睛里昏暗，与不患之眼相似，惟瞳神里有隐隐青白者。

【绿风内障症】瞳神浊而不清，其色如黄云之笼翠岫，似蓝靛之合藤黄，乃青风变重之证，久则变为黄风……此病初患，则头旋两额角相牵，瞳神连鼻内皆痛，或时红白花起，或先后而发，或两眼同发。

---

①旆（pèi，配）：泛指旌旗。

【云雾移睛症】自见如蝇飞花堕，旌斾条环，空中撩乱，或青黄黑白，仰视则上，俯则下也。

◎ 暴盲

暴盲者，倏然盲而不见也。

——《张氏医通·卷八·七窍门上》

【鸡冠蚬肉外障】上胞内壅瘀血一块，软而紫黑色即鸡冠；下胞内生瘀肉一条，软而淡红色即蚬肉。

【鹘眼凝睛外障】初患无痛疼，但上胞肿起如豆许，渐渐长大，内有紫癜……夫名鹘眼凝睛者，盖鹘乌之眼凝视不运，此病长大坚硬，碍塞睛珠，视物不能运动，故以名之。

【旋螺突起外障】睛珠忽然肿硬突出，如痛如疽，流脓流血，俱已溃损。

【辘轳转关外障】目禀脏腑之精凝结而成，毒攻其间，不即发出，自根底壅长瘀肉，将珠托出眶外，胀大如瘤，挂于颧上，睛珠不能转动，瞳人直视，胞睑还自启闭。

——《疡医大全·眼目部·外障门主论》

一为内障……其症每先患一眼，渐及两眼，皆黑睛内有隐隐青白翳遮瞳人，不痛不痒，无泪无眵，如薄雾，如轻烟，或如金色，或如绿豆色，或见五花，日渐日增，比外障更难疗治……十三曰胎患，初生观物，转睛不快，至四五岁，瞳人洁白，昏蒙不见，及年高不治……十四曰五风，五色变为内障，头痛甚，却无泪，日中如坐暗室，常自忧叹……或微或大或小，黑暗全不见物。十六曰惊振……日夜疼痛，不能视三光。十七曰绿风，初患头旋，额角相牵瞳人，连鼻皆痛，或时红白花起，肝受热则先左，肺受热则先右，肝肺同病则齐发。

一为外障……四曰鸡冠蚬肉……翳生睑内，如鸡冠，如蚬肉，或青或黑，阻碍痛楚，怕日羞明……十七曰鹘眼凝睛，轮硬而不能转动者是也。

一为翳膜……九曰旋螺尖起，目痛翳生，尖起而赤，一似旋螺。

——《杂病源流犀烛·面部门·目病源流（眉棱骨）》

眼胞菌毒者……其患眼胞内生出如菌，头大蒂小，渐长垂出，甚者眼翻流泪，久则致昏蒙。

眼胞痰核，结于上下眼胞皮里肉外。其形大者如枣，小者如豆，推之移动，皮色如常，硬肿不疼。

——《疡科心得集·卷上·辨眼胞菌毒眼胞痰核论》

三、鉴别诊断

◎ 目肿胀

肿有胞肿珠肿不同，胞肿多湿，珠肿多火，暴风客邪，胞肿如杯。

——《类证治裁·卷之六·目症论治》

四、治法方药

【治法】

治眼睛无故突一二寸者，以新汲水灌渍睛中，数易水，睛自入。

——《肘后备急方·卷六·治目赤痛暗昧刺诸病方》

然必要明经络，庶能应手。翳凡自内眦而出，为手太阳、足太阳受邪，治在小肠、膀胱经，加蔓荆子、苍术，羌活胜风汤主之。自锐眦客主人而入者，为足少阳、手少阳、手太阳受邪，治在胆与三焦、小肠经，加龙胆草、藁本，少加人参，羌活胜风汤主之。自目系而下者，为足厥阴、手少阴受邪，治在肝经、心经，加黄连，倍加柴胡，羌活胜风汤主之。自抵过而上者，为手太阳受邪，治在小肠经，加木通、五味子，羌活胜风汤主之。热甚者，兼用治淫热之药。嗞鼻碧云散俱治已上之证，大抵如开锅盖法，嗞之随效，然力少而锐，宜不时用之以聚其力。

——《原机启微·卷之上·风热不制之病》

其病初起时……次则视岐……可为冲和养胃汤主之，益气聪明汤主之，《千金》磁朱丸主之，石斛夜明丸主之。有热者，泻热黄连汤主之。久则不睹，神水纯白色，永为废疾也。然废疾亦有治法，先令病者，以冷水洗眼如冰，气血不得流行为度，用左手大指次指按定眼珠，不令转动，次用右手持鸭舌针，去黑睛如米许，针之令入。白睛甚厚，欲入甚难，必要手准力完，重针则破，然后斜回针首，以针刀刮之，障落则明。有落而复起者，起则重刮。刮之有至再三者，皆为洗不甚冷，气血不凝故也。障落之后，以棉裹黑豆数枚，令如杏核样，使病目垂闭，覆眼皮上，用软帛缠之，睛珠不得动移为度。如是五七日，才许开视，视勿劳也。亦须服上药，庶几无失。此法治者五六，不治者亦四五。

——《原机启微·卷之上·阴弱不能配阳之病》

菌毒者……治宜用软绵纸蘸水荫之眼胞上，少顷用左手大指甲佝于患根，右手以披针尖头齐根切下，血出不妨，随用翠云锭磨浓涂之，其血自止。内服凉膈清脾饮二服，仍忌海腥、煎炒、椒、姜、火酒等件不发。

——《外科正宗·杂疮毒门·眼胞菌毒》

◎ 目肿胀

【肿胀如杯症】轻则敷治而退，重则必须开导。

【鹘眼凝睛症】先于内迎香、太阳、两脾、上星等穴，要隘之所，并针而攻治之，宜内服外贴。

◎ 外障

【鸡冠蚬肉二症】蚬肉与鸡冠……治者须宜早割,不然恐病久徒费药力,即欲割亦无益矣。盖目大眦内有一块红肉,如鸡冠蚬肉之状,此乃心经血部之英华,不可误认割之。

——《审视瑶函·卷三·运气原证》

◎ 目疣

若初起小核时,即先用细艾如粟米壮放患上,令患目者卧榻紧闭目,以隔蒜片灸三四壮,外将膏药贴之,又用紫背天葵子连叶二两煮酒一壶半,皂角子二三粒泡热研细,饮酒时搽疣上自消。

——《审视瑶函·卷四·运气原证》

◎ 暴盲

殊不知急治可复,缓则气定而无用矣。

——《审视瑶函·卷五·运气原证》

◎ 目疾统论

外障……当消风散热,外用点药退之。内障……须分气血脾胃治。

眼之为患,多生于热,其间用药,大抵以清心凉肝、调血顺气为先。有如肾家恶燥,设遇虚证,亦不过以当归、地黄辈润养之,轻用温药不可也……虽翳自热生,然治法先退翳而退热,若谓热极生翳,先去赤热,则血为之冰,而翳不能去矣。

治之须究其源,风则散之,热则清凉之,气结则调顺之,切不可轻用针刀钩割,偶得其愈,出乎侥幸,倘或不然,终身之害。又目不可过用寒凉,恐冰其血,凝而不流,亦成痼疾。

◎ 目肿胀

【肿胀如杯症】然风热外感,治之易愈,若水火内自攻击,重则疼滞闭塞,血灌睛中,而变证不测矣,轻则敷治而退,重则必须开导。敷治不退,开导不消,消而复发,痛连头脑,而肿愈高睥愈实者,此风热欲成毒也,洗肝散、龙胆饮选用。胀有胞胀、珠胀不同,胞胀多属湿胜,治其湿热为主;珠胀多属火淫,治当去火为先。故治珠胀,虽挟风邪,不宜轻用麻黄、木贼之类,恐有乌珠胀裂之患,不可不慎!

【因风成毒症】惟初起时,急用石膏散加羌活、细辛、川芎、薄荷、赤芍。

【旋胪泛起症】服用凉膈散,点用石燕丹。

【旋螺突起症】急宜石燕丹、绛雪膏点之,或调鳝血点尖处。若年久须用锋针对瞳神量浅深横入,放出恶水,纸封避风,忌口数日,先服守真双解散,后以六味丸加知、柏急救少阴伏匿之邪。

9

【珠突出眶症】凡此虽离两睑而脉皮未断者，乘热捺入，虽入，脉络损动，终是光损，须用清凉膏。

◎ 外障

石顽曰：外障诸证……故必以涤热消翳为务。然初起者，但于除风热药中，略兼消翳，其翳自去。若去宿障，自当专力攻翳，但必兼助脾胃行其药力，始克有济。谛观外障内治之药虽多，咸以神消散、皂荚丸二方为主。外治之药不一，莫如石燕丹为最。

【鸡冠蚬肉二症】治须用割，亦用烙定方好，宜三黄丸加芒硝噙化，外用绛雪膏去麝加阿魏点之。

【鱼子石榴二症】治用割，割后见三光者，可治，服用皂荚丸，点以绛雪膏。

◎ 内障

以针言之，则当取三经之俞穴。以药言之，则当补中。疏通此三经郁结，使邪不入目系而愈。

石顽曰：内障诸证，其翳皆生于乌珠里面，故宜金针拨之，拨后用滋养之剂以助其光，如六味丸、磁朱丸之类，气虚者佐以八珍汤、神效黄芪汤。若翳嫩不可拨者，只与用药，治法纵各不同，大意不出乎皂荚丸、生熟地黄丸。其间虚实、寒热、轻重随证出入，活法在心，非笔可尽。有肝肾阴虚，绝无翳膜者，惟宜滋养真阴，切勿误与消翳等药也。有偏正头风，久而生翳，以蛇蜕炙脆为末，每服一钱，黑豆炒香淋酒一盏，入葱白三茎，同煎去葱，和滓日服效。

【绿风内障症】羚羊角散。

【云雾移睛症】黑者胆肾自病，补肾磁石丸。或白或黄者，因痰火伤肺脾清纯之气也，皂荚丸。

◎ 暴盲

屡见阴虚水少之人，因头风痰火眩晕发后，醒则不见，能保养者，亦有不治自愈。气大虚者，急服大剂人参膏。血虚者，大剂黄芪、当归煎汤，调服人参膏。患湿者，白术为君，黄芪、茯苓、陈皮为臣，附子为佐。三者治目暴盲，皆为气病，故用参、术，即血虚者，亦须人参，方有阳生阴长之功，《经》谓气脱者目不明，即其证也。最忌金石镇坠之药，以其神气浮散于上，犯之必死。

——《张氏医通·卷八·七窍门上》

翳膜遮蔽，致成外障，譬之镜受污垢，必当濯磨，须用点药，若但服药，必不能愈。至于内障之症，但宜服药，倘用点药，徒伤其气血，必无益而有损。（丁圣彦）

——《临证指南医案·卷八·目》

【鸡冠蚬肉外障】宜镰去瘀血，服抽风散（元参、黄芩、桔梗、防风、细辛、车前、大黄、芒硝），点灵药乌金膏。

【鹘眼凝睛外障】初治须择人神所在不犯之日，翻转眼皮向外于紫斑处，用眉尖刀刺破患处，以大指捻出黄脂后，服防风散结汤。如初起略觉有碍，用白酒煎消毒饮（归尾、甘草、白芷、陈皮、赤芍、防风、天花粉、金银花、皂角刺），数剂亦消。

——《疡医大全·眼门部·外障门主论》

一为内障……其属肝者，必由血少神劳（宜养肝丸、生熟地黄丸）。其属肾者，必由内伤色欲（宜益阴肾气丸、滋肾明目丸）。其肝肾俱病者，必由二经皆虚（宜驻景丸、加减驻景丸）。此则通治内障之法也。

一为外障……四曰鸡冠蚬肉……须翻出看之，用灯草轻轻刮去毫厘，血出，用银匙挑洗风毒药水按止之，并不时将药水点入，则不复肿，然后服药（宜石决明散）。

一为翳膜……九曰旋螺尖起……（宜先服通肝散，次石决明散）。

——《杂病源流犀烛·面部门·目病源流（眉棱骨）》

眼胞菌毒者……治法用软绵纸蘸水，荫于眼胞上少顷，用左手大指甲垫于患根，右手以披针尖头，齐根切下，血出不妨，随用翠云锭磨浓涂之，其血自止。内宜服凉膈散、清脾饮，若初起时，以清凉丸洗之。

眼胞痰核……外用生天南星蘸醋磨浓，频涂眼皮。日数浅者，即消；日数深者，虽不能即消，常常涂之，涂令皮薄，微微剥损，以手指甲挤出如白粉汁即愈，然消散者多。

——《疡科心得集·卷上·辨眼胞菌毒眼胞痰核论》

◎ 目肿胀

五轮壅起，目胀不能转，若鹘之睛，（酒煎散）……若水轮高而绽起如螺，为肝热甚，（点以石燕丹、春雪膏，内服双解散，或六味丸加知、柏。）

◎ 内障

绿风障，瞳神浊而不清，久则变为黄风……暴盲，《经》云：气脱者，目不明。（急用大剂独参膏。）

◎ 杂症

至于疮久成大眦漏，（金花丸加羌活、蝎尾。）小眦漏，（导赤散加透风清热药。）正漏生风轮上，流脓如痰，急宜泻肝。

——《类证治裁·卷之六·目症论治》

【方药】

凉膈清脾饮

防风　荆芥　黄芩　石膏　山栀　薄荷　赤芍　连翘　生地各一钱　甘草五分

水二钟，灯心二十根，煎八分，食后服。

翠云锭

治眼胞菌毒，用针割后涂之。

杭粉[①]五两　铜绿末一两　轻粉一钱

共研极细。用黄连一两同川米百粒，水一碗，煎一半，再熬折去二分，和药作锭阴干。临用清水少许净砚上磨浓，鸡翎蘸搽患上。又治烂弦风眼或暴赤肿痛者，箍搽更效。

——《外科正宗·杂疮毒门·眼胞菌毒》

◎目肿胀

【肿胀如杯症】

散热消毒饮子

牛蒡子（研炒）　羌活　黄连　黄芩　苏薄荷　防风　连翘各等分

上锉剂。白水二钟，煎至八分，去滓，食后服。

【鹘眼凝睛症】

泻脑汤

防风　车前子　木通　茺蔚子　茯苓　熟大黄　玄参　元明粉　桔梗　黄芩（酒炒）各等分

上锉剂。白水二钟，煎至八分，去滓，食远热服。

摩风膏

黄芪　细辛　当归　杏仁（去皮尖为霜）　防风　松脂各五钱　白芷（以上为末）　黄蜡各一两　麻油四两

先将蜡油溶化，前药共研为细末，慢火熬膏绞入，退其火性，贴太阳穴。

【旋胪泛起症】

泻肝散

升麻　木贼草　细辛　甜葶苈（酒炒）　黄连（酒炒）　五灵脂　陈皮　家菊花　黄芩（酒炒）　赤芍药　大黄（酒炒）　苏薄荷　防风　栀子仁（炒）　甘草　元明粉各等分

上为细末。每服二钱，食远白滚汤调下。为剂亦可煎服。年老人，加枳壳、厚朴。

救睛丸　兼治同症，青盲有翳。

当归身　苍术（泔水炒）　荆芥穗　蝉蜕（去头足翅）　草决明（炒）　川芎（酒炒）　苏薄荷　甘草　谷精珠　枳壳（炒）　木贼草各等分

上为细末，炼蜜为丸，如弹子大。每服一丸，食后茶清化下。

【珠突出眶症】

救睛丸

枸杞子　苍术　山栀仁（炒黑）　赤芍　苏薄荷各等分

上为细末，酒糊为丸，如桐子大。每服三钱，井花凉水送下，或冷茶清亦可，少年之

---

① 杭粉：藕粉。

人可服。若年老之人，可服后方：

立退丸（一名定志丸）

朱砂（另研为衣） 人参各二钱 天门冬（去心烘干） 石菖蒲（炒） 远志（去心） 麦冬（去心） 预知子各一两 白茯苓二两

上为细末，炼蜜为丸，如桐子大。每服一钱五分，茶清送下，或沸汤亦可。

◎ 外障

【鸡冠蚬肉症】

凉膈清脾饮 治脾经蕴热凝聚而成其患，眼胞内生如菌头蚬肉，根小头渐长，垂出甚者，眼翻流泪，亦致昏蒙。

荆芥穗 石膏 防风 赤芍药 生地黄 黄芩 连翘 山栀仁 苏薄荷 甘草（减半余）各等分

上锉剂。白水二钟，灯心三十段，煎至八分，去滓，食远热服。

翠云锭 治眼胞内生菌毒，用左手大指甲佃于患根，右手以披针尖头，齐根切下，血出不妨，随用此锭磨浓涂之，其血自止。

铜绿（研末）一钱 杭粉五钱 轻粉一分

上研极细末，用黄连一钱，同川米百粒，水一杯，煎一半，再熬，折去二分，和药作锭，阴干，临用清水磨搽。兼治烂弦风，或暴赤肿痛者，箍搽更妙。

——《审视瑶函·卷三·运气原证》

◎ 目疣

【睥生痰核症】若初起知劫治之法，则顷刻而平复矣。宜服：

防风散结汤

玄参一钱 前胡 赤芍药 黄芩 桔梗 防风 土贝母 苍术 白芷 陈皮 天花粉各八分

上锉剂。白水二钟，煎至八分，去滓，食后热服。

——《审视瑶函·卷四·运气原证》

◎ 目昏

【瞻视昏渺症】

明目地黄丸 治肾虚目暗不明。

熟地黄（焙干）四两 生地黄（酒洗） 山药 泽泻 山茱萸（去核酒洗） 牡丹皮（酒洗） 柴胡 茯神（乳蒸晒干） 当归身（酒洗） 五味子（烘干）各二两

上为细末，炼蜜为丸，如桐子大。每服三钱，空心淡盐汤送下。忌萝卜。

龟鹿二仙膏 此膏最治虚损，梦泄遗精，瘦削少气，目视不明等症，久服大补精髓，益气养神。

鹿角二斤 龟板一斤 枸杞子六两 人参三两

上将鹿角截碎，龟板打碎，长流水浸三日，刮去垢，入砂锅，用河水，慢火鱼眼沸，桑柴煮三昼夜，不可断火，当添滚水，不可添冷水，至三日，取出晒干，碾为末，另用河水将末并枸杞、人参又煮一昼夜，滤去滓，再慢火熬成膏。初服一钱五分，渐加至三钱，空心无灰酒化下。

三仁五子丸　治肝肾不足，体弱眼昏，内障生花，不计近远。

柏子仁　肉苁蓉（酒浸制）　车前（酒浸炒）　苡仁　酸枣仁（去壳炒）　枸杞子（酒蒸，焙干）　菟丝（酒煮焙干）　当归（酒洗，炒）　覆盆子（酒蒸焙干）　白茯苓（乳拌蒸，晒干）各二两　沉香（锉末）五钱　五味子（焙干）一两　熟地黄三两（酒水煮烂浓捣膏）

上除沉香末，熟地膏另入，余为细末，炼蜜为丸，如桐子大。每服五十丸，空心青盐汤送下，即白滚汤亦可。

地黄丸（一名菊花丸）　治用力劳心，肝虚风热攻眼，赤肿羞明，渐生翳膜，兼肝肾毒热气上冲而目痛，久视伤血，血主肝，故勤书则伤肝而目昏，肝伤则木生风而热气上凑，目昏赤盛，不宜专服补药，当益血镇肝，而目自明矣。

熟地黄一两半　防风　川羌活　桂心　白菊花　没药　明朱砂各五钱　黄连　决明子各一两

上为细末，炼蜜为丸，如桐子大。每服三钱，食后沸汤送下，每日三次。

洞见碧霄　此鹚鹚[1]鼠睛三法。点目之说，似乎不经，然载医统，故录之，俟高明酌用。

用鹰眼一对，炙干为末，研令极细，以人乳汁再研，每以簪脚少挑，点于瞳人上，日夜三度，可以夜见物，或取腊月的鸲[2]眼，依上法用，效，三日能见霄中之物。

又方　点目能见毫末，纤微必现，用鹚鸟眼汁注目中，效。

【云雾移睛症】

猪苓散　治肾弱不能济肝木，则虚热，胆生肝傍，但肝木枯胆气不足，故行动举止，则瞳内神水荡漾，有黑影如旗旆、蛱蝶、绦环等状。先服此散，清其肝肾之邪，次服蕤仁丸，黑花自消矣。

木猪苓　木通　萹蓄　苍术（泔水制）　黑狗脊　大黄（炮）　滑石（飞过）栀仁各一两　车前子（酒蒸过）五钱

上为细末。每服三钱，空心青盐汤调下。

蕤仁丸　治眼黑花飞蝇，涩痛昏暗，渐变青盲。

蕤仁（去皮尖）　地肤子　白茯苓　细辛　人参　石决明（洗净另研）　地骨皮　白术（炒）各二两　石胆（另研）五钱　熟地黄（焙）　楮实子各三两　空青（另研）　防风各一两　青羊胆一枚　鲤鱼胆五枚

上为细末，研匀，以胆汁同蜜炼，搜和为丸，如桐子大。每服二三钱，食后米饮送下。

----

①鹚（cí，词）：鸬鹚，水鸟名，俗称鱼鹰。

②鸲（yù，玉）：鸟名，鸲鹆，又称八哥儿。

摩顶膏　治眼前见花，黄黑红白不定。

白附子（炮，去皮脐）　木香各一两　龙脑五钱　青盐一两半　明朱砂二钱半　牛酥二两　鹅脂四两

上将前药末同酥脂，以慢火熬成膏。每用少许，不拘时顶上摩之。

羚羊羌活汤　治肝肾俱虚，眼见黑花，或作蝇翅。

黄芪二两　炙甘草一两　羚羊角（锉末）　羌活　黄芩（去黑心）　山萸肉　车前子　附子（去皮脐，炮）　人参　青葙子　决明子（微炒）　泽泻　秦艽（去苗）　柴胡（去苗）各一两半

上为末。每服五钱，水二钟，煎至八分，去滓，不拘时温服。

◎ 内障

【暴盲症】

加味逍遥饮　治怒气伤肝，并脾虚血少，致目暗不明，头目涩痛，妇女经水不调等症。

当归身（酒炒）　白术（土炒）　白茯神　甘草梢（生用）　白芍药（酒炒）　柴胡各一钱　炒栀子　丹皮各七分

上锉剂。白水二钟，煎至八分，去滓，食远服。

柴胡参术汤　治怒伤元阴元阳，此方主之。

人参（去芦）　白术（土炒）　熟地黄　白芍各一钱五分　甘草（蜜制）八分　川芎七分　当归身二钱　青皮四分　柴胡三分

上锉剂。白水二钟煎至八分，去滓，食远服。

熊胆丸　治目忽然失光，翳膜障蔽。

熊胆　川黄连　密蒙花　羌活各两半　蛇蜕　地骨皮　仙灵脾　木贼　胆草各一两　旋覆花　甘菊花　瞿麦各五钱　葳蕤三钱　麒麟竭　蔓菁子各二钱

上十五味，而熊胆为主，余同为细末，以羖羊肝一具，煮其一半，焙干，杂于药中，取其一半生者，去膜捣烂入上药，杵而为丸，如梧桐子大。饭后用米饮送下三十丸。诸药修治无别法，惟木贼去节，葳蕤去壳皮，取霜，蔓菁子井水淘，蛇皮炙之。

独参汤　治元气离脱，致目无所见。

人参（数两清河者佳，用铜刀切片）

银锅、砂锅煎汤频服。

【绿风障症】

半夏羚羊角散　治痰湿攻伤，绿风内障。

羚羊角（锉细末）　薄荷　羌活　半夏（炙）各钱半　白菊花　川乌（炮）　川芎　防风　车前子各五钱　细辛二钱

上为末。每服三钱，生姜三片，水二钟，煎一钟，去滓服，或荆芥汤调下。

羚羊角散　治绿风内障，头旋目痛，眼内痛涩者服，如痰湿攻伤者，服聚星障症羚羊角散（见卷三）。

羚羊角（锉末）　防风　知母　人参　黑玄参　茯苓　黄芩　桔梗　车前子各一两　细辛二两

上为粗末。每服三钱，白水煎，食后温服。

——《审视瑶函·卷五·运气原证》

羚羊角散［绿风］

甘菊　防风　川芎　羌活　川乌　细辛　车前子各五钱　羚羊角　半夏曲　薄荷各二钱半

每末二钱，生姜、荆芥汤下。

羚羊角丸（又）

羚羊角一两　犀角　石决明　车前子　草决明各七钱半　独活　防风　甘菊　蔓荆子　山栀蓝实　甘草各五钱

蜜丸。

石决明散［蚬目］

石决明　草决明各一两　青葙子　木贼草　羌活　山栀　赤芍各五钱　大黄　荆芥各二钱半

每末二钱，麦冬汤下。又名大决明散。

——《杂病源流犀烛·面部门·目病源流（眉棱骨）》

酒煎散［赤翳］

汉防己　防风　炙草　荆芥　当归　赤芍　牛蒡子　甘菊　加酒煎。

春雪膏［点翳］

一名绛雪膏。炉甘石四两，银罐内固脐煅，水飞。预将黄连一两，当归五钱，河水煎汁，去滓，入童便半盏。将炉甘石丸如弹子，多刺以孔，赤淬药汁内，以汁尽为度，置地上一宿，去火气，收贮待用。硼砂研细，水调盏内，炭火缓缓炖干，取净一钱半。黄丹①、乳香、乌贼骨烧研、白丁香各一钱半，麝香、轻粉各五分，炼白蜜四两，先下制净炉甘石末一两，不住手搅，次下后七味，搅至紫金色不粘手为度，捻作挺子，每服少许，新水磨化点之。

石燕丹［诸翳外障］

炉甘石四两（用黄连一两，归身、木贼、羌活、麻黄各五钱，河水二升，童便一升，同煮去滓，将炉甘石淬，制法如春雪膏，取净一两）　硼砂（铜勺内同水煮干）　石燕　琥珀　朱砂（水飞）各取净钱半　鹰屎白一钱（如无以白丁香代之）　冰片　麝香（各分半）

上为极细末，每用少许点大眦，如枯涩无泪，加熊胆一分，白蜜少许；血翳加阿魏；黄翳加鸡内金；风热翳加蕤仁；热翳加真珠、牛黄；老翳倍硼砂加猪胰子；冷翳加附子尖、雄黄。

羚羊角汤［青风］

羚羊角　人参各一钱半　元参　地骨皮　羌活　车前子各一钱二分

——《类证治裁·卷之六·目症论治》

---

① 黄丹：铅丹，下同。

五、预后转归

虽然始者易而久者难,渐复而复,渐复而又复可也,急于复者则不治。

——《原机启微·卷之上·风热不制之病》

◎ 目肿胀

【肿胀如杯症】风热外感易治,若木火内攻,则病退迟,重则瘀滞塞目,血灌睛中,而症变不测,须用开导……若敷治不退,退而复返,开导不消,消而复痛连头脑,肿愈高而睥愈实,此风热成毒也。

【旋胪泛起症】非比旋螺尖起已成症,而俱凸起顶尖,不可医者类也。

【珠突出眶症】凡出虽离两睑,而脉丝未断者,乘热捺入。虽入,脉络损动,终是无光,若虽突而犹含者,易入,光不损,若离睑,脉丝络俱断而出者,不能救矣。

◎ 外障

【鸡冠蚬肉症】若误割轻则损目,重则丧命矣。慎之!慎之!

——《审视瑶函·卷三·运气原证》

◎ 目疣

【睥生痰核症】或有不治自愈,或有壅结为瘿,甚则流脓出血。

——《审视瑶函·卷四·运气原证》

◎ 目昏

【瞻视昏渺症】若人年五十以外而昏者,虽治不复光明,其时犹月之过望,天真日衰,自然目光渐衰,不知一元还返之初,虽妙药难回,故曰不复愈矣……若人未五十,目又无痛赤内障之病,及斩丧精元之因,而昏渺无精彩者,其人不寿。

◎ 内障

【绿风障症】大凡病到绿风,极为危者,十有九不能治也。

——《审视瑶函·卷五·运气原证》

◎ 目疾统论

至于退翳一节,尤关利害,凡翳起肺,肺家受热,轻则朦胧,重则生翳,如珍珠、如碎米者易散,翳状如梅花者难消。

◎ 目肿胀

【因风成毒症】若已成者，虽治之，胀少退，痛少止，决又发，发时再治，至于数四，终当一发，不复退矣……若至珠烂，治无及矣。

【旋胪泛起症】非旋螺突起，已成证而顶尖俱凸，不可医治之比也。

【旋螺突起症】若初起失于正治之法，则瘀虽退而气定膏凝，不复平矣。

【珠突出眶症】若突出阁①在睑中而含者，易入，光不损。若离睑，脉络皮俱断者，不救。

◎ 外障

【鸡冠蚬肉二症】其目大眦内有红肉一块，如鸡冠蚬肉者，乃心经血部之英华，若误割者，轻则损目，重则丧命，慎之！

【鱼子石榴二症】目疾之恶证，治用割。割后见三光者，可治……若三光瞑黑者，内必瞳神有损，不治。

◎ 目疮疣

若睥生痰核者，乃痰因火滞而结，生于上睥者多，屡有不治自愈。有恣嗜辛辣热毒，酒色斫丧之人，久而变为瘿漏重疾者有之。

——《张氏医通·卷八·七窍门上》

【旋螺突起外障】不治之证，只可消肿定痛而已。

【辘轳转关外障】虽无疼痛等证，断不能治。日久加以七情郁结，毒邪攻急，忽然痛肿破裂而已。盖直视者，太阳经绝也，不独目不能治，命亦随之而倾。

——《疡医大全·眼目部·外障门主论》

一为内障……此胎患、五风、雷头、惊振四症，俱不可治。

一为外障……十七曰鹘眼凝睛……此不可治。

——《杂病源流犀烛·面部门·目病源流（眉棱骨）》

六、医案医话

◎ 暴盲

一人形实，好饮热酒，忽目盲，脉涩，此热酒所伤胃气，污浊之死血使然。以苏木作汤，调人参末，服二日，鼻及两掌皆紫黑，予曰涩血行矣，以四物汤加苏木、桃仁、红花、陈皮，煎调人参，连服数日而愈。

——《审视瑶函·卷五·运气原证》

---

①阁：古同"搁"，停止。

姚（左） 阴虚不足，肝肾两亏，兼之寒邪包暑，刑克肝阴。两目旋螺翳障，视物不明。勉拟救治。

香附（制） 夏枯草 熟地 归身 白芍（肉桂煎汤拌炒） 玉竹 甘草 川芎炭 红花 广藿香 煨姜 灯心

〔又〕寒暑渐觉分消，疼痛略止，但旋螺转甚，不能睁视，姑再拟方。补肝散合左归饮去萸肉，加牛膝、归身。

〔又〕疼痛已息，寒邪未散，旋螺更盛，竭力拟救，八珍汤去川芎，加枸杞、菟丝子、炮姜、燕窝、淡菜。

〔又〕旋螺略散，视物稍明，金水六君煎加枸杞、菟丝、燕窝、煨姜。

〔又〕行血八珍汤加枸杞子、菟丝子、桂枝、炒白芍。

〔又〕补血汤合熟六物加香附、枸杞子、蝉衣。

钱（右） 太阴风湿，以致左目胬肉壅结，上下眼胞肿胀，水泡鼻疮。

苍术 厚朴 陈皮 甘草 半夏（姜制） 广藿 滑石 苏叶 黄芩 大腹皮

〔又〕异功散去白术用米仁，加豨莶草、防风、当归、山栀、滑石。

〔又〕异功散合三妙加枳壳、滑石。

〔又〕六君子汤合左金丸加当归。

徐（左） 气血不足，操持过劳，中宫不运，左目上睥结生梅核，后防瘤患。

党参 焦于术① 云苓 甘草 归身 川芎炭 白芍（酒炒） 熟地 穿山甲 煨木香

顾（左） 气滞痰凝，郁热化燥，左目上睥结生樱核，两目午后赤涩。

半夏（制） 陈皮 茯苓 杏仁 白芥子 贝母 枳壳 冬桑叶 黑芝麻 柏子仁 菊花叶

顾（右） 阴虚内热，燥邪伤脾，左目樱核，右目瘤子。

生地 丹皮 茯苓 泽泻 归身 石决明 丹参 黑山栀 女贞子 石斛

张（左） 风寒郁伏肝肺，以致左目凝脂翳障，有变旋螺之势。

桂枝 白芍 炙草 香附 苏叶 陈皮 当归 杏仁 枸杞子

朱（左） 心肾不交，气血不和，虚阳上浮，中气下陷，以致左目玛瑙垂帘，右目蚬肉垂帘，视物不清。

苏木 红花 熟地 川芎炭 归身 白芍 党参 炙草 龟板 黄柏

〔又〕滋肾生肝饮去萸肉五味子，用菟丝子、白芍，加丹参、蝉蜕。

〔又〕行血生补中益气汤加丹参、蝉衣。

何（左） 年未弱冠，气血不能充足，左目为物所伤，青珠已破，泛壅高突，疼痛不止，勉拟救治。

苏木 红花 熟地 川芎炭 当归 白芍 香附 牛膝 紫槿皮 炮姜炭 防风炭 䗪虫

〔又〕左目黑珠泛突已平十分之九，伤痕未退，白障未消，未识瞳神损否，姑再拟方。行血熟六物加防风炭、香附炭、菟丝子、牛膝、䗪虫。

---

①于术：白术，下同。

〔又〕凝瘀已散，珠圆平复，白障未退，瞳神已损，光影全无，惟念尚在童年，再拟一方，望其侥幸，行血八珍汤加枸杞子、菟丝子。

钱（左） 湿热停于脾肺，两目脾内鱼子石榴，视物羞明。

当归 石决明 玉竹 茯苓 苍术 甘草 黄柏

〔又〕鱼子石榴已散，红翳未尽。补血六君子去参用玉竹，加石斛。

杨（幼） 脾胃湿火，左目下脾生菌。

苏木 红花 生地 当归 川芎炭 赤芍 苍术 厚朴 陈皮 甘草 芦根

〔又〕眼菌已消，红翳未尽。照前方去苏木、红花，加石斛、黑山栀。

——《银海指南·卷四·治验存参》

第二节 鼻 咽 癌

鼻咽癌属中医学"鼻渊""控脑砂""耳鸣证""石疽""失荣"等的范畴。江苏古代医家陈实功、李用粹、王维德、高秉钧等在他们的著作中对本病都有论述。

一、病因病机

◎耳鸣

王汝言云：耳或鸣甚如蝉，或左或右，或时闭塞，世人多作肾虚治不效，殊不知此是痰火上升，郁于耳中而为鸣，郁甚则壅闭矣……大抵此证多先有痰火在上，又感恼怒而得，怒则气上，少阳之火客于耳也。

◎鼻渊

谓鼻出浊涕也。《经》云：胆移热于脑则辛頞鼻渊，鼻渊者，浊涕不止也。传为衄蔑瞑目，（又云：泣涕者脑也，故脑渗为涕。）故得之气厥也。王太仆注云：脑液下渗则为浊涕，涕下不止如彼水泉，故曰鼻渊也。頞，谓鼻頞也。足太阳脉起于目内眦，上额交巅，上入络脑。足阳明脉起于鼻，交頞中，傍约太阳之脉。今脑热则足太阳逆，与阳明之脉俱盛，薄于頞中，故鼻頞酸痛也。热盛则阳络溢，阳络溢则衄出汗血也。血出甚，阳明、太阳脉衰，不能荣养于目，故目瞑。厥者，气逆也。皆由气逆而得之，宜服防风汤。《运气》：鼻渊皆属热。

——《证治准绳·杂病·七窍门下》

失荣者，先得后失，始富终贫，亦有虽居富贵，其心或因六欲不遂，损伤中气，郁火相凝，隧痰失道停结而成。

——《外科正宗·卷之四·杂疮毒门·失荣症》

失营者，由肝阳久郁，恼怒不发，营亏络枯，经道阻滞。

———《疡科心得集·卷中·辨失营马刀生死不同论》

二、症状表现

其患多生肩之以上，初起微肿，皮色不变，日久渐大，坚硬如石，推之不移，按之不动；半载一年，方生阴痛，气血渐衰，形容瘦削，破烂紫斑，渗流血水。或肿泛如莲，秽气薰蒸，昼夜不歇，平生疙瘩，愈久愈大，越溃越坚。

———《外科正宗·卷之四·杂疮毒门·失荣症》

胆移热于脑，鼻流浊涕，或时出黄水，甚者脑亦作痛，俗名脑砂，此是虫食脑中。

———《证治汇补·卷之四·上窍门·鼻病》

失荣者……如树木之失于荣华，枝枯皮焦故名也。生于耳前后及项间，初起形如栗子，顶突根收，如虚疾病瘤之状，按之石硬无情，推之不肯移动，如钉着肌肉是也。不寒热，不疼痛，渐渐加大；后遂隐隐疼痛，痛着肌骨，渐渐溃破，但流血水无脓，渐渐口大内腐，形如湖石，凹进凸出，斯时痛甚彻心，胸闷烦躁，是精神不收，气不摄纳也；随有疮头放血如喷壶状，逾时而止。体怯者，即时而毙；如气强血能来复者，亦可复安。

———《疡科心得集·卷中·辨失营马刀生死不同论》

三、治法方药

【治法】

若遇此证，但审其平昔饮酒厚味，上焦素有痰火，只作清痰降火治之。

———《证治准绳·杂病·七窍门下·耳鸣》

用丝瓜藤近根五尺，烧灰存性，为末，酒调服。外用白牛尾毛、橙叶，焙干各等分为末，吹鼻内。若虚寒者，川乌散主之。

———《证治汇补·卷之四·上窍门·鼻病》

有因痰火升而鸣者。（加减龙荟丸。）

———《类证治裁·卷之六·耳症论治》

若犯之者，宜戒七情，适心志；更以养血气、解郁结之药，常常服之，庶可绵延岁月，否则促之命期已。其应用之方，如加味逍遥散、归脾汤、益气养营汤、补中益气汤、和营散坚丸等，酌而用之可也。

———《疡科心得集·卷中·辨失营马刀生死不同论》

【方药】

和荣散坚丸 治失荣症坚硬如石，不热不红，渐肿渐大者服。

归身 熟地 茯神 香附 人参 白术 橘红各二两 贝母 南星 酸枣仁 远志 柏子仁 丹皮各一两 龙齿一对（煅，无龙齿，鹿角尖二两煅代之） 芦荟 角沉各八钱 朱砂（为衣）六钱

上为细末，炼蜜丸桐子大。每服八十丸，食后用合欢树根皮煎汤送下。

飞龙阿魏化坚膏 治失荣症及瘿瘤、乳岩、瘰疬、结毒，初起坚硬如石，皮色不红，日久渐大，或疼不疼，但未破者，俱用此贴。

用蟾酥丸药末一料，加金头蜈蚣五条，炙黄去头足，研末，同入熬就，乾坤一气膏二十四两化开搅和，重汤内顿化，红缎摊贴，半月一换。轻者渐消，重者亦可停止，常贴保后无虞矣。

——《外科正宗·卷之四·杂疮毒门·失荣症》

犀黄丸 治乳岩、横痃、瘰疬、痰核、流注、肺痈、小肠痈等症。

犀黄三分 麝香一钱半 乳香 没药（各去油，各研极细末）各一两 黄米饭一两 捣烂为丸，忌火烘，晒干，陈酒送下三钱。患生上部，临卧服；下部，空心服。

马曰：犀黄丸久服必损胃气，有虚火者勿宜，肺痈万不可用，乳岩、瘰疬、痰核等症亦不宜用。

——《外科全生集·卷四·丸散类》

加减龙荟丸［痰火］

芩 栀 归 柴 龙胆 大黄 青皮 青黛 芦荟 胆星 木香 麝香 神曲 糊丸。

——《类证治裁·卷之六·耳症论治》

四、预后转归

犯此俱为不治。

患者若改往从新，淡薄甘命，其中有得愈者，十中一、二，否则难脱然也。

——《外科正宗·卷之四·杂疮毒门·失荣症》

五、医案医话

金 胆热移脑，辛頞鼻渊。鼻渊者，浊涕下不止也。久而不已，传为鼻衄，防其目暗无光。

乌犀尖（先煎）八钱　京玄参三钱　辛夷二钱　鲜生地（洗切）八钱　生锦纹大黄四钱　石决明（先煎）八钱　苍耳子三钱

——《环溪草堂医案·卷四·诸窍门》

第三节　唇癌和口腔癌

唇癌和口腔癌属中医学"茧唇""牙菌""牙疳""口菌""口疳""唇菌""牙蕈""耳菌"等的范畴。江苏古代医家薛己、王肯堂、陈实功、尤乘、李用粹、王维德、张璐、沈金鳌、怀远、高秉钧、林佩琴、王泰林、赵濂、张振鋆、杨龙九等在他们的著作中对本病都有论述。

一、病因病机

［唇］属足太阴脾经……又属足阳明胃经……又属手少阴心经……又属手太阴肺经……［侠口］统属冲任二脉……［上唇侠口］属手阳明大肠经。［下唇侠口］属足阳明胃经。燥则干，热则裂，风则瞤，寒则揭……或因七情动火伤血，或因心火传授脾经，或因厚味积热伤脾。

——《证治准绳·杂病·七窍门下·唇》

茧唇乃阳明胃经症也。因食煎炒，过餐炙煿，又兼思虑暴急，痰随火行，留注于唇。

——《外科正宗·卷之四·杂疮毒门·茧唇》

◎ 牙菌并痓

此系火盛血热，而兼气滞。

◎ 茧唇风症

此乃阳明胃经，因煿炙所致，或兼思虑暴怒，痰随火行，流至于唇，而结如豆大。

——《尤氏喉科秘书·口牙舌颈面腮门》

牙症不外乎风火虫虚，此但言其痛也，其他如牙宣、牙擂、牙菌、牙疳、牙痈、穿牙毒、骨槽风、走马牙疳之类、皆由于湿火热毒蕴结牙床，须分上下二齿，辨明手足阳明及少阴之异，又当察其专科而任之。（华玉堂）

——《临证指南医案·卷八·牙》

◎ 茧唇门主论

窦汉卿曰：皆由六气七情相感而成，或心思太过，忧虑过深，则心火焦炽，传受脾经，或食醇酒厚味，积热伤脾而肾水枯竭以致之。

冯鲁瞻曰：惊证后齿击狂逆，唇白肿甚，亦名茧唇。（《锦囊》）

奎光曰：茧唇痈属阳明胃经，痰火流注于唇而成。

——《疡医大全·卷十四·唇口部》

茧唇亦生于嘴唇。《经》云：唇本脾之外候。又云：脾之荣在唇。故燥则干，热则裂，风则瞤，寒则揭……或因思虑暴急，心火焦炽，传授脾经；或因醇酒厚味，积热伤脾，而肾水枯竭。

——《疡科心得集·卷上·辨唇疔茧唇餂[1]唇疳论》

◎ **牙疳**

病后阴阳两虚，中焦浮火上炎，致牙根腐臭。

——《医门补要·卷上·虚火牙疳》

牙疳，由内蕴胎毒，外感热毒，毒气上攻，牙根溃烂，随变黑腐，臭秽难闻。

[按] 牙疳一证，因热毒攻胃上发，龈肉赤烂肿痛，口臭出血，牙齿脱落，穿腮蚀唇，病势危急。（惕厉子）

——《厘正按摩要术·卷四·列证·牙疳》

◎ **牙菌**

此系火甚血热，而兼气滞，或好饮烧酒，酒湿伤脾，湿郁生火，致有此症。

◎ **走马疳**

或因胎毒，或痘后发毒攻齿，牙根腐烂成疳。

——《重订囊秘喉书·卷上·类证》

二、症状表现

若唇肿起白皮皱裂如蚕茧，名曰茧唇。有唇肿重出如茧者，有本细末大、如茧如瘤者。

——《证治准绳·杂病·七窍门下·唇》

初结似豆，渐大若蚕茧，突肿坚硬，甚则作痛，饮食妨碍。

——《外科正宗·卷之四·杂疮毒门·茧唇》

生于牙根，其状紫黑色，高低如菌状。

——《尤氏喉科秘书·口牙舌颈面腮门·牙菌并荏》

---

① 餂（tiǎn）：古通"舔"。

若唇口肿起，白皮皱裂，名曰茧唇。（类要）

——《证治汇补·卷之四·上窍门·口病》

窦汉卿曰：始起一小瘤如豆大，或再生之，渐渐肿大，合而为一，约有寸厚，或翻花如杨梅，如疙瘩，如灵芝，如菌，形状不一。

奎光曰：结如豆大，若蚕茧然。突起坚硬，甚者作痛，饮食妨碍，或破流血，久则难治。

——《疡医大全·卷十四·唇口部·茧唇门主论》

若肿起白皮皱裂如蚕茧状，故名茧唇也。

——《疡科心得集·卷上·辨唇疔茧唇餂唇疳论》

李东垣曰：走马疳者……其外候，身体壮热，手足时冷，或面浮肿，或滑泄频频。始则口臭，继遂龈烂，色如干酱，后则齿黑，有时牙龈出血，或脓臭成虫，侵蚀口齿，甚至腮颊红肿；次日其色变紫，隔日即黑；再过日，即腐脱齿落，气喘痰鸣，头额冷汗而脱矣。

又有风热牙疳，其来迅速，寒热时作，即以两三日而发，大人小儿多有之。牙缝出血，牙根碎腐。

牙菌，生于牙龈，其形状紫黑色，高低如菌。

——《疡科心得集·卷上·辨走马牙疳风热牙疳牙菌论》

生于牙根，紫黑色，高起如菌状。

——《重订囊秘喉书·卷上·类证·牙菌》

三、鉴别诊断

◎口疮时发

马曰：虚火之见症，色淡不鲜，与实火有别。

——《外科全生集·卷一·咽喉口舌门》

四、治法方药

【治法】

大要审本证，察兼证，补脾气，生脾血，则燥自润，火自除，风自息，肿自消……肾虚唇茧，时出血水，内热口干吐痰，体瘦，宜济阴地黄丸。肝经怒火，风热传脾，唇肿裂，或患茧唇，宜柴胡清肝散。胃火血燥，唇裂为茧，或牙龈溃烂作痛，宜清胃散，或加芍、芎、柴胡，可治脾胃肝胆经热。

——《证治准绳·杂病·七窍门下·唇》

宜养血调脾……（折衷）

——《证治汇补·卷之四·上窍门·口病》

◎ 唇

唇赤而肿浓，漯漯然者，虽曰心火亢盛，实脾胃中有湿热，当从清胃散加减治之。

◎ 齿（龋蛀、骨槽风）

牙疳肿腐作痛，人中白、青黛、冰片、玄明粉为散掺之。

——《张氏医通·卷八·七窍门下》

◎ 牙疳

以紫毫喉枪点之，以珍珠散吹之。
马曰：珍珠散吹牙疳，甚妙。

◎ 口疳时发

用二冬散含之，即愈。
马曰：虚火用此方神应。

——《外科全生集·卷一·咽喉口舌门》

◎ 茧唇门主论

窦汉卿曰：须审其病证之因，惟补肾水生脾血，则燥自润、火自除、风自息、肿自消矣。此亦异证，所生者少，人亦难晓。若久不愈，急用金银烙铁在艾火内烧红烫之，内服归脾养荣汤，庶易愈也。若外用追蚀恶毒线结之法，反为所伤，慎哉！慎哉！若妇人患此，阴血衰少故也。宜四物逍遥散主之。

不拘金银，打成烙铁，每用艾火燃烧通红，乘热烫患上，再燃再烫，一日止可五六次……烫毕用药搓之，庶不再生矣。

汪省之曰：茧唇初起，已成无内证者，用麻子大艾炷灸三壮，蟾酥饼盖，日久渐消。内证作渴者，早服加减八味丸，午服清凉甘露饮，以滋化源。

——《疡医大全·卷十四·唇口部》

须审其证之因，惟补肾水、生脾血，则燥自润，火自除，风自息，肿自消矣。归脾养荣汤主之，作渴者，早服加减八味丸，午服清凉甘露饮，以滋化源。若妇人患此，阴血衰少故也，四物逍遥散主之。

——《疡科心得集·卷上·辨唇疔茧唇锚唇疳论》

又有风热牙疳……宜以疏散清解为主。亦有不发寒热者，因胃火湿热上蒸而发，治以清解，或苦降泄热，如犀角地黄汤，或黄连解毒汤等，吹药同上（吹以冰青散加西黄、珍珠），或杀疳药吹之亦可。

牙菌……此属火盛血热兼气郁而成，加味逍遥散主之。

——《疡科心得集·卷上·辨走马牙疳风热牙疳牙菌论》

若口疳臭烂（宜先以蛇床子汤漱口，后以款冬花、黄连末等分，津调饼子敷之，少顷其疮立消）……若白口恶疮，状似木耳，不拘大小男女皆有（宜五倍子、青黛等分在研末，筒吹之）。

《疡科选粹》曰：茧唇，用五倍子二钱，密陀僧、甘草各少许，各为细末，另用粗皮嫩黄柏一两，将三末水调涂黄柏上，炙干又换，以药尽为度，将黄柏劈开片子，临卧时，贴唇上，天明即愈。一方，以青皮烧灰敷之。

——《杂病源流犀烛·卷二十三·口齿唇舌病源流》

小儿牙疳口疮，其色通白，及为风疳蚀透，（僵蚕炒黄，去毛研末，蜜调服，效。）……舌菌，生舌上，如菌状，色红紫，多因气郁所致。（舌症主方，掺青黛散。）

——《类证治裁·卷之六·齿舌症论治》

当六味加肉桂汤，引火下降，非比实火，可用苦寒，以制其势。

——《医门补要·卷上·虚火牙疳》

牙疳……内治以泻毒清热主之。

分阴阳（二百遍），推三关（一百遍），退六腑（二百遍），清天河水（二百遍），水里捞明月（五十遍），摇头（三十遍），凡推用香薷葱汤水。金枣砒一枚，用红枣一个去核，以红砒黄豆大一粒入枣内，湿纸重重包裹，慢火上煅至烟尽为度，研细末。穿肠骨一钱（即狗屎中未化骨，于白色屎内寻之即得），珍珠、牛黄各五分，冰片八分，广木香一钱二分，铜绿二钱五分，人中白（煅）三钱，共八味，各研细末，秤准和匀，先用防风二钱，马兜铃三钱，甘草一钱，煎汤洗患处，以旧青布拭净毒血，用前药末一分，磨陈京墨调药擦之，大有神功。韭根、松萝茶各二钱，煎成浓汁，乘热以鸡翎蘸洗患处，去净腐肉。

[按]外用前药敷之，内治如芩、连、硝、黄、芦荟、芜荑、雄黄之属。或加犀、羚、白虎之品，以清火解毒为先，方期有济。（惕厉子）

——《厘正按摩要术·卷四·列证·牙疳》

◎牙菌

[谔按] 此症宜用苦辛温法，疏气化痰，兼解毒治之，如银花、甘草、绿豆衣之属，均可用。

◎走马疳

惟蟋蛄散可治。

——《重订囊秘喉书·卷上·走马疳·类证》

【方药】

济阴地黄丸　治阴虚火燥，唇裂如茧。

五味子　熟地黄（自制杵膏）　麦门冬　当归　肉苁蓉　山茱萸（去核）　干山药　枸杞子　甘州菊花　巴戟肉各等分

上为末，炼蜜丸，桐子大。每服七八十丸，空心食前白汤送下。

独活散　治唇上生恶核肿，由脾胃热壅滞。

独活　升麻　桑寄生　犀角屑　沉香　连翘　汉防己　大黄（炒）各七钱半　炙甘草半两

每服三钱，水一中盏，煎至六分，去渣，不拘时温服。

升麻饮　治脾胃有热，风冷相乘，唇肿生核疼痛。

升麻　前胡　犀角（镑）　薏苡仁　炙甘草各半两　葛根　龙胆草　青竹皮各二钱半

上咬咀，每服五钱，水一盏半，煎至八分，去滓，食后服。

治唇生肿核方

松脂　大黄　白蔹　赤小豆　胡粉各等分

上为末，以鸡子清调敷。

黄柏散　治茧唇。

黄柏一两　五倍子二钱　密陀僧　甘草各一钱

上除黄柏外，余药为末，用水调敷于柏上，火炙三五次，将柏切成片子，临睡贴之，天明即愈。

——《证治准绳·类方·唇》

初起及已成无内症者，用麻子大艾炷灸三壮，贴蟾酥饼膏盖，日久渐消。内症作渴者，早服加减八味丸，午服清凉甘露饮，以滋化源。

清凉甘露饮　治茧唇，膏粱所酿，暴怒所结，遂成斯疾。高突坚硬，或损破流血，或虚热生痰，或渴症久作并治。

犀角　银柴胡　茵陈　石斛　枳壳　麦门冬　甘草　生地　黄芩　知母　枇杷叶各一钱

水二钟，淡竹叶、灯心各二十件，煎八分，食后服。

加减八味丸　治痈疽已发未发，口干作渴，舌干黄硬者宜服。

茯苓　山药　丹皮各四两　山萸肉五两　泽泻（蒸）三两　五味子（炒）三两　肉桂

六钱 熟地（捣膏酒煮）八两

上共为末，炼蜜丸如梧子大，每服二钱，空心服盐汤送下，寻常酒服亦可。此又渗湿润燥药也。

蟾酥丸 治疗疮、发背、脑疽、乳痈、附骨臀腿等疽，一切恶症歹疮，不痛或麻木，或呕吐，病重者必多昏愦。此药服之，不起发者即发，不痛者即痛，痛甚者即止，昏愦者即苏，呕吐者即解，未成者即消，已成者即溃。真有回生之功，乃恶症中至宝丹也。

蟾酥（酒化）二钱 轻粉五分 枯矾 寒水石（煅） 铜绿 乳香 没药 胆矾 麝香各一钱 雄黄二钱 蜗牛二十一个 朱砂三钱

以上各为末，称准，于端午日午时，在净室中先将蜗牛研烂，再同蟾酥和研稠粘，方入各药共捣极匀，丸如绿豆大，每服三丸，用葱白五寸，患者自嚼烂，吐于男左女右手心，包药在内，用无灰热酒一茶钟送下，被盖如人行五、六里，出汗为效，甚者再进一服。

——《外科正宗·卷之四·杂疮毒门·茧唇》

黄柏八分 黄连一钱 人中黄五分 薄荷三分 儿茶五分 龙骨三分 灯芯灰不拘多少 珠子①一分 冰片六厘

此口疳之秘方也，不论症之轻重，吹之无不立愈。如烂至鼻根，无救。如痒，加飞矾。腐甚，加青黛。色黑，加牛黄、黄连。齿落，加牛黄。

——《尤氏喉科秘书·喉症验方·口疳药方》

◎ **茧唇门主方**

茧唇烙后敷药方（窦汉卿）
苋菜(阴干、烧灰)三钱 鸡内金 铜青 儿茶 枯矾各二钱 轻粉 雄黄各一钱 麝香二分

上为细末，麻油调搽，明日再用甘草汤洗净，再烙如前，以平为度，后用生肌散。

生肌散
花蕊石（醋煅） 儿茶 鸡内金 血竭各二钱 大红绒（煅灰） 黄连 飞丹（煅）乳香各一钱

共为细末，加冰片一分干掺。

——《疡医大全·卷十四·唇口部·茧唇门主论》

◎ **治齿病方**

胆矾散［牙疳］
胡黄连五分 胆矾 儿茶各五厘为末敷。

秘方（又）
皂角用片瓦刮去外皮，每二钱，入盐钱二分，瓦上炙干，研末吹立效。

①珠子：珍珠。

◎ *治唇病方*

苡仁汤 ［唇核］
苡仁　汉防己　赤小豆　炙甘草各钱半
黄柏散 ［茧唇］
黄柏二两　蜜陀僧　五倍子　甘草各二钱
将后三味末涂柏上炙干，刮片贴唇。

——《杂病源流犀烛·卷二十三·口齿唇舌病源流》

清胃汤　治胃火血燥唇裂，或为茧唇，或牙龈溃烂作痛。
黄连（炒）　生地黄　升麻各一钱　当归一钱二分　牡丹皮八分
水煎。

——《古今医彻·卷之三·杂病·口病》

◎ *舌菌*

舌症主方
连　栀　地　芍　丹　麦冬　翘　草　犀角　木通　灯心
兼口唇加石膏，郁痰加贝母，便秘加元明粉。

——《类证治裁·卷之六·齿舌症论治》

◎ *治牙宣*

内服扶脾清火之剂，外用珍珠散止之。
生地三钱　丹皮一钱　栀子一钱　荆芥八分　石膏二钱　白芍一钱　麦冬一钱五分
归头一钱　知母一钱　赤芩八分

如小便赤色，加木通，大便闭结，加玄明粉，食后服。若牙根腐烂，用长肉药吹之，先宜服清胃之剂，凉血之药，外用珍珠药吹，此指实火而言也。若胃虚火动，腐烂牙根，外用长肉膏，内用此方煎药，此分虚实火尤为确。

珍珠散
龙骨（煅）一钱　珍珠一钱　儿茶五分　海螵蛸一钱　参三七二钱　没药　乳香（去油）各五分　降香节（忌用铁器）一钱　象皮（炙脆）一钱　朱砂五分　冰片一厘

各为法制细末，将新棉花如指大，捻成团，蘸药塞患处，以指按之，勿动，二三次即止。

◎ *治牙菌*

用口疳药吹之，兼用煎剂。

◎ *治小儿走马疳*

初生胎毒、口疳及大人糜疳，重者俱用口疳药，加牛黄、珍珠。如痧痘后口疳，去龙骨，加牛黄、珍珠，看轻重加减。

◎ **治小儿走马疳**

先用温水青绢缴净，以竹箸拨开牙关，将银簪浅浅挑出血，缴净，用口疳药吹之，立愈。

◎ **治走马疳**

人中白二钱　鸡内胫（煅）　青黛各一钱　白矾三分　冰片三分　牛黄二厘

共为末，每用下吹患处，先用薄荷汤或川连汤，用绵包指头，洗净口内，方可吹之。

又方　陈久酱茄炙干煅灰存性，吹之亦可。

——《尤氏喉科秘书·用药法》

五、预后转归

若患者忽略，治者不察，妄用清热消毒之药，或用药线结去，反为翻花败证矣。

——《证治准绳·杂病·七窍门下·唇》

或破血流久则变为消渴、消中难治之症。

日久流血不止，形体瘦弱，虚热痰生，面色黧黑，腮颧红现，口干渴甚者，俱为不治之症也。

——《外科正宗·卷之四·杂疮毒门·茧唇》

若蚕茧突肿，坚硬作痛，饮食妨碍，或破流血，久则难治……日久流血不止，形弱面黑，虚热痰生，腮颧红而口渴甚者，难治。

——《尤氏喉科秘书·口牙舌颈面腮门·茧唇风症》

凡茧唇紧小，不能开合，难进饮食，不治则死。（折衷）

——《证治汇补·卷之四·上窍门·口病》

汪省之曰：如日久流血不止，形体瘦弱，虚热痰生，面色黧黑，腮颧红现，口干渴甚，俱为不治也。（《理例》）

——《疡医大全·卷十四·唇口部·茧唇门主论》

［按］然此证专恃胃强能食，堪胜峻药，否则终无生机也。（惕厉子）

——《厘正按摩要术·卷四·列证·牙疳》

杀人最速，鼻梁发红点如珠者，不治……疳如酱色，一日烂一分，二日烂一分，故曰

31

走马，以喻速也，齿落尽者死。

——《重订囊秘喉书·卷上·类证·走马疳》

六、医案医话

州守刘克新患茧唇，时出血水，内热口干，吐痰体瘦，肾虚之症悉具，用济阴地黄丸，年许而愈。

儒者杨国华，因怒，唇口两耳肿痛，寒热。余谓怒生热，热生风，用柴胡山栀散，数剂而愈。

一男子素善怒，唇肿胀，服清胃等药，时出血水，形体骨立。余用补中益气加半夏、茯苓、桔梗，月余唇肿渐消，元气渐复。又以四物加柴胡、炒栀、丹皮、升麻、甘草数剂，乃去栀加参、术而痊。

一妇人怀抱久郁，患茧唇，杂用消食降火，虚症悉具，盗汗如雨，此气血虚而有热也。用当归六黄汤、内黄芩、连、柏俱炒黑，二剂而盗汗顿止。乃用归脾汤、八珍散兼服，元气渐复。更以逍遥散、归脾汤，间服百余剂而唇亦瘥。

一妇人唇裂内热，二年矣。每作服寒凉之剂，时出血水，益增他症，余用加味清胃散而愈。后因怒，唇口肿胀，寒热而呕，用小柴胡，加山栀、茯苓、桔梗，诸症顿愈。复用加味逍遥散而康。

一妇人善怒，下唇微肿，内热体倦。用化痰药，食少作呕，大便不实，唇出血水；用理气消导，胸膈痞满，头目不清，唇肿经闭；用清胃行血，肢体愈倦，发热烦躁，涎水涌出。余曰：此七情损伤肝脾，误行克伐所致，遂用济生归脾汤，食进便实；用加味逍遥散，肿消热退；用补中益气汤，脾健涎止。后因怒，寒热耳痛，胸膈胀闷，唇燃肿甚，此怒动肝火，而伤阴血，用四物合小柴胡加山栀顿愈。又因怒，胁乳作胀，肚腹作痛，呕吐酸涎，饮食不入，小水不利，此怒动肝木而克脾土，用补中益气加川芎、芍药而愈。又劳役怒气，饮食失节，发热喘渴，体倦不食，下血如崩，唇肿炽甚，此肝经有火，不能藏血，脾经气虚，不能摄血，用补中益气加炒黑山栀、芍药、丹皮而愈。

一男子内热作渴，咳唾痰涎，大便干涩，自喜壮实，问治于余。余曰：此脾肾阴亏阳旺之症，当壮水之主。不信，自服二陈、芩、连之类，次年下唇渐肿，小便赤涩，执守前药，唇出血水，大便黑块，小便淋沥，请余往治。余曰：大便结黑，小便淋沥，肝肾败也；唇口肿白，脾气败也。辞不赴，竟殁。

一妇人月经不调，两足热，年余后而身亦热，劳则足腿酸疼。又年余，唇肿裂痛。又半年，唇裂出血，形体疲倦，饮食无味，月水不通，唇下肿如黑枣。余曰：此肝脾血虚火症。彼不信，用通经等药而死。

一妇人善怒，唇肿，或用消毒之药，唇胀出血，年余矣。余曰：须养脾胃滋化源，方可愈，彼执用前药，状如翻花瘤而死。

——《口齿类要·茧唇》

丹溪治小儿走马牙疳，床一齐腐烂即死，用妇人尿桶中白垢火煅一钱，入铜绿三分、麝香一分半，敷之立效。

——《古今医彻·卷之三·杂症·齿病》

刘 暑邪热毒，走入营中，遍身紫黑烂斑，鼻血龈腐。此发斑牙疳之险症也，倘至壮热神昏，不可挽矣。

犀角片 羚羊角 连翘 鲜石斛 银花 黑山栀 淡黄芩 芦根 丹皮 鲜生地

[诒按] 此证于清营中，宜稍参疏透之意。

周 肝经郁火，乘犯阳明，牙龈痒痛出血而发牙疳。舌红碎裂，头眩心烦，营阴内亏。而纳谷气撑，又属脾气虚馁也。犹幸大便燥结，可用清滋，先平其炎上之火。

羚羊角三钱 鲜生地八钱 鲜石斛三钱 玄参二钱 麦冬二钱 茯苓三钱 石决明一两 女贞子三钱 枣仁三钱

[诒按] 立方专于养阴熄肝，愚意再加广皮、鸡内金，以健运脾气，似更周到。

丁 牙为肾之余，龈为胃之络，龈烂而出血，齿黑而动摇，颈间结痰核，身热日久。此乃先天之水不足，后天之火有余，清胃、玉女二方，似乎近理。然而久热不已，不独在乎牙疳，殆即肾疳。重损之根，非易治也。

胡黄连 生西洋参 冬术① 地骨皮 白桔梗 淮山药 六神曲 砂仁 扁豆 生甘草 广陈皮 云茯苓

安 牙疳腐烂出血，延日已久，是阳明有湿热也，拟用清胃散加味。

川连 升麻 全当归 连翘 肥知母 丹皮 淡芩 象贝 生甘草 芦根

——《环溪草堂医案·卷四·牙疳 牙漏 沿牙毒 牙宣》

第四节 舌 癌

舌癌属中医学"舌疳""舌菌""舌蕈"等的范畴。江苏古代医家尤乘、顾世澄、王泰林、杨龙九等在他们的著作中对本病都有论述。

一、病因病机

属心经火多，因气郁而生。

——《尤氏喉科秘书·口牙舌颈面腮门·舌菌》

◎**舌疳门主论**

《心法》曰：舌疳者，由心脾毒火所致……盖舌本属心，舌边属脾，因心绪烦扰则生

---

① 冬术：即白术，下同。

火，思虑伤脾则气郁，郁甚而成斯疾。

——《疡医大全·卷十五·舌部》

二、症状表现

生舌上，或如木耳，或如菌状，其色红紫。

——《尤氏喉科秘书·口牙舌颈面腮门·舌菌》

◎舌疳门主论

其证最恶，初如豆，次如菌，头大蒂小，又名舌菌。疼痛红烂无皮，朝轻暮重，急用北庭丹点之，自然消缩而愈。若失于调治，以致焮肿，突如泛莲；或有状如鸡冠，舌本短缩，不能伸舒，妨碍饮食言语，时流臭涎；再因怒气上冲，忽然崩裂，出血不止，久久延及项颔，肿如结核，坚硬臖①痛，皮色如常，顶软一点色黯木红，破后时流臭水，腐如烂绵，其证虽破，坚硬肿痛仍前不退，此为绵溃，甚至透舌穿腮，汤水漏出，是以又名瘰疬风也……因舌不能转运，迭送饮食，故每食不能充足，致令胃中空虚，而怯证悉添，日渐衰败，颔下肿核。

——《疡医大全·卷十五·舌部》

三、鉴别诊断

◎舌疳门主论

其证外势颇类喉风，但喉风则咽喉常肿，汤水不能下咽；此证咽喉不肿，可以下咽汤水，胃中亦思饮食。

——《疡医大全·卷十五·舌部》

四、治法方药

【治法】

◎舌疳门主论

初起宜用导赤汤加黄连，外用锦地罗蘸醋磨敷；虚者归脾汤；便溏者归芍异功汤。

——《疡医大全·卷十五·舌部》

【喉菌】治用金丹、碧丹和吹，内服煎剂，同舌疳法。

——《重订囊秘喉书·卷上·类证》

---

①臖（xing，兴）：肿。

34

【方药】

◎舌疳门主方

秘传北庭丹（清溪）

番硇　人中白各五分　瓦上青苔　溏鸡粪　瓦松各一钱

上用倾银罐子两个，将药装在罐内，将口封固，外用盐泥固济，以炭火煅红，俟三柱香为度，候冷开罐，将药取出，入冰片、麝香各一分，共研细末，用磁针刺破舌菌，用丹少许点上，再以蒲黄盖之。

——《疡医大全·卷十五·舌部》

五、预后转归

◎舌疳门主论

自古治法虽多，然此一证，百无一生，纵施药饵，不过苟延岁月而已。

——《疡医大全·卷十五·舌部》

六、医案医话

某　舌根边僵木不痛，已经数月，防变舌疳，此属心脾郁火，治以清养营阴，稍参苦降。

鲜生地　川连　玄参　丹参　麦冬　生甘草　丹皮　桔梗

〔二诊〕

川连三分　蒲黄一钱　冰片二分　五灵脂一钱　人中白（煅）四分

共研细末，吹舌根。

钱　心脾郁火上炎，舌根牵强而碎，延来三月，防变舌疳，非轻证也。

细生地三钱　川雅连五分　肥知母二钱　麦冬钱半　鲜金石斛四钱　远志肉二钱

冯　白带三年，阴津下脱，坎水不能济离火，震阳随之上炎。舌左碎腐，舌心干涸，皆津液枯涸之象。宜戒操劳以养心，绝思虑以安神，加之药饵，尚可望愈。否则变成岩菌，殊可虑也。

酸枣仁　远志　连翘　川石斛　麦冬肉　竹叶　鲜芦根

薛　舌根强硬已经数月，防变舌岩。

川雅连五分　连翘三钱　玄参二钱　广郁金钱半　鲜石菖蒲三钱　茯神三钱　黑山栀三钱　川石斛三钱　甘草五分　芦根五钱

——《环溪草堂医案·卷四·舌疳 舌岩》

第五节 喉 癌

　　喉癌属中医学"喉菌""喉百叶""喉疳""锁喉疮""左阴疮""右阴疮""喉癣""喉瘤""缠喉风"等的范畴。江苏古代医家王肯堂、尤乘、张璐、张宗良、顾世澄、沈金鳌、高秉钧、王泰林、费伯雄、杨龙九等在他们的著作中对本病都有论述。

一、病因病机

　　病属忧郁，血热气滞，妇人多患之。

——《尤氏喉科秘书·咽喉门·喉菌》

　　缠喉风证……痰毒壅盛为缠喉风，其证最急。

——《张氏医通·卷八·七窍门下》

　　【喉癣】此症因肾虚火旺。
　　【喉疳】此症肾虚火旺，沸腾上部而发。

——《喉科指掌·卷之三·咽喉门》

　　【内肿锁喉风】此症因肺胃两经阴阳相结，内塞不通，外无形迹，喉间痰喘。
　　【缠喉风】因肺感时邪，风痰上壅，阴阳闭结，内外不通。

——《喉科指掌·卷之四·喉风门》

　　【喉菌】此症因胎毒所致，或因心胃火邪，生于喉内如菌样，故名喉菌。

——《喉科指掌·卷之六·杂喉门》

◎喉风门主论

　　窦汉卿曰：夫缠喉风属痰热，咽喉里外皆肿者是也。外面无肿者，必身发热面赤，此乃热毒之气极也。外面有肿者，身亦发热，邪火发外之原也。或牙关不强，外面不肿，但喉中红者，曰暴感，热在心，如左边病退传右边，此余毒未尽故也。（《全书》）
　　窦梦麟曰：缠喉风因肾经有热，内枯不能上润，致令心火强盛，故发此证。

◎喉瘤门主论

　　窦汉卿曰：此乃肺经受热，多语损气，或怒中高喊，或诵读太急，或多饮烧酒，或多

啖炙煿。(《全书》)

陈远公曰：此因肾水之耗，以致肾火上冲而肺金又燥。

奎光曰：喉癣，乃虚火上炎，肺金太旺，致攻牙关。

◎锁喉疮门主论

窦汉卿曰：锁喉疮者，乃心经毒气，小肠邪风发于听会之端，注于悬膺之侧。

——《疡医大全·卷十七·咽喉部》

一曰喉癣……是虚火上炎，痰壅肺燥所致，盐酱及助火等物，到喉则不救，痨病人多患此……一曰喉菌……盖忧郁气滞血热使然，妇人多患之。

——《杂病源流犀烛·卷二十四·咽喉音声病源流》

◎辨缠喉风虚实不同及小儿马脾风论

虚证……此由阴亏火亢而发。其人素有痰热，或因饮酒过度而胃火动，或因忿怒失常而肝火动，或因房劳不节而肾火动，火动痰生，而痰热燔灼，壅塞于咽嗌之间；火性最速，所以内外肿痛而水浆难下也……其证之实者，则由风温袭犯肺胃，风火相煽，上逆于喉，痰涎随而涌上。

◎辨喉痹喉癣论

良以真阴亏损，肾火上冲，肺金受烁，营卫枯槁而结。

——《疡科心得集》

【锁喉】此证因风热积于胸膈，或酒色及郁怒所致。

【缠喉】此证因风痰湿热，久积于内，或食炙煿厚味太多，或房劳及抑郁所致。

【烂喉癣】此证因棉花疮毒未尽，而结于咽喉。

【热风喉癣】此证因劳心过度，血衰火盛而致。

【弱证喉癣】此证因酒色过度，或劳碌忧郁所成。

【喉菌】此证因食膏粱炙煿厚味过多，热毒积于心脾二经，上蒸于喉，结成如菌。

——《咽喉脉证通论》

【喉菌】因忧郁过思，血热气滞而生，妇人多患之。

【喉癣】此虚火上炎，肺受燥热，致攻喉间……劳症多患之。

【喉瘤】此因肺经受热，多语损气，或怒中高喊，或诵读太急，或多饮烧酒，倘吃炙煿硬物，犯之即痛，不犯不痛。

【喉百叶】是因肺受热毒所致也。

——《重订囊秘喉书·卷上·类证》

37

二、症状表现

【喉菌】形如浮萍，略高而厚，紫色，生于喉旁。

——《尤氏喉科秘书·咽喉门》

【缠喉风】先两日头目眩晕，胸膈紧塞，气息短促，蓦然咽喉肿痛，手足厥冷，气闭不通，饮食不下……又有两块结于喉傍，甚则大如鸡卵，气塞不通，痰鸣不止者，为锁喉风，其证更剧。

——《张氏医通·卷八·七窍门下》

【喉癣】发癣于喉，不肿而微红，上有斑点，青白不一，如芥子大，或绿豆大，每点生芒刺，入水大痛，喉干声哑，咳嗽无痰，六脉细数者是。

【喉疳】喉间上腭有青白红点，平坦无刺，故名喉疳。声不哑，不咳嗽，两尺脉虚者是也。

——《喉科指掌·卷之三·咽喉门》

【缠喉风】如蛇缠头，关下壅塞，甚者角弓反张，牙箝紧闭。

——《喉科指掌·卷之四·喉风门》

【左阴疽】生于颊车之下，内热外寒，皮色不变，身发寒热，肿大如鳗鲤，俗名鳗鲤瘟也。

——《喉科指掌·卷之六·杂喉门》

◎喉风门主论

《医论选要》曰：缠喉风者，热结于喉，肿绕于外，且麻且痒，肿而大也。

窦汉卿曰：……又云：缠喉风外证如蛇缠颈，身发潮热，头目大痛，其证肿如紫糖色，内证其肿红线白色，肿塞不见咽下。

奎光曰：缠喉风因心中急躁而发，先二日必胸膈气紧，出气短促，忽然咽喉肿痛，手足厥冷，颈如搅转，热结于内，肿扰于外，且麻且痒，喉内红丝缠绕，手指甲白，手心壮热，喉肿而大，风痰壅盛，声如拽锯，是其候也，最为急证。

又曰：缠喉风者，热结于喉，肿绕于外，且麻且痒也。

又曰：缠者自颐缠绕；赤色寒热也。

◎喉癣门主论

陈远公曰：人有生喉癣于咽门之内，以至喉痛。其证必先作痒，面红耳热而不可忍，后则咽唾随觉干燥，必再加咽唾而后快，久则成形作疼，变为杨梅红瘰，或疼或痒，而为癣矣。

奎光曰：……生如哥窑纹样，又如秋叶背后红丝，饮食阻碍。

◎ **喉瘤门主论**

窦汉卿曰：喉瘤生于喉间两旁，或单或双，形如圆眼大，血丝相裹如瘤，故名之。（《全书》）

《心法》曰：喉瘤生于喉旁，或单或双，亦有顶大蒂小者。凡怒气喊叫，犯之则痛，不犯不痛。

◎ **锁喉疮门主论**

窦汉卿曰：初生如疬瘰，不能饮食，闭塞难通，渐次肿破化脓。（《全书》）

——《疡医大全·卷十七·咽喉部》

一曰缠喉风，喉肿而大，连项肿痛，喉内有红丝缠紧，势如绞转，且麻且痒，手指甲青，手心壮热，痰气壅盛如锯，手足厥冷，或两颐及项，赤色缠绕，发寒热亦是，皆由平日多怒之故。先两日必胸膈气滞，痰塞气促，最为急症。

一曰喉癣，肺热也，喉间生红丝如哥窑纹，又如秋海棠叶背纹，干燥而痒，阻碍饮食。

一曰喉菌，状如浮萍，色紫，生喉旁。

——《杂病源流犀烛·卷二十四·咽喉音声病源流》

◎ **辨缠喉风虚实不同及小儿马脾风论**

夫缠喉风者，热结于喉，肿绕于外（喉之外面亦肿），且麻且痒，风痰壅甚，声如曳锯，是其候也。其证有虚有实，虚证初起前二日，必胸膈气逆，出气短促，忽然咽喉肿痛，痰涎上涌，甚则颈如蛇掣，水浆不入，手足厥冷，手指甲白，手心壮热，最为危险。

◎ **辨喉痹喉癣论**

喉癣之生也，始时必有阴虚咳嗽，后遂喉中作痒而痛，咽唾随觉干燥，必再加咽唾而后快，久则成形，或如哥窑纹样，又如秋叶背后红丝，又或红点密密，如蚊蚤咬迹之状。

——《疡科心得集》

【锁喉】其状喉上下左右红紫肿痛，或蒂丁焦黑腐烂，颈项浮肿，痰涎壅塞，声响如潮，气急发喘，眼目直视，额上有汗如珠，身汗如雨，或泄泻清水，四肢厥冷，或腰胁疼痛，肚腹胀痛。

【缠喉】其状耳下红肿，渐趋项下及结喉之间，一边者轻，两边者重，喉内蒂丁左右两傍如蛇盘之状，有黄白二色，黄为黄缠，白为白缠。

【烂喉癣】其状周围紫晕，渐至腐烂，烂上则鼻平陷，烂下则饮食难进，多致不救。初起不觉，或十日半月始知。

【热风喉癣】其状喉间红筋红瘰，或蒂丁两旁微有疙瘩，一起即觉，非弱证喉癣可比，时作寒热，若食热毒之物而起，不作寒热，于此为别。

【弱证喉癣】其状喉间红筋红瘰，蔓延而生，津咽疼痛，夜间发热，口燥舌干，六脉洪数。

【喉菌】面厚色紫，软如猪肺，或微痛，或木而不痛，梗塞喉间，饮食有碍。

——《咽喉脉证通论》

【喉癣】生红丝，如哥窑纹，又如海棠叶背纹，干燥妨食，或痛或痒。

【喉菌】状如浮萍，略高而厚，紫色，生于喉咙两旁，难求速愈，轻则半月，重则月余。

【喉瘤】生于喉间两旁，有单有双，形有圆眼大许，血丝相里似瘤者，故名之。

【喉百叶】喉中有生肉，层层相叠，渐肿有孔，出臭气者。

——《重订囊秘喉书·卷上·类证》

三、治法方药

【治法】

【治喉癣】用碧丹频吹，膏滋药不时噙咽，再服煎剂，加土贝下气。须戒忿怒忧思酒色，忌食鸡、鹅、鱼、虾、蟹、猪首、羊肉、肝肠、茄子、黄瓜，及一切辛辣炙煿动气动火等物，一月可愈。

【治喉菌初起】碧丹五分，金丹一分，后用碧三金三和吹，亦须频咽膏滋药煎剂，不可间断。先将慈菇打汁搽上，然后吹药则速效。

【治缠喉风】最为急症。初起即用金、碧二丹频吹，内服煎剂可救，稍迟则不救，药须兼牛黄。

——《尤氏喉科秘书·用药法》

【锁喉风】慎勿砭破，急用土牛膝，选粗者两许，勿经水，勿犯铁，折断捣汁，和米醋半盏，鸡翅毛蘸搅喉中。

——《张氏医通·卷八·七窍门下》

【喉癣】用知柏地黄汤兼四物汤加麦冬、盐水炒玄参、盐水炒女贞、枸杞、首乌、阿胶各二钱，等服十服后，用八味丸加女贞、枸杞、人参、洋参（俱盐水炒），淡盐汤每早服四五钱，如服前知柏地黄汤、四物汤不应，加桂、附，每帖各三分，水煎冷服，此引火归原之法也。玄武膏亦可服，如六脉洪数，恐难脱体，吹紫雪、金不换。

【喉疳】先用六味汤去荆、防、蚕三味，加盐水炒玄参二钱、酒炒黄芩二钱、丹皮二钱、生地二钱、山栀盐水炒一钱、盐水炒女贞一钱五分、盐水炒知母一钱五分，男加龟板五钱，女加鳖甲五钱。服五剂或十剂，如不愈再加附子三分、肉桂三分二味，另煎冲前药内冷服，愈后合八味丸加盐水炒玄参、知母、女贞、枸杞一料全愈。吹金不换。

——《喉科指掌·卷之三·咽喉门》

【内肿锁喉风】先用吐痰法（见缠喉风门）灌吐，再用六味汤加麻黄二钱、生大黄五钱、细辛一钱、苏叶二钱、桂枝一钱、羌活二钱，煎数沸服之，或泻或吐为妙……吹雄黄消痰药。

【缠喉风】先用开关散：皂角刺一钱、细辛五分、冰片二分，共研细末，吹入鼻内，再用针颊车左右两穴，点艾数壮，牙关可开，用鸡蛋白冲白矾汤灌吐，或用桐油蘸鹅毛吐之，或用胆矾法吐之，以吐为度。如不吐即针十指五穴（少商、商阳、关冲、少阴、少冲），取血为度，无血难治。用六味汤加生大黄一两、麻黄二钱、羌活二钱、苏叶二钱、诃子二钱，同煎数沸灌下，或泻或吐，皆为大妙，如不吐不泻、针之无血、六脉沉细者，不治。吹胆矾消痰药。

——《喉科指掌·卷之四·喉风门》

【喉菌】不可用刀针，服黄连解毒汤、玉枢丹可使其不发，然未见全退者。

左阴疮……用六味汤加万灵丹一服，同药化下。如变红色，用喉痛药治；便结加生大黄（三钱），玉枢丹亦可服；症属少阳，用柴胡、牛蒡子汤兼六味汤漱之。

右阴疮，治法同前。

——《喉科指掌·卷之六·杂喉门》

◎喉风门主论

《医论选要》曰：治疗之法，微者可以咸软之，大者可以辛散之，或去风痰，或解热毒。如肿甚药不能下者，以药灌鼻中，令吐之，外以拔毒之剂敷之，热退肿消为吉。

窦汉卿曰……又云：吹药内加雄黄、冰、麝，服荆防粘子二陈汤，急用鹅毛蘸灯窝浊油搅，去痰涎三四碗方活……须要避风。（《全书》）

胡景周曰：如用桐油探吐，或吹药吐痰后，而肿不消，或人事不知者，急用针刺患处，以去恶血即苏。

奎光又曰：缠喉风初起，用金丹、碧丹等分频频吹之，内服煎剂下药，须兼牛黄（方载咽喉门）。

◎喉癣门主论

冯鲁瞻曰：阴虚咳嗽，久之喉中痛者必有疮，名曰肺花疮。用坎离汤加元参、桔梗、甘草。不可用冰片吹药，恐辛散疮转溃也。（《锦囊》）

陈远公曰：兼治杀虫以治癣，庶几正固邪散，虫可尽扫也。化癣神丹：元参、麦冬各一两，白苏子、白薇、甘草、紫菀、鼠粘子、白芥子各一钱，百部三钱，水煎服，二剂疼

41

少止，又四剂癣虫尽死。换用润喉汤：熟地、麦冬各一两，薏仁五钱，桑白皮、生地各三钱，山萸肉四钱，贝母、甘草各一钱，水煎服，十剂痒痛俱除矣。方中再加肉桂一钱饥服，为善后之计，万举万全也。（《辨证冰鉴》）

奎光又曰：喉癣用碧丹吹，不时服膏子药，再服煎剂加大贝母下气，守戒一月愈（方载咽喉门）。

◎ **喉疳门主论**

申斗垣曰：宜凉膈解毒。（《启玄》）

◎ **喉瘤门主论**

窦汉卿曰：须要敛神晏息，以药攻之，则此证脱落矣。不可用刀点破。（《全书》）

◎ **锁喉疮门主论**

窦汉卿曰：早治得生，宜服当归、连翘之类，用冰片散、蜒蚰不拘多少，加冰麝捣搽。（《全书》）

———《疡医大全·卷十七·咽喉部》

一曰缠喉风……治法不外喉痹斟酌服药（宜喉痹饮，外用金、碧二丹，频吹。药内加牛黄更速效）。若水浆不入，更危宜解毒雄黄丸……一曰喉癣……（宜喉痹饮，青灵膏不时噙化，频吹碧丹）。一曰喉菌……轻则半月，重则月馀，宜守戒忌口（宜喉痹饮，不时含化青灵膏，吹药初用碧五金一，后用碧三金二）。

———《杂病源流犀烛·卷二十四·咽喉音声病源流》

◎ **辨缠喉风虚实不同及小儿马脾风论**

虚证……治疗之法，急则治标（标者痰也），缓则治本（本者火也）。或用丸散以吐痰散热，或用鹅翎醮桐油探吐，或以银针刺肿处出恶血，吹以冰硼散，或刺大指少商穴出血，后用汤药以降火补虚。但治法虽多，愈者不过十之一二，医遇此证，亦惟尽人事以待天而已……亦宜先去其痰，后服麻杏甘膏汤。

◎ **辨喉痹喉癣论**

治法与喉痹大略相等……治以清燥救肺汤，或大补阴丸，或知柏八味丸。

———《疡科心得集》

【锁喉】初起用吹药噙药，痰多以万年青根捣汁和醋搅，去痰涎，或土牛膝汁，或青鱼胆汁俱可。

【缠喉】急宜刺少商穴出血（注见弄舌），次用吹药噙药。

【烂喉癣】当以清热凉血补脾为主，佐吞百宝丹二三十服。

【弱证喉癣】当以清热补血为主。若动静饮食如常，形色精神不脱，无嗽无痰，乃血分有热，须凉血破血，不宜用补。

——《咽喉脉证通论》

◎论缠喉风不宜过用涤痰

凡缠喉风，及一切喉症，去痰太多，则内必虚。如阴症伤寒一般，必用人参，少加肉桂，导火归元，方可医治。

［谔按］治宜用导龙归海法，据其窟宅而招之，非寻常感受风热之喉症可比。

——《重订囊秘喉书·卷上·辨症》

【喉菌】治者要得法，患者须守戒，忌口戒欲，并一切毒物。

［谔按］此症如四七、乌沉、二陈、半、贝、旋覆花汤及逍遥丸之类，均可选用。

【喉癣】凡患喉症，均当忌口戒欲。

【喉瘤】须敛神晏息，以清降之药治之，便愈。

［谔按］此与梅核气症相似，因于七情郁结，痰凝气滞而成。不可妄用刀针，宜吹余冰梅丹，合白金散，内服如四七、越鞠、旋复、葱绛之属，可冀向愈。

——《重订囊秘喉书·卷上·类证》

【方药】

琥珀犀角膏　治咽喉口舌生疮菌。

真琥珀（研）　犀角（屑，生用）各一钱　人参（去芦）　酸枣仁（去皮，研）　茯神（去皮木）　辰砂（研）各二钱　片脑①（研）一字

上为细末，研匀，炼蜜和为膏，以瓷器收贮。候其疾作，每服一弹子大，以麦门冬去心，浓煎汤化下，一日连进五服。

——《证治准绳·类方·咽喉·咽喉生疮》

金不换吹药　治火症痘疮、牙疮、喉间溃烂者，吹之甚妙。

人中白（煅存性用）五钱　细柏末三钱　青黛六钱　玄明粉三钱　白硼砂三钱　西瓜硝（制法在后）八钱　冰片三分

上为细末吹用。若烂斑有深潭者，加龙骨、象皮、赤石脂各三钱，同研吹之……喉癣、喉疳加银粉雪每钱（三分）。

——《喉科指掌·卷之二·精选应用诸方》

◎喉风门主方

【缠喉风喉痹】此证胸膈气急，忽然咽喉肿痛，手足厥冷，气闭不通。

---

① 片脑：冰片，下同。

真郁金一钱　明雄二钱　巴豆霜三分

研细。水丸如芥菜子大，每服十二丸，用滚水些须送下。如口噤喉塞，用小竹管纳药入喉中，须臾吐痰，即活。

【锁喉风】万年青捣汁和滴醋含漱，即愈。

【缠喉风】麻油调白矾末，和鸡子白灌之。

【锁喉风喉痹】不能吞物，数年不愈者，土牛膝草不拘多少，扁柏叶一把，用井水浸透捣取汁大半碗，加牛乳一酒杯和匀，含吞数口，二三次即愈。

缠喉风神方　活人甚众，白矾细末五分，乌鸡子一个，调匀灌喉中立效。

神效吹喉散　治缠喉风闭塞，及乳蛾、喉痹、重舌、木舌等证。

苏薄荷（净叶）　朴硝　枯白矾　青黛　白僵蚕　火硝　白硼砂　黄连各等分

共研细末。腊月初一日取雄猪胆七八个倒出胆汁，以猪胆一个拌上药五钱为率，复灌胆壳内，以线扎好，胆外用青缸纸包裹，将地掘一地坑，深一尺，上用竹竿悬空横吊，再用板铺以泥密盖，候至立春取出，挂风处阴干，去青纸胆皮，瓷罐密收。每药一两加冰片三分同研极细，吹患上神效。

密钥匙　缠喉风喉闭，痰涎壅塞，口噤不开，汤水不下。

焰硝一两五钱　硼砂五钱　雄黄二钱　白僵蚕一钱　冰片二分五厘

各另研和匀，以竹管吹患处，痰涎即出。如痰已出，肿痛仍不消，急针患处去恶血，服煎剂。

又方　多年溺壶垢半盏，蜜五匙灌下，愈。

又方　牵牛鼻绳烧灰吹之。

又方　腊月初一日取猪胆不拘大小五六枚，黄连、青黛、苏薄荷、僵蚕、白矾、朴硝各五钱，研细装入胆内，青布包好，将地掘一孔，方深一尺，以竹横悬此胆在内，以物盖定，候立春日取出待风吹，去胆皮青布，研末密收，每吹少许。

吹喉药（秘方）

硼砂二钱五分　雄黄三钱　儿茶一钱　冰片三分　苏薄荷（另研）三两

和匀密贮，不可泄气。用芦管吹入少许，或用茶匙挑入舌上噙一刻咽下，日八九次。若锁喉风口内干枯者，以井水调灌，即能开关生津。若脾泄胃弱者，不宜多用。余无禁忌。

【急锁喉风】升麻四两锉碎，水四碗煎一碗，灌服。

又方　皂荚槌碎，擂水灌服取吐，即不吐亦安。

又方　巴豆去壳取仁，绵纸微裹，随左右塞鼻孔中，立通。

又方　鸭嘴胆矾一块含口中，其痰涎自壅出，吐尽即愈。

夺命无忧散　治缠喉风咽喉疼痛，痰涎壅盛，口舌生疮，心腹胀满，脾积癥块，小儿奶癖，误吞骨屑，鲠塞不下，以及诸般药毒，热盛喉闭涎满，气急闷乱，不省人事，并效。

寒水石（煅）三两　玄参　黄连　贯仲　山豆根　荆芥　甘草　硼砂　滑石　砂仁白茯苓各五钱

共为极细末。每用一钱，干掺舌上后，以新汲水咽下，不拘时服。

◎喉癣门主方

【喉癣】（秘方）　头胎黄牛屎，以新瓦洗净，盖屎周围，用文武火煅烟尽存性，研末，将芦管徐吸入自愈。

又方　犀牛黄　冰片各一分　大硼砂　儿茶　雄黄各八分　山豆根二钱　胆矾三分陈白梅（去核，研捣）三个

共研末，将陈白梅肉入药和匀，丸如龙眼大，临卧含口内，过夜即消。

◎喉疳门主方

【喉疳】（《启玄》）
百草霜一钱　儿茶五分　冰片一分
研极细。每用五厘吹喉，神效。

【喉疳、口疳、牙疳】
降香一钱　珍珠　琥珀　白芷各三分　没药去油　乳香去油　麝香　五倍子　血竭各五分　冰片　牛黄各一分　竹叶上吊挂茧蚕连虫（收取阴干为末）
共乳细末，吹之。

咽喉细毒成疳久不收口。
整蛇蜕（剪去头、尾）一条　壁钱七个　冰片三分
将蛇蜕、壁钱阴阳瓦煅存性，研极细吹。

◎喉瘤门主方

清瘤碧玉散
硼砂三钱　胆矾　冰片各三分
研细，以箸蘸点。

——《疡医大全·卷十七·咽喉部》

解毒雄黄丸［喉风］
雄黄　郁金各一两　巴豆十四粒
醋糊丸，绿豆大，醋磨，下七丸，吐痰即愈。不吐再服，或就肿处刺血，以牙硝吹点之，或刺手大指之少商穴。

青灵膏［喉癣］
薄荷三钱　贝母一钱　百草霜　甘草各六分　冰片三分　玉丹二钱　元丹八分
共研细，蜜丸噙化。

——《杂病源流犀烛·卷二十四·咽喉音声病源流》

【缠喉】药用荆芥、防风、羌活、独活、枳壳、连翘、胆星、蒌仁、车前、红花、丹皮、黄芩、元参、前胡、牛蒡、银花，长流水煎。和红内消同服，再下保命丹，服药至四

五日，加当归、白芍、生地、黄柏、土贝母，其效甚速。

【烂喉癣】药用生地、花粉、黄芩、白芍、黄柏、丹皮、银花、元参、牛蒡、射干、防风、角刺。体弱者加茯苓；嗽重加山药、苡仁、知母、蒌仁、杏仁；热甚加犀角、黄连。十剂后，服**犀羚贝母膏**。

膏用犀角、羚羊角、丹皮各八钱，当归、元参各五钱，黄连、黄芩、黄柏、防风、射干、荆芥各三钱，牛蒡八钱，枳壳、连翘各六钱，土贝一两，茯苓、苡仁、花粉各五钱，煎汁约四大碗，滤渣，将汁再熬如稀糊，纳炼蜜半斤，收贮瓷罐。日服四次，在卯巳未亥四时，每次半钟，以灯心汤掺和送下，忌生冷发气之物。体弱者去黄连、花粉，加白芍、陈皮、石斛。恶心，砂仁汤送下。如合丸药，去黄连、羚羊角、荆芥、防风，日进二次，每次二钱。

百宝丹

牙皂一两、银花三两、朱砂五钱，研细末每服六分，以冷饭块三两、水三碗，煎至碗半，分作二服，服在巳午两时，须二十余服方能见效。食时多服猪油、麻油，以润肌肤脏腑，忌茶酒、牛羊、面食、葱蒜等物。

【热风喉癣】

凉血地黄汤

生地、黄芩、丹皮、牛蒡、元参、防风、荆芥、黄柏、花粉、赤芍。火甚加山栀，或犀角、黄连。

【弱证喉癣】药用白芍、丹皮、黄芩、当归、元参、生地、黄柏、银花、花粉、大力子，初起亦加荆芥、防风、连翘、枳壳，病久去之。嗽重加知母、前胡、土贝、蒌仁、杏仁；热盛加柴胡、黄连；心火盛加犀角、黄连；肝火盛加羚羊角；泄泻加白术、茯苓；肾水枯竭加山药、泽泻、枸杞、五味、知母；停酸作呕加砂仁；虚甚加苡仁、山药、茯苓、当归，倍以白芍。

【喉菌】药用犀角、黄芩、丹皮、僵蚕、射干、连翘、银花、红花、生地、黄连、黄柏、枳壳、独活、元参、赤芍、大力子。

或年幼之人患此，不疼痛者，当以丸药治之，日久自消，切忌刀针，药用丹皮、独活、防风、连翘、红花、生地、荆芥、射干、牛蒡、前胡、枳壳、山楂、犀角、银花、花粉、山栀、黄芩、黄柏、元参、元胡索，蜜丸，日服二次，每次二钱，开水下。

——《咽喉脉证通论》

四、预后转归

轻则半月二十日，重则径月月余，要在治之得法，及患者守欲忌口。

——《尤氏喉科秘书·咽喉门·喉菌》

舌卷囊缩、油汗如珠、哑喉呛食、吐血喉癣、声如锯错、鼻搧唇青、脉细身凉、角弓反张、十指无血、喉干无痰、六脉沉细、大便十日不通、天柱倒折、两目直视、壅痰气塞、喉菌，不治。

又四绝症：走马喉风、锁喉风、走马牙疳、缠喉风（此四症皆凶险之症。若不吐、不泻、针之无血、药不能入，俱为不治，医者慎之！）

——《喉科指掌·卷之一·十六绝症》

◎ **内肿锁喉风**

如不吐泻，针：少商、商阳、关冲、曲池、合谷，两手十穴。有血则生，无血则死。左右寸关弦紧洪大者生，沉迟者难治。

——《喉科指掌·卷之四·喉风门》

◎ **喉风门主论**

窦梦麟曰：如喉间雷响者不可治，切宜仔细。

奎光曰：初起一日夜，目直视，喉中如雷声者，不治；灯火近患人口吹灭者，不治；若喘急额汗，危在旦夕。

◎ **喉癣门主论**

书云：喉癣即肺花疮。

汪省之曰：肺花疮，即俗谓喉生鱼鳞刺也，难救。（《理例》）

奎光曰：咽痛虽不致殒命，久则咽喉失音而不救。

◎ **喉疳门主论**

申斗垣曰：喉乃性命呼吸之门，不可轻忽。喉中起疳，若不早治，一二日间死生干系，轻则缓，重则急宜凉膈解毒。（《启玄》）

——《疡医大全·卷十七·咽喉部》

一曰缠喉风……过一日夜，目直视，牙噤，喉响如雷，灯火近口即灭，此气已离根，有升无降，不治。喘急额汗，不治。

——《杂病源流犀烛·卷二十四·咽喉音声病源流》

◎ **辨缠喉风虚实不同及小儿马脾风论**

若待三日后，病势不退，或更加咽喉掣紧，面赤气粗，即为不治之证矣。

◎ **辨喉痹喉癣论**

此证若久不愈，则咽喉必至失音而成损怯，不可救矣。

——《疡科心得集》

【锁喉】法在不治。若脉六七至，不论大小，至数分明，虽甚危险，十中可救一二。

或脉洪大，或沉细，惟三部混乱，即形色神气如常，终为难治。

【缠喉】男子延至结喉下不治；女子延至胸膛不治；喉中声响如雷者不治；额鼻有青黑气，头低痰如胶者不治。

【烂喉癣】若体弱痰多、嗽重声哑者，不治。

【弱证喉癣】如嗽重声哑、痰多及盗汗不止者，不治。

【喉菌】须以针刺，出紫血者可治，鲜血者难治，日刺日有，渐如蜂窠者不治。

——《咽喉脉证通论》

◎论缠喉风不宜过用涤痰

凡缠喉风，及一切喉症……唇白者，不治。头面项肿者，无妨。如红肿至胸前，难治，因毒气攻心也。（原注：红肿至胸前，余父曾治谢姓客，前剂中用护心散而愈。若不用此，毒归于心，笑不休而死。）无痰者不治，痰去太多，则精神已竭，病虽似好，饮食如常，不知者，以为全愈，殊不知少顷即发，脉细即死。如未谵语，急用人参可救。气急，不治。病久寒战骨痛，不治。寒战一日外，即死。唇如胡桃肉色，不治。酱色，亦不治。使病人与好人同坐，衣冠若无病者 [谔按] 衣冠二字，不妥，宜易气色二字，见其唇上，有如桃胶黏痰，不出一语者，即刻死矣。唇如朱红漆色，不语者，医至，终日，即能语。[谔按] 此与转筋同意先寒热而后发症者，极重。如寒热同喉症齐发者，亦重，然不致死，此骤发而言也。

——《重订囊秘喉书·卷上·辨症》

【喉癣】虽不丧命，亦难速愈，如用药迟延，不守戒忌，必生重症，久则失音不救。

——《重订囊秘喉书·卷上·类证》

五、医案医话

窦梦麟曰：男子患缠喉风肿，表里皆作，药不能下，余以疏风清热药灌六十余次，外以阳起石烧研，同伏龙肝等分和匀，新汲水调扫百遍，三日热始退，肿始消。

——《疡医大全·卷十七·咽喉部·喉风门主论》

某 喉疳肿腐，饮食难进，外热不扬，大便不通，热伏于里，症势非轻！

鲜生地 瓜蒌仁 枳实 玄参 川石斛 大贝母 山豆根 桔梗 芦根 鲜薄荷根

朱 体质阴亏，兼染秽毒，咽喉碎腐，已逾两月。此属肺毒喉疳，极难速愈。现今痛而难咽，又夹温邪，身热头胀，暂与清解。

牛蒡子 薄荷 桔梗 生甘草 净连翘 玄参 金银花 川石斛

方 肺毒喉疳，蒂丁烂去，声嘶音哑。

川贝母三钱 防风钱半 全当归三钱 制南星钱半 制半夏钱半 桑螵蛸三钱 天花粉三钱 白芷五分 金银花三钱 土茯苓一两

贺 喉疳腐烂，脉数不扬，眉心不开，肺气内闭，深虑喘厥之变。

炙麻黄三分 杏仁（打）三钱 甘草五分 生石膏（先煎）八钱 净射干一钱 山栀钱半 芦根（去节）五钱

——《环溪草堂医案·卷四·喉痛 喉疳 喉痹》

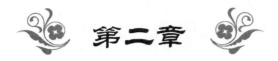

第二章

呼吸系统癌瘤

肺 癌

肺癌属中医学"咳嗽""肺痿""痰饮""肺积""息贲""肺壅"等的范畴。江苏古代医家薛己、王肯堂、张璐、王维德、顾世澄、怀远、高秉钧、王泰林、张乃修等在他们的著作中对本病都有论述。

一、病因病机

夫肺者，五脏之华盖也，处于胸中，主于气，候于皮毛，劳伤气血，腠理不密，外邪所乘，内感于肺；或入房过度，肾水亏损，虚火上炎；或醇酒炙煿，辛辣厚味，熏蒸于肺；或咳唾痰涎，汗下过度，重亡津液之所致也。

——《外科枢要·卷二·论肺疽肺痿》

喻嘉言曰：肺痿其积渐，已非一日，其热不止一端，总由胃中津液不输于肺，肺失所养，转枯转燥，然后成之。于是肺火日炽，肺热日深，肺中小管日窒，咳声以渐不扬，胸中脂膜日干，咳痰艰于上出，行动数武，气即喘鸣，冲击连声，痰始一应。

——《张氏医通·卷四·诸气门下·肺痿（肺胀）》

咳嗽，微疾也，连绵不已，则又痼疾也，夫岂容渺视哉！然咳则有声无痰，虚怯者恒见之，或时咳一声，或连咳二三声，日以为常，初不经意，而尪羸已成矣。盖肺出气，肾纳气，升降往来，舒徐不迫，惟纵欲以竭之，以耗散之，而真气馁，于是假咳而上达，岂可久之道哉。嗽则有声有痰，其因多端，外则六淫，内则七情，咸足以致之。

——《古今医彻·卷之二·杂症·咳嗽》

肺痿一症，概属津枯液燥，多由汗下伤正所致。夫痿者，萎也，如草木之萎而不荣，为津亡而气竭也。然致痿之因，非止一端，《金匮》云：或从汗出，或从呕吐，或从消渴，小便利数，或从便难，又被快药下之，重亡津液，故令肺热干痿也。肺热干痿，则清肃之令不行，水精四布失度，脾气虽散，津液上归于肺，而肺不但不能自滋其干，亦不能内洒陈于六腑，外输精于皮毛也。其津液留贮胸中，得热煎熬，变为涎沫，侵肺作咳，唾之不已，故干者自干，唾者自唾，愈唾愈干，痿病成矣。（邹时乘）

——《临证指南医案·卷二·肺痿》

【肺痿】久嗽气虚而热在上焦病也。

【肺痿之因】仲景曰：热在上焦者，因咳为肺萎。此从何得之？盖以或从汗出，或从呕吐，或从消渴，小便利数，或从便难，又被快药下利，重亡津液，故得之。又曰：寸口脉数，其人渴，口中反有浊唾涎沫者，此为肺痿之病。

【息贲】皆由肺气虚，痰热壅结也。

——《杂病源流犀烛·脏腑门·肺病源流》

二、症状表现

《直指》云：瘀血嗽者，胁肋刺痛，胸膈腥闷。

——《症因脉治·卷二·咳嗽总论·附诸贤论》

若吐涎沫而无脓，脉数而虚者，为肺痿也。

——《外科枢要·卷二·论肺疽肺痿》

【肺痿】其症之发，必寒热往来自汗，气急，烦闷多唾，或带红线脓血……《脉经》曰：左寸脉数虚涩，肺萎也。

【息贲】肺积病也，在右胁下，如覆盆状，令人洒洒寒热，背痛，呕逆，喘咳，发肺痈，脉必浮而长。

——《杂病源流犀烛·脏腑门·肺病源流》

三、鉴别诊断

西方白色，入通于肺，位居于兑，为燥金，时列于秋，为燥令。燥者，火之余气也，所藉乎有以润之，而不至于竭其液，则清肃下行，将天气降而云物不为之扰矣。肺位至高，风寒易侵，郁火于中，使复加之辛热，则柔脆之金，一经消烁，有不损坏者乎！而肺痈于是乎作矣。又主元气，治节一身，苟劳动喘乏，用而不息，将肺气日促，口吐涎沫，无气以动，而肺痿于是乎成矣。盖二症者，一本外感，一本内伤。外感者，非遽至于痈也，良由治疗失宜，过于解散，而以保之润之为急，多有得生者，虽破残之肺，可以复完。内伤者，则因酒色过度，酒入气分，色伤阴分，辛热之性，既以耗于上，又以竭于下，日渐月累，每成于不自觉，久乃痿蹩声嘶，肺气败坏而不复支，使欲嘘其既槁而润之，诚难为功，孰谓二症可不辨哉！

——《古今医彻·卷之三·杂症·肺症》

人有久嗽后肺受损伤，皮肤黄瘦，毛悴色焦，咽喉雌哑，寒热往来，自汗盗汗，气喘不得卧，小便数而不渴，口中有浊唾痰沫而无脓，寸口脉数而虚涩者，此为肺痿。人有胸膈间作痛，咽干口燥而渴，喘急不得安卧，咳嗽不止，吐痰便觉疼甚，按之更增气急，痛不可忍，四肢微肿，喉间闻腥臭之气，随吐脓血，胸前皮肤甲错，肉微起，其人能右睡而不能左卧，左卧即喘急不安，脉数而有力者，此为肺痈。痿者，萎也，如草木之萎而不荣，为津亡而气竭也；痈者，壅也，肺气郁逆，久壅而成也。盖肺为五脏华盖，处于胸中，主于气，候于皮毛。凡劳伤血气，腠理虚而风邪乘之，内感于肺，则汗出恶风，咳嗽短气，鼻塞项强，胸胁胀满，久而不瘥，便成肺痿；又或汗下过多，重亡津液，亦能致之。若其风中于卫，呼气不入，热逼于荣，吸气不出，风伤皮毛，热伤血脉，风热相搏，气血稽留，蕴结于肺，久则变为肺痈。至如房欲不节，肾水亏而虚火上炎，又或醇酒炙煿，辛辣厚味，薰蒸于肺，无不可成痈也。然痿为正气虚，痈为邪气实。正气虚者，治之宜缓；邪气实者，治之宜速。虚则宜补中带清，实则宜补中用泻。治痿，宜清燥救肺汤。治痈，则未溃者，宜葶苈大枣泻肺汤，或千金苇茎汤；其已溃者，宜内补黄芪汤。

——《疡科心得集·卷中·辨肺痿肺痈论》

四、治法方药

【治法】

示吉曰：治咳嗽大法，新者大约属痰食风寒，宜泻宜散；久者大抵属劳火阴虚，宜补宜收。然新者易治，久者难医。

——《医宗说约·卷之一·咳嗽》

王节斋又云：咳嗽皆主于肺，盖肺主气而作声者也，治法须分新久虚实。新冒风寒则散之，火热则清之，湿热则渗泄之，燥热则清润之。久病宜分虚实，若气虚则补气，血虚则补血，精虚则补精。若久而有郁，又宜开郁为主……《直指》云：咳唾有血者，麦冬汤，吞六味丸，以制阳火，此虚火之治也。

丹溪云：上半日嗽，多胃中有火；午后嗽，多阴虚火旺；黄昏嗽，多阴火上浮，宜敛而降之。又曰：五更嗽者，胃中有痰火，伏积于内，至此时火气生养之时，上潮于肺也，宜知母、石膏、地骨皮、青黛、海石①治之。午前嗽者，气分有热，泻白散加知母、石膏。

---

①海石：浮海石，下同。

午后嗽者，血分有热，宜养阴退热，加减四物汤，吞六味丸，合滋肾丸。又云：干咳嗽，乃痰郁火邪在中，宜先以甘桔汤开之，随加补阴之味。

[桢按] 黄昏嗽，火气上浮肺中，宜敛而降之一法。此敛字，言阴虚火气上升，当养阴滋阴，敛其火气下降，即滋阴降火之法，今人误认酸寒收敛，大谬矣！

——《症因脉治·卷二·咳嗽总论·附诸贤论》

盖声飒虽云金实不鸣，久嗽多缘肺气枯槁，是当清润为主，实则二陈、桔、薄、葳蕤、蜜煎姜、橘之类；枯则生脉、二冬、款冬、竹茹，亦加蜜煎姜、橘，又当详形气之肥瘠，时令之寒喧而为施治。声哑须分暴久，暴多寒郁热邪而肺络壅塞，久多热伤肺痿而真气受伤。壅则麻杏甘石，苓、半、姜、橘等，随微甚以搜涤之；伤则异功、生脉、保元，参脉证以培养之。

——《张氏医通·卷四·诸气门下·咳嗽》

干咳日久用滋阴，内热无痰最害人。四物汤堪为主剂，再加知柏及元参。灯心甘草和诸药，桔梗天花火用芩。茯苓贝母消痰用，天麦款桑润燥增。血见丹皮北沙苑，肺伤白及参芪吞。酸收诃味泻桑壳，辛散姜防用有灵。面红吐血火炎上，童便藕汁效如神。

——《医学妙谛·卷上·杂症·干咳》

肺痿属在无形之气，气伤宜徐理，兼润肺燥，然肺虽燥而多不渴，勿以其不渴而用燥热之药，此辨证用药之大法也。

肺痿涎唾多，心中温温液液者，炙甘草汤主之，此《外台》法也。肺痿虚寒，羸瘦缓弱战掉，嘘吸胸满，《千金》生姜温中汤。肺痿咳唾，涎沫不止，咽燥而渴，《千金》生姜甘草汤。肺痿咳嗽有痰，午后热，并声嘶者，古法用人参养肺汤，今改用紫菀散加丹皮、姜、枣。心火克肺，传为肺痿，咳嗽喘呕，痰涎壅盛，胸膈痞满，咽喉不利者，古法用人参平肺汤，今改用紫菀散加葳蕤、橘红、姜、枣。肺痿咳嗽不已，往来寒热，自汗烦渴者，古法用知母茯苓汤，今改用紫菀散加知母、银州柴胡、姜、枣。盖咳嗽声嘶，咽喉不利，皆是火郁痰滞，必用生姜之辛以散之，然须蜜制，藉甘以润之，此标本兼该之义也。

刘默生言：痿本虚燥，总不离壮水清金，滋补气血津液，消痰止嗽，宜天冬、麦冬、生地、熟地、知母、人参、葳蕤、紫菀为主……肺痿咳嗽，痰中有红丝，盗汗发热，热过即冷，饮食减少者，劫劳散。虚劳肺痿失音，咳唾腥血稀痰，或面上生疮，人参蛤蚧散。丹方治肺痿，每日用人参细末一钱，入猪肺管内，砂锅中煮烂，加葱酒服，效。

——《张氏医通·卷四·诸气门下·肺痿（肺胀）》

肺痿一症……《金匮》治法，贵得其精意大意，生胃津、润肺燥、补真气，以通肺之小管；清火热，以复肺之清肃。故《外台》用炙甘草汤，在于益肺气之虚，润肺金之燥；《千金》用甘草汤及生姜甘草汤，用参、甘以生津化热，姜、枣以宣上焦之气，使胸中之

阳不滞，而阴火自熄也。及观先生之治肺痿，每用甘缓理虚，或宗仲景甘药理胃，虚则补母之义，可谓得仲景心法矣。（邹时乘）

——《临证指南医案·卷二·肺痿》

【肺痿】宜急治之（宜举肺汤、元参清肺饮），切忌升散辛燥温热。仲景云：或有患此症吐涎沫而咳者（宜生姜甘草汤），有吐涎沫而不咳者，其人不渴必遗尿，小便数，所以然者，以上虚不能制下故也，此为肺中冷，必眩，多吐涎必温之（宜甘草干姜汤）。又有火盛者（宜人参平肺散），有喘急而面浮者（宜葶枣散）。大约此症总以养肺、养气、养血、清金降火为主。

【息贲】（宜调息丸、息贲丸），当以降气清热，开痰散结为主。

——《杂病源流犀烛·脏腑门·肺病源流》

肺痿，咳唾涎沫，胸中隐痛，四肢乏力，无气以动，用补中益气汤去升麻、柴胡，加阿胶、桑皮、麦冬、五味、白及。

——《古今医彻·卷之三·杂症·肺症》

【方药】

经验方 治咳嗽甚者，或有吐血新鲜。

桑根白皮一斤，米泔浸三宿，净刮上黄皮，锉细，入糯米四两焙干，一处捣为末，每服米饮调下一两钱。

斗门方 治肺破出血，忽嗽血不止者。

用海犀膏一大片于火上，炙令焦黄色，后以酥涂之，又炙再涂，令通透，可碾为末，用汤化三大钱匕，放令服之，即血止。水胶是也，大验。

——《肘后备急方·卷三·治卒上气咳嗽方》

麦门冬汤 治火热乘肺，咳嗽有血，胸膈胀满，五心烦热。

麦门冬 桑白皮（炒） 生地黄各一钱 半夏 紫菀 桔梗 淡竹叶 麻黄各七分 五味子 甘草各五分

上姜水煎服。

紫菀茸汤（《济生》） 治饮食过度，或食煎煿，邪热伤肺，咳嗽咽痒，痰多唾血，喘急胁痛，不得睡卧。

紫菀茸（洗） 款冬花 百合（蒸，焙） 杏仁（去皮尖） 阿胶（蛤粉炒） 经霜桑叶 贝母（去心） 蒲黄（炒） 半夏（制）各一两 犀角（镑） 甘草（炙） 人参各半两

上咬咀，每服四钱，水盏半，姜五片，煎八分，食后温服。

蛤蚧汤 治咳嗽吐脓血，及肺痿羸瘦，涎涕稠粘。

蛤蚧（酒浸，酥炙） 知母（焙） 贝母（焙） 鹿角胶（炙，令燥） 枇杷叶（去毛，炙） 葛根 桑皮（炙） 人参 甘草（炙） 杏仁（汤浸，去皮尖双仁，炒）各一两

每服三钱，水一盏半，煎至八分，去滓，不拘时温服。

保和汤　治劳证久嗽，肺燥成痿，服之决效。

知母　贝母　天门冬（去心）　麦门冬（去心）　款冬花各一钱　天花粉　薏苡仁（炒）杏仁（去皮尖，炒）各五分　五味子十二粒　马兜铃　紫菀　桔梗　百合　阿胶（蛤粉炒）当归　百部各六分　粉草①（炙）　紫苏　薄荷各四分

水二盅，姜三片，煎七分，入饴糖一匙，食后服。

吐血或痰带血，加炒蒲黄、生地黄、小蓟。痰多加橘红、茯苓、瓜蒌仁。喘去紫苏、薄荷，加苏子、桑皮、陈皮。

知母茯苓汤　治肺痿喘嗽不已，往来寒热，自汗。

知母　白术各八分　茯苓（去皮）　五味子　人参　半夏（汤泡七次）　柴胡　甘草（炙）各一钱　薄荷　川芎　阿胶各半钱　款冬花　桔梗　麦门冬　黄芩各七分

水二盅，生姜五片，煎至一盅，食后服。

紫菀散　治咳中有血，虚劳肺痿。

人参　紫菀各一钱　茯苓　知母　桔梗各一钱半　阿胶（蛤粉炒）一钱　贝母一钱二分　五味子十五粒　甘草五分

水二盅，煎八分，食后服。

五味子汤　治咳嗽，皮肤干燥，唾中有血，胸膈疼痛。

五味子（炒）　桔梗（炒）　紫菀　甘草（炒）　续断各五分　竹茹一钱　赤小豆一撮　生地黄　桑白皮（炒）各二钱

上水煎服。

青金丸（《三因》）　治肺虚风壅，咳嗽喘满，咯痰血。

杏仁（去皮尖用牡蛎煅成粉，与杏仁同炒黄色，去牡蛎粉不用）二两　青黛一两

上为末，研匀，用黄蜡一两熔化搜和丸，如弹子大，压扁如饼，每用梨三个，或软柿饼一个去核，入药在内，湿纸裹煨，约药熔方取出，去火毒，细嚼，糯米饮下。

一方，名甲乙饼　治咳出血片，兼痰内有血丝，不问年深日近，但只声在，一服取效。上用青黛一两，牡蛎粉七钱，杏仁七粒去皮尖研，蜡丸，汤使同上。

人参养肺丸　治肺胃俱伤，气奔于上，客热熏肺，咳嗽喘急，胸中烦悸，涕唾稠粘，吐血呕血，并皆治之。

人参（去芦）　黄芪（蜜炙）各一两八钱　白茯苓（去皮）　瓜蒌根各六钱　杏仁（炒，去皮）二两四钱　半夏曲（炒）四两　皂角子（炒，去皮）三十个

上为细末，炼蜜和丸，如弹子大。每服一丸，食后细嚼，用紫苏汤送下，喘用桑白皮汤下。

治久咳嗽上气，心胸烦热，唾脓血。

紫苏子（微炒）　鹿角胶（捣碎，炒）　杏仁（汤泡，去皮尖双仁，炒微黄）各三两生姜汁一合　白蜜一中盏　生地黄汁一合

---

① 粉草：甘草，下同。

上前三味，都捣令熟，入姜汁，地黄汁、蜜相和，以慢火熬成膏，于不津①器中密封之。每服半匙许，用温粥饮调下，日三四服。

——《证治准绳·类方·咳嗽》

示吉曰：予制嗽化丸，治久嗽干咳，无出其右，不敢自秘，谨传于世。用川贝母、花粉、款冬花、陈香橼各二两，诃子、薄荷叶各一两，为极细末，再用天冬、麦冬去心、紫菀、元参各二两，桔梗、甘草各一两，五味子、乌梅肉各五钱，柿饼四两，煎汤去渣，再入梨汁、萝卜汁各一碗，饴糖二两，元明粉五钱，姜汁三钱，煎成膏子为丸，丸如鸡豆大。每嗽一丸，化尽咽下，再嗽，使药力不断，神效难述。

——《医宗说约·卷之一·咳嗽》

紫菀散 治咳唾有血，虚劳肺痿。

紫菀茸 人参各二两 麦门冬（去心） 桔梗 茯苓 阿胶 川贝母（去心）各一两 五味子 甘草（炙）各五钱

为散，每服四五钱，水煎去滓服。

——《张氏医通·卷十三·专方·咳嗽门》

《千金》温中生姜汤 治肺痿虚寒，嘘吸胸满。

生姜一两 桂心橘各一两三钱 甘草 麻黄各一两

上五味，以水一斗，先煮麻黄两沸去沫，然后入诸药，合煮取二升半，分三服。

《千金》生姜甘草汤 治肺痿咳唾涎沫，咽燥而渴。

生姜半两 甘草（炙）二钱 人参三钱 大枣（擘）五枚

上四味，水煎温服。

人参蛤蚧散 治肺痿失音，咳唾脓血，或面上生疮。

川蛤蚧（酒浸，酥炙，色白形如守宫者真，若剖开如鼠皮者假）十对 知母（酒炒）川贝母（去心） 桑白皮（姜汁和蜜炙） 茯苓各三两 人参 甘草（炙）各三两 杏仁（去皮尖）五钱

为散，每服三钱，不拘时，茶清或蜜水调服。

——《张氏医通·卷十三·专方·肺痿门》

劫劳散 治心肾俱虚，发咳二三声，无痰，遇夜即热，热已即冷，时有盗汗，四肢倦怠，体瘦食少，夜卧恍惚，或有血丝者。

白芍 茯苓 当归 贝母 黄芪各一钱 甘草五分 熟地二钱 枣仁一钱半 阿胶（蛤粉炒）一钱二分

合生脉散同煎。

——《证治汇补·卷之五·胸膈门·咳嗽》

①津：溢，渗。

56

团参饮子［肺痿痨瘵］

人参　半夏　紫菀　阿胶　百合　天冬　款冬花　杏仁　桑叶各一钱　细辛　甘草各五分　五味子十五粒　加姜二片

——《杂病源流犀烛·脏腑门·咳嗽哮喘源流·治咳嗽方八十三》

虚之甚者，火升体羸，咳嗽失血，咽破失音，此为碎金不鸣，症极危险，金水济生丹主之。

金水济生丹（自制）

天冬一钱五分　麦冬一钱五分　生地（切）五钱　人参一钱　沙参四钱　龟版八钱玉竹三钱　石斛三钱　茜草根二钱　蒌皮三钱　山药三钱　贝母二钱　杏仁三钱　淡竹叶十张　鸡子清一个　藕（煎汤代水）三两

肺叶痿败，喘咳夹红者，白胶汤主之。

白胶汤（自制）

嫩白及（研末）四钱　陈阿胶二钱

冲汤调服。

独胜散　治多年咳嗽，肺痿咯血。

白及

研细末，每服二钱，临卧时糯米汤下。

——《医醇賸义·卷三·咳嗽》

五、预后转归

久嗽脉弱者生，实大数者死。上气喘嗽低昂，脉滑，手足温者生；脉涩四肢寒者死。咳而脱形，身热，脉小坚急以疾为逆，不过十五日死。咳嗽羸瘦，脉形坚大者死。咳嗽，脉沉紧者死，浮直者生，浮软者生，小沉伏匿者死。咳而呕，腹满泄泻，弦急欲绝者死。

——《医宗必读·卷之九·咳嗽》

若喘咳失血，声飒音哑，食少便泄之金破不鸣，岐彭不能图治也。

久嗽之人，发散清肺俱不应，胸膈不利，咳唾脓血，坐卧不宁，语言不出者，将成肺痿之候也，紫菀散。

——《张氏医通·卷四·诸气门下·咳嗽》

刘默生言：肺痿咳唾，咽燥欲饮水者自愈，张口短气者危。咳而口中自有津液，舌白苔滑，此为肺寒，甘草干姜汤。肺痿属热，如咳久肺痿，喉哑声嘶咯血，此属阴虚，多不可治。肺痿六脉沉涩而急，或细数无神，脉口皮肤枯干，而气高息粗者死。

——《张氏医通·卷四·诸气门下·肺痿》

《灵枢·玉版篇》咳脱形，身热，脉小以疾，是逆也，不过十五日而死矣。（脉小以疾，决死之法，尽此四字。）

——《兰台轨范·卷四·咳嗽》

【咳嗽脉候】脉来洪数，形瘦面赤，肾气衰而声哑者难疗。

——《类证治裁·卷之二·咳嗽论治》

六、医案医话

案1　言乃心之声，赖肺气以宣扬，金空则鸣，金塞则哑，金破则嘎。素本劳倦过度，劳力感风，肺气不展，声音不扬，已延一载有余，防成肺痿。

苏杏二陈汤加孩儿参、炒牛子、桔梗、鸡子清、青橘叶

服药以来，肺胃渐开，音声渐朗，现湏暑流行，火气发泄，必得养阴益气。

二陈汤加旁枝、苏梗、太子参、党参、生地、白扁豆、淮山药

——《王九峰医案·副卷一·咳嗽》

顾　嗜酒多湿，湿蕴生痰。体质阴虚，烦劳伤气。去冬咳嗽，须微带血，行动气升，至今不愈。诊脉虚小，恐加喘急。兹以金水六君煎加味。

大熟地　半夏　陈皮　茯苓　款冬花　杏仁　蛤壳　五味子　麦冬　胡桃肉

〔另〕金水六君丸，每朝服三钱，淡盐花汤送下。

——《环溪草堂医案·卷三·咳嗽》

张　哮喘多年，肺伤吐血，渐至咳嗽痰多，痰色黄稠，兼带青绿，有时腹满，运化迟钝。脉形濡细，左部带涩。肺胃并亏，而湿滞中州，且作缓兵之计。

海蛤粉三钱　川贝母二钱　冬瓜子三钱　炙款冬二钱　淡秋石一钱　炙紫菀一钱五分　牛膝炭三钱　云茯苓三钱　煨磁石三钱　金水六君丸六钱（二次服）

〔二诊〕痰饮凭凌于上，肾阴亏损于下，饮聚则成痰，阴虚则生热，热痰交蒸，所以咳血频来，痰黄青绿，热蒸痰郁，痰带臭秽，脉细濡数，腹中不和，将成肺痿重症，再作缓兵之计。

南沙参三钱　川贝母二钱　橘红（盐水炒）八分　冬瓜子三钱　海蛤粉三钱　炒枳壳一钱　沉香曲一钱五分　炙款冬二钱　清阿胶二钱　炒天冬二钱　生谷芽一钱五分

——《张聿青医案·卷五·咳嗽》

石顽治陆去非，肺痿声飒吐痰，午后发热自汗，左脉细数，右脉虚濡，平昔劳心耽^①色

---

①耽（dān，丹）：沉溺，入迷。

所致。先与生脉散合保元汤，次与异功散加黄芪，并加姜、枣，与都气丸晨夕兼进，调补半月而热除痰止，月余方得声清。

——《张氏医通·卷四·诸气门下·肺痿》

徐（四一）　肺痿，频吐涎沫，食物不下，并不渴饮，岂是实火，津液荡尽，二便日少。宗仲景甘药理胃，乃虚则补母，仍佐宣通腕间之扞格①。

人参　麦冬　熟半夏　生甘草　白粳米　南枣肉

顾（三六）　久咳神衰，气促汗出，此属肺痿。

黄芪（蜜炙）八两　生苡仁二两　白百合四两　炙黑甘草二两　白及四两　南枣四两

水熬膏，米饮汤送。

——《临证指南医案·卷二·肺痿》

案1　中伤肺虚，咳嗽失血，红紫不一，痰中带血，形消发热，脉来虚数。慎防喉痛音哑，变生肺痿。

苦杏仁　湖丹皮　杭白芍　生甘草　怀牛膝　山楂肉　云茯苓　童小便　人参　三七汁　活水芦根（去节）

案2　咳出于肺，有痰为嗽，火灼金伤，始因风伏于肺络，咳嗽失红。前年三月，迎风伐肺，由此音哑。肺气郁而音不开，手足发热，口干心悸，浮火时升，饥则尤甚，脉来细虚。金伤成痿，恐难奏效。

冬虫夏草一钱　白山药三钱　玉桔梗一钱　陈海蛇五钱　孩儿参一钱　研牛子（米炒）三钱　粉甘草五分　鸡子清一个　阿胶珠三钱　肥玉竹三钱　燕尾草（三片，即慈姑叶）

——《王九峰医案·副卷一·肺痿》

戴氏　元气久削，痰嗽肺痿，寸脉虚数少神，难治之症。紫菀汤三服，阿胶水煨冲服。后去桔梗、知母，加山药、莲子、黄芪，取补土以生金，嗽热渐减。

——《类证治裁·卷之二·肺痿肺痈论治》

吴　咳逆舌绛，脉见洪数无神，肺阴大伤。咳痰秽浊腥臭，不独肺痈重候也。仲景不云乎，脉数大而虚为肺痿。痈犹可也，痿则难治。

紫菀茸（炙）钱半　桑皮（炙）三钱　木防己三钱　苋麦冬二钱　生苡仁三钱　白桔梗八分　川贝三钱　瓜蒌仁三钱　杏仁（去皮尖）三钱　肥知母二钱　生黄芪三钱　川百合三钱　忍冬藤三钱　茅根肉（去心）五钱

——《环溪草堂医案·卷四·肺痈　肺痿　外肺痈　肺花疮》

陈　肺痿之后，蕴热未清，咳嗽痰黄，时发时止，不易图愈。

---

①扞（hàn，汗）格：相互抵触。

地骨皮　茯苓　炙桑皮　郁金　生米仁　冬瓜子　煨石膏　肥知母　淡芩　杏桃仁　青芦管　枇杷叶

彭　嗜饮伤肺，稍一感触，辄作咳逆，甚则带出粉红。此湿热之气，蒸于胃而注于肺也，恐致痿损。

冬瓜子　生薏仁　碧玉散　云茯苓　枇杷叶　水炒竹茹　葛花　瓜蒌仁　青芦管

顾　咳嗽不退，甚则带血，右胸胁肋俱痛，秽臭之气，直冲而上。此由痰热郁滞肺络，痿损重症。姑导其湿热下行。

冬瓜子　杏仁泥　海浮石　旋覆花　丝瓜子　生薏苡仁　玉泉散　丹皮　磨郁金　青芦管

〔又〕咳嗽痰秽吐血，脉象急数。湿热蒸腾伤肺，肺痿情形也。病在高年，难以许治。

南沙参　冬瓜子　杏桃仁　桑白皮　粉丹皮　川石斛　生薏苡仁　川贝母　款冬花　青芦管

——《张聿青医案·卷五·肺痿肺痈》

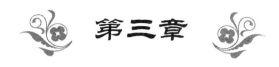

第三章

消化系统癌瘤

第一节 食 道 癌

食道癌属中医学"噎""膈""噎膈""反胃""翻胃"等的范畴。江苏古代医家王肯堂、李中梓、蒋示吉、李用粹、张璐、秦景明、叶其蓁、王维德、徐大椿、叶桂、薛雪、尤怡、沈金鳌、怀远、王九峰、林佩琴、王泰林、张乃修、何书田等在他们的著作中对本病都有论述。

一、病因病机

若有噎有塞，塞者，五脏之所生，阴也，血也。噎者，六腑之所生，阳也，气也。二者皆由阴中伏阳而作也。

——《证治准绳·杂病·诸呕逆门·噎》

注：以晨食入胃，胃虚不能克化，至暮胃气行里，与邪相搏，则食反出也。《巢氏病源》亦曰：荣卫俱虚，血气不足，停水积饮在胃脘，即脏冷，脏冷则脾不磨，而宿食不化，其气逆而成反胃，则朝食暮吐，甚则食已即吐。王太仆注《内经》亦曰：食不得入，是有火也；食入反出，是无火也。

丹溪谓膈噎反胃之病，得之七情六淫，遂有火热炎上之化，多升少降，津液不布，积而为痰为饮，被劫时暂得快，七情饮食不节，其证复作，前药再行，积成其热，血液衰耗，胃脘干槁，其槁在上，近咽之下，水饮可行，食物难入，入亦不多，名之曰噎。其槁在下，与胃为近，食虽可入，难尽入胃，良久复出，名之曰膈，亦曰反胃，大便秘少若羊矢。

且俗谓噎食一症，在《内经》原无多语，惟曰三阳结谓之膈。三阳者，大肠、小肠、膀胱也，结谓结热也，小肠结热则血脉燥，大肠结热则后不圊，膀胱结热则津液涸，三阳俱结则前后秘涩。下既不通，必反上行，此所以噎食不下，纵下而复出也。

——《证治准绳·杂病·诸呕逆门·胃反》

噎膈之证多因火，薰蒸津液成痰阻，七情妄动五脏伤，阴血渐槁无生所。咽喉痛塞不能食，病起贲门上焦膈；中膈饮食得水行，食不半日又吐出；下膈饮食如平人，朝食暮吐浑无力。

示吉曰：噎膈，重病也。其原非忿怒抑郁，即忧愁思虑。其来有渐，始则痞满，火嘈吞酸，不知治疗，既而逢食则噎，尤可少食，久则食下则吐，或粒不下咽，当此之时，三阳热结，精血枯槁。

——《医宗说约·卷之一·噎膈反胃》

【大意】三阳结谓之膈。(《内经》)三阳者，大小肠膀胱也，小肠热结则血脉燥，大肠热结则便闭，膀胱热结则津液涸。三阳既结，便闭不通，火反上行，所以噎食不下。(子和)

【内因】膈有拒格意，因忧郁失志，及膏粱厚味，醇酒淫欲而动脾胃肝肾之火，致令血液衰耗，胃脘枯槁，气郁成火，液凝为痰，痰火固结，妨碍道路，饮食难进，噎膈所由成也。(《汇补》)

【噎分五种】有气滞者、有血瘀者、有火炎者、有痰凝者、有食积者，虽分五种，总归七情之变，由气郁为火，火旺血枯，津液成痰，痰壅而食不化也。(《汇补》)

【噎属七情】怒气所致，食则气逆不下。劳气所致，为咽噎喘促。思气所致，为中痞，三焦闭塞，咽噎不利。(《针经》)大抵此症乃神思间病，惟内观静养，庶几得之。(《鸡峰》)

——《证治汇补·卷之五·胸隔门·噎膈》

【大意】王太仆曰：食入反出，是谓无火。张洁古曰：下焦吐者因于寒。合是两说而并衡之，其为真火衰微，不能腐熟水谷则一也。(《汇补》)

【内因】病由悲愤气结，思虑伤脾，或先富后贫之失精，或先贵后贱之脱营，抑郁无聊，而寄情诗酒，或艳冶当前，而纵饮高歌，皆能酿成痰火，妨碍饷道而食反出。(《汇补》)

——《证治汇补·卷之五·胸隔门·反胃》

饮食不下，膈塞不通，邪在胃脘。

(不通者，浊气在上，肾肝吸入之阴气，不得下而反在上也，病在于胃，故饮食不下。膈塞闭绝，上下不通，则暴忧之病也。)

(此言噎膈皆起于郁结不舒，胃气不能敷布所致，张鸡峰所谓神思间病是也。)

——《张氏医通·卷四·诸呕逆门·噎膈》

此火热煎熬，血液衰耗，胃脘干枯，其干在上，近喉之间，水饮可入，食物不进，名之曰噎；其干在下，在胃之中，食虽暂下，才将入胃，不能下行，反而吐出，名之曰隔。噎隔之症，纯热无寒，但有外感内伤之分，再无寒热之异，《内经》故曰三阳结而为隔，不比膈气呕吐门，有寒有热者也。若肠结于下，胃反于上，更为甚矣。

【外感噎膈之因】偶逢赫曦之令，或远行劳倦，时当大热，燥火烁人，津液内涸，而噎膈之症作矣。

【内伤噎膈之因】平素忧愁郁结，五志之火皆动，日夜煎熬，津液干涸，或膏粱厚味，辛辣炙煿，恣意不谨，积热消阴，二者皆成噎膈反胃之因也。

——《症因脉治·卷二·噎膈论》

其或忧思内结，风冷外侵，痰气隔塞，逆于喉咙，妨碍饮食，久之而成翻胃、噎膈者有矣。

——《女科指掌·卷之一·调经门·咽中如炙脔》

夫噎膈一症，多因喜怒悲忧恐五志过极，或纵情嗜欲，或恣意酒食，以致阳气内结，阴血内枯而成……夫反胃乃胃中无阳，不能容受食物，命门火衰，不能熏蒸脾土，以致饮食入胃，不能运化，而为朝食暮吐，暮食朝吐。（邹滋九）

——《临证指南医案·卷四·噎膈反胃》

若膈证，乃肝火犯胃，木来侮土，谓之贼邪，胃脘枯槁，不复用事，惟留一线细窍，又为痰涎瘀血闭塞，饮食不能下达，即勉强纳食，仍复吐出。

——《医学源流论·卷上·病·臌膈论》

《外台》：五噎……虽有五名，皆由阴阳不和，三焦隔绝，津液不行，忧恚嗔怒所生。

——《兰台轨范·卷五·噎膈呕吐》

噎膈之病，有虚有实。实者或痰或血，附着胃脘，与气相搏，翳膜外裹，或复吐出，膈气暂宽，旋复如初。虚者津枯不泽，气少不充，胃脘干瘪，食涩不下。

夫膈噎，胃病也。始先未必燥结，久之乃有大便秘少，若羊矢之证。此因胃中津气上逆，不得下行而然，乃胃病及肠，非肠病及胃也。

膈噎之证，大都年逾五十者，是津液枯槁者居多。若壮年气盛，非血即痰。

痰膈，因七情伤于脾胃，郁而生痰，痰与气搏，升而不降，遂成噎膈。

——《金匮翼·卷三·膈噎反胃统论》

噎塞原于脾家气血两虚，而多半由血液枯干，盖人脏腑之津液流行，灌溉百脉，皆赖脾胃运行，稍不运行，即津液壅滞，而阴血不荣，故患噎塞。推其原，或起忧郁，至气结胸中而生痰，痰久成块，胶于上焦，道路窄狭，饮可下，食难入。病之初起有如此者（宜香砂宽中丸）；又或有脾气亏败，血液俱耗，胃脘干枯，小便闭，大便如羊粪，隧道涩而成病（宜参用补气运脾丸、滋血润肠丸）。此皆病之所由来也。

——《杂病源流犀烛·卷四·噎塞反胃关格源流》

膈噎之症……盖此恙多由忧愁思虑伤于心脾，血液不生，日渐煎熬，肝火弥炽，肾水益枯，五脏之阴既竭，六腑之阳安得独足，于是槁在上而为噎，槁在下而为膈，譬之江河阻塞，而饷道不通，有仰食不获而待命矣。

——《古今医彻·卷之二·杂症·膈噎论》

故膈之始也，病在上，咽嗌不利，则食而噎，犯于上焦，地气不升，天气不降，将成亢旱之兆矣，然食犹能强之而使安也。继犯中焦，虽食而中脘不下，下之而痛，稍久则吐痰水，胃液不藏，肝火乘之，则味变而酸，脾阴既竭，则纳而不化，天气愈不降，地气愈不升，乃见痞塞之状矣，则食不能强之而使安也。继犯下焦，朝餐而夕吐，夕餐而朝吐，火气渐消，孤阴独存，阴阳不相为济，五脏之液既竭，六腑无以资禀升降，出纳俱废，所云天气地气者安在哉，乃至绝粒而亡矣，然则终无法以治之耶。

[按] 盖膈之一症，多由郁怒伤肝而作，郁则为热，日渐煎熬，血液枯竭，心肺之阳，不得通行，肠胃之阴，不得下传，而膈病之所由作。

——《古今医彻·卷之三·杂症·续膈噎论》

丹溪谓：反胃多由气血两虚而成。噎膈多由喜、怒、悲、忧、恐五志过枉，或纵情嗜欲，恣意酒食，致伤气内结，阴血内枯而成。

反胃乃胃中无阳，不能容受食物，命门火衰不能熏蒸脾土，以致朝食暮吐，暮食朝吐。

噎膈之症多因火，熏蒸津液成痰阻。七情妄动五脏伤，阴血渐槁无生所。

——《医学妙谛·卷中·杂症·噎膈反胃章》

（《黄帝针经》云：胃病者，膈咽不通，饮食不下。丹溪云：血耗胃槁，槁在贲门，脘痛吐食，上焦膈也；食下良久复出，槁在幽门，中焦膈也；朝食暮吐，暮食朝吐，槁在阑门，下焦膈也。）《经》云：三阳结，谓之膈。以手太阳小肠主液，足太阳膀胱主津。（三阳，士材指大小肠膀胱，《金鉴》指胃大小肠，此据《内经》王注、汪注。）二腑热结，则津液枯燥，前后秘涩，下关既扃[①]，势必上涌，故食噎不下，即下而仍出，是火上行而不下降矣。王太仆亦云：食不得入，是有火也，食入反出，是无火也。噎膈初起，多因忧恚悲恼，以致阳结于上，阴涸于下。（《医鉴》云：五噎，忧、劳、思、食、气也，饮食猝阻，不能下。五膈，忧、恚、寒、食、气也，心脾之间，上下不通，或结咽喉，时觉妨碍，吐不出，咽不下。）

再论噎由气结，膈由痰与气逆，或瘀血。

再论反胃，由食久不化，腐浊上攻，彻底翻澜，二肠失司传送，病在幽门以下，古法多谓胃中无阳，精微不能蒸化。

——《类证治裁·卷之三·噎膈反胃论治》

---

①扃（jiōng）：关门。

二、症状表现

趺阳脉浮而涩，浮则为虚，涩则伤脾，脾伤则不磨。朝食暮吐，暮食朝吐，完谷不化，名曰胃反。

——《证治准绳·杂病·诸呕逆门·胃反》

噎，谓饮食入咽而阻碍不通，梗涩难下。有下者，有不得下者，有吐者，有不吐者，故别立门。

——《证治准绳·杂病·诸呕逆门·噎》

【外候】噎，枯在上，咽喉壅塞，饮虽可入，食不能下。膈，枯在下，胸臆否①闷，食虽可入，至胃复出；或食下而眼白口开，气不能顺；或食入而当心刺痛，须臾吐出，食出痛止。（绳墨）

【脉法】小弱而涩者，反胃；紧滑而革者，噎膈。

——《证治汇补·卷之五·胸膈门·噎膈》

【外候】或食已则吐，或再食则吐，或朝食暮吐，或暮食朝吐，心胸痞闷，往来寒热，或大便不实，或嗳腐噫酸。（丹溪）

【脉法】趺阳脉浮而涩，虚而微，弦而迟，小而滑者，均为反胃。右尺濡弱者，亦成反胃。

——《证治汇补·卷之五·胸膈门·反胃》

秦子曰：夫噎者，饮食在喉，不得下咽，噎住喉间；隔者，饮食稍能入咽，顷刻上逆吐出。

——《症因脉治·卷二·噎膈论》

痰膈……其病令人胸膈痞闷，饮食辄噎，不得下入胃中，必反上逆而呕，与痰俱出。气膈病使人烦懑食不下，时呕沫。

——《金匮翼·卷三·膈噎反胃统论》

《脉经》曰：趺阳脉浮而涩，浮则为虚，涩则伤脾，脾伤则不磨食，朝食暮吐，暮食朝吐，完谷不化，名曰胃反。《入门》曰：大小肠膀胱三阳结热，脉必洪数有力。

——《杂病源流犀烛·卷四·噎塞反胃关格源流》

①否：通"痞"。

65

咽喉通塞不能食，病起贲门上焦膈。中膈饮食得水入，食下半日又吐出。下膈饮食如平人，朝食暮吐浑无力。

——《医学妙谛·卷中·杂症·噎膈反胃章》

三、鉴别诊断

然而亦有病未久，而食入即反出之不已，与膈噎形状同者，何以言之？《内经》谓厥阴之复，呕吐，饮食不入，入而复出，甚则入脾，食痹而吐。王注：食痹者，食已心下痛，阴阴然不可忍也，吐出乃止，此胃气逆而不下行也。又胃脉瞏散，当病食痹。又肺病传之肝，曰肝痹，胁痛出食。与夫《金匮要略》复有肝中寒、心中风、厥阴之为病，三者皆食入则吐，则必又从其病由之邪而治也。

——《证治准绳·杂病·诸呕逆门·胃反》

噎塞者，食不得入，是有火也；反胃者，食入反出，是无火也。

[愚按] 反胃噎膈，总是血液衰耗，胃脘干槁。槁在上者，水饮可行，食物难入，名曰噎塞；槁在下者，食虽可入，良久复出，名曰反胃。二证总名为膈，故《内经》止有三阳结谓之膈一语。洁古分吐证为三端，上焦吐者，皆从于气，食则暴吐；中焦吐者，皆从于积，或先吐而痛，或先痛而吐；下焦吐者，皆从于寒，朝食暮吐，暮食朝吐。

——《医宗必读·卷之七·水肿胀满·反胃噎塞》

【噎与膈分】噎乃阴气不得下降，六腑之所生，属阳与气。膈为阳气不能上出，五脏之所生，属阴与血，然皆由阴中伏阳而作也。（东垣）

——《证治汇补·卷之五·胸膈门·噎膈》

[桢按] 膈气呕吐，噎隔呕吐，同一呕吐也，而其原不同，其治天壤。夫方书所谓膈气呕吐者，即《内经》气为上膈之一条也；所谓噎隔呕吐者，即《内经》三阳结为隔之一条也。膈气呕吐，有寒有热者也；噎隔呕吐，有热无寒者也。

——《症因脉治·卷二·噎膈论》

大抵饮食之际，气忽阻塞，饮食原可下咽，如有物梗塞之状者，名曰噎。心下格拒，饥不能食，或食到喉间，不能下咽者，名曰膈。食下良久复出，或隔宿吐出者，名曰反胃。（邹滋丸）

——《临证指南医案·卷四·噎膈反胃》

臌膈同为极大之病，然臌可治，而膈不可治。盖臌者，有物积中，其证属实；膈者，不能纳物，其证属虚。实者可治，虚者不可治，此其常也。

——《医学源流论·卷上·病·臌膈论》

饮食入咽，不得辄下，噎塞膈中，如有阻隔之者，故名膈噎。又其病正在膈间，食不得下，气反上逆，随复吐出，故又名膈气。反胃者，饮食入胃，全无阻隔，过一二时，辄复吐出，有反还之意，故曰反胃。甚者朝食暮吐，暮食朝吐，有翻倾之义，故亦名翻胃。不似噎隔之噎然后吐，不噎则不吐也。

——《金匮翼·卷三·膈噎反胃统论》

噎塞，脾虚病也。反胃，胃虚病也。《经》云：三阳结谓之膈。三阳者，大肠、小肠、膀胱也。结者热结也。小肠结则血脉燥，大肠结则后不便，膀胱结则津液涸，三阳俱结，前后秘涩，下既不通，必反而上行。所以噎食不下，即下而复出，乃阳火上行而不下降。据此，则噎塞、反胃，二者皆在膈间受病，故通名为膈也。

——《杂病源流犀烛·卷四·噎塞反胃关格源流》

阳结阴涸，上下格拒，而噎膈反胃之症成……分言之，则噎者咽下梗塞，水饮不行，食物难入，由痰气之阻于上也。膈者胃脘窄隘，食下拒痛，由血液之槁于中也。反胃者，食入反出，完谷不化，由胃阳之衰于下也。而昔人通谓之膈。

——《类证治裁·卷之三·噎膈反胃论治》

四、治法方药

【治法】

然必外避六淫，内节七情，饮食自养，滋血生津，以润肠胃，则金无畏火之炎，肾有生水之渐，气清血和则脾气健运，而食消磨传送行矣。此论膈噎之久病者也。

——《证治准绳·杂病·诸呕逆门·胃反》

血槁者，地黄、麦门冬、当归煎膏，入韭汁、乳汁、童便、芦根汁、桃仁泥，和匀，细细呷之。大便秘涩，加桃仁泥、玄明粉，或用人参散。有实积者，可暂用厚朴丸，亦可用昆布丸。食物下咽，屈曲自膈而下，梗涩作微痛，多是瘀血，用前膏子药润补之后，以代抵当丸行之。有生姜汁煎方，用生姜汁、白蜜、牛酥各五两，人参去芦末，百合末各二两，内铜锅中，慢火煎如膏，不拘时候含一匙，如半枣大，津咽，或煎人参汤，调下一茶匙亦得，此虚而燥者宜之。手巾布裹春杵头糠，时时拭齿，治卒噎。刮春米杵头细糠吞之，或煎汤呷，或炼蜜丸，含咽津亦得。杵头糠、人参末、石莲肉末、柿霜、玄明粉等分，舐吃。枇杷叶拭去毛炙，陈皮去白各一两，生姜半两，水煎分温三服。噎病，喉中如有肉块，食不下，用昆布二两，洗去咸水，小麦二合，水三大盏煎，候小麦烂熟去滓，每服不拘时，吃一小盏，仍拣取昆布，不住含三两片咽津极效。噎病声不出，竹皮饮。东垣曰：堵塞咽喉，阳气不得出者，曰塞。阴气不得下降者，曰噎。夫噎塞迎逆于咽喉胸膈之间，令诸经不行，则口开目瞪气欲绝，当先用辛甘气味俱阳之药，引胃气以治其本，加堵塞之药，以泻其标也。寒月阴气大助阴邪于外，于正药内加吴茱萸，大热大辛苦之味，以泻阴寒之气。暑月阳盛，则于正药中加青皮、陈皮、益智、黄柏，散寒气泄阴火之上逆、或以消痞丸合滋肾丸。滋肾丸者，黄柏、知母、微加肉桂，三味是也，或更加黄连别作丸。二药七八十丸，空心约宿食消尽服之，待少时以美食压之，不令胃中停留也。以上诸法，悉于补中益气汤加减之。

——《证治准绳·杂病·诸呕逆门·噎》

[愚按] 此证之所以疑难者，方欲健脾理痰，恐燥剂有妨于津液；方欲养血生津，恐润剂有碍于中州。审其阴阳，伤火旺者，当以养血为亟；脾伤阴盛者，当以温补为先。更有忧恚盘礴，火郁闭结，神不大衰，脉犹有力，当以仓公、河间之法下之。小小汤丸，累累加用，关扃自透，膈间痰盛，微微涌出，因而治下，药势易行，设或不行，蜜盐下导，始终勾引，自然宣通，此皆虚实阴阳之辨，临证之权衡也。或泥于《金匮》《局方》，偏主辛温；或泥于《玉机》《心法》，偏主清润。若是者，皆赖病合法耳，岂云法治病乎？

——《医宗必读·卷之七·水肿胀满·反胃噎塞》

示吉曰：若欲求愈，须病者安心静养，行仙家十六字法，一吸便提气，气归脐；一提便咽，水火相见。如此行之，再加之以薄滋味，勤药饵，愈病不难……若欲速效而投香燥之剂，其害不可言也。开膈下食方，惟元明粉三钱，硼砂三钱为末，每服三钱，用火酒一杯，姜汁半杯，共入勺内，煎二三滚，取出澄清，用小酒杯徐徐服之，自觉脐下温热，即得饮食矣。然亦为劫剂，服后即投大补，较之香燥稍善也（此方乃毛公威先生所传）。

——《医宗说约·卷之一·噎膈反胃》

治宜养血生津，清痰降火，顺气调脾，抑肝开郁。

【治在肺肾】夫阴血根于肾，阳气运于肺，胃中之气血，皆藉此滋生也，故有气衰不能运化生痰者，亦有血衰不能滋肾生火者，当养金水二脏，使阴血滋润，津液生而噎膈渐开也。（《汇补》）

【治宜调补】咽噎闭塞，胸膈满闷，似属气滞，然有服耗气药过多，中气不运而致者，当补气。大便燥热，结如羊屎，似属血热，然有服利药过多，血液衰耗而致者，当补血。（《玉机》）

【治禁香燥】治宜益阴养胃为主，辛香开导为暂。若概以辛散燥热之药，以火济火，重耗津液，久则大便闭结，幽门不通，上冲吸门，而噎膈转甚矣。（《汇补》）

【治禁泥滞】尝见多郁之人，气结胸臆，聚而成痰，胶固上焦，道路窄狭，不能宽转。又或好酒之徒，湿中生火，火复生痰，痰火交煎，胶结不开，阻塞清道，渐觉涩痛。若以血槁治，投以滋润之品，血未必润，反助其痰，病何由愈？惟黑瘦之人，真阴素虚，常觉内热，又不嗜酒，或过服香燥热药，当以血槁治之。（《汇补》）

——《证治汇补·卷之五·胸膈门·噎膈》

治宜开胃顺气以调上，培脾扶土以和中，壮火回阳以温下，其他如化痰抑肝镇坠诸药，酌而用之。

——《证治汇补·卷之五·胸膈门·反胃》

此症切不可用香燥之药，若服之必死，夫证属热燥，又用香燥之药，散气消阴，则助火而烁津矣。

——《症因脉治·卷首·论〈内经〉膈气呕吐噎隔呕吐症因各别治法不同》

噎隔外感者易治，以其暂得燥热，不过清之，内伤者难治，以其阴精内竭，一时难复。然尚有轻重，初病者，痰涎未起，可用滋阴，久病者，必强其饮食，以致吐干胃汁。若误投燥热，燥极反见湿象，必至痰涎上涌，热极反见寒象，必至冷气上冲，如是则滋阴凝滞不服，详论首卷总论中，细玩则得之矣。第一要饮食得法，一起忌食干粮辛辣，竟吃酥粥牛乳，及淡腐浆等，小口慢咽渐润，胃管开通，然后咽下，若吃荤腥，但可慢火煮烂，竟吃浓汁，切不可吃有形硬块，治以养阴滋血汤等。夫医者止论用药，谁知治隔症，反在饮食得法，例如饮食伤胃，必要饮食小心，劳动损伤，必要咽津静养，方可挽回也。

——《症因脉治·卷二·噎隔论》

直须以六味地黄丸料大剂煎饮，久服可挽于十中之一二。又须绝嗜欲，远房帏，薄滋味可也。

——《医贯砭·卷下·噎膈论》

夫噎膈……治宜调养心脾，以舒结气，填精益血，以滋枯燥。夫反胃……治宜益火之源，以消阴翳，补土通阳以温脾胃。（邹滋九）

故先生于噎膈反胃，各为立法以治之，其阳结于上，阴亏于下，而为噎膈者，用通阳开痞，通补胃腑，以及进退黄连、附子泻心诸法，上热下寒为治。其肝阴胃汁枯槁，及烦劳阳亢，肺胃津液枯而成噎膈者，用酸甘济阴，及润燥清燥为主。其液亏气滞，及阳衰血瘀而成噎膈者，用理气逐瘀，兼通血络为主。其胃阳虚而为噎膈反胃，及忧郁痰阻而成者，用通补胃腑，辛热开浊，以及苦降辛通，佐以利痰清膈为主。其肝郁气逆而为噎膈者，两通厥阴阳明为治。其酒热郁伤肺胃，气不降而为噎膈者，用轻剂清降，及苦辛寒开肺为主。而先生于噎膈反胃治法，可谓无遗蕴矣。张景岳云：治噎膈大法，当以脾肾为主。其理甚通，当宗之。又有饮膈热膈，及忧气恚食寒之膈，其主治各载本门，兹不复赘。（邹滋九）

是证，每因血枯气衰致此，凡香燥消涩之药，久在禁内。案中虽有一二仿用辛热，而亦必谛审其为阳微浊踞者，其余或苦辛泄滞而兼润养，或酸甘化液而直滋清，或郁闷于气分，而推扬谷气，或劳伤于血分，而宣通瘀浊，总以调化机关，和润血脉为主。"阳气结于上，阴液衰于下"二语，实为证之确切论也。（姚亦陶）

徐评：若反胃，则古人自有主方，不得泛用通治之品，此老尚未明也。

案中多用人参，其意以为不食胃虚，不可不用参以补其精气。不知噎膈之症，必有瘀血顽痰逆气，阻膈胃气，其已成者，百无一治，其未成者，用消瘀去痰降气之药，或可望其通利，若用人参，虽或一时精气稍旺，而病根益深，永无愈期矣。

——《临证指南医案·卷四·噎膈反胃》

噎膈之病，有虚有实……虚则润养，实则疏瀹，不可不辨也。

又因河间三乙承气之治，谓噎膈之病，惟宜用下，结散阳消，其疾自愈。夫脘膈之病，岂下可去？虽仲景有大黄甘草，东垣有通幽润肠等法，为便秘呕吐者立，然自是食入辄吐之治，非所论于食噎不下也。独其所谓慎勿顿攻，宜先润养，小着汤丸，累累加用，关扃自透。或用苦酸微涌膈涎，因而治下，药势易行。设或不行，蜜盐下导，始终勾引，两药相通者，其言甚善。盖痰血在脘，不行不愈，而药过病所，反伤真气，非徒无益矣。故以小丸累加，适至病所，无过不及，以平为期，则治噎之道也。但须审是痰是血而行之耳。

痰膈……治法宜调阴阳，化痰下气，阴阳平均，气顺痰下，病斯已矣。

——《金匮翼·卷三·膈噎反胃统论》

故患膈噎者，欲嘘既槁之血液而复生之，莫若屏七情，绝嗜好，远帷幕，心似已灰木，身如不系舟，奴枯禅老寂，而后静能胜动，水升火降，津液渐行，庶出纳有常，长享天命。

——《古今医彻·卷之二·杂症·膈噎论》

曰：初须别其七情之所偏，继须审其气血之所竭，水火之所胜，唯在补其中气，调其怫郁，开其痰气，热者清之，寒者温之，使协于平，而又察上中下受病之浅深，而为之斟酌焉。安见其不可疗哉？独所难者，患疾之人，不知死期将迫，而反复煎熬之，必至髓竭液亡，终不悔悟，吾且奈之何也！

——《古今医彻·卷之三·杂症·续膈噎论》

总之，因气从气治，因血从血治，因痰导之，因火壮水制之，不可专投辛香燥热之品，以火济火，至津液愈耗，大便愈结，甚而幽门不通，上冲吸门，便不可救矣。惟有一种胃阳火衰，不能运化者，可暂以辛温开其结滞，继仍以益阴养胃为主。又有一等酒徒，日日狂饮，以致酒发热，热生痰，痰因火煎，胶结不开，阻塞道路，水饮下咽，亦觉痛涩，此便不得如液槁津枯之病，投以当归地黄濡润之品，恐血未必润，反助痰而难愈也。其余无论血液耗，胃脘枯，遂道闭，津液结为痰，脏腑不得津液之润而成噎症者，治法始终以养血润燥为主，而辛香燥热之品，概勿轻下。

◎噎膈反胃症治

丹溪又曰：胃脘干枯，古方用人参以补肺，御米以解毒，竹沥以消痰，干姜以养血，粟米以实胃，蜜以润燥，姜以去秽，正是此意。又曰：噎膈反胃药，必和以童便竹沥姜汁韭汁，多饮牛羊乳为上策，但不可用人乳，以有七情烹饪之火也，切不可用香燥药，宜薄滋味，饮酒人加砂糖驴屎入内服，以防生虫。

◎ **噎膈反胃宜通大便**

丹溪曰：呕吐而大小便不秘，利药所当忌也。若大小肠膀胱热结不通，上为呕吐膈食，若不用利药，开通发泄，则呕吐何由止乎。古人用三一承气汤正是此意。

◎ **噎膈导引**

《保生秘要》曰：行功宜带饥，以双手系梁，将身下坠，微纳气数口，使气冲膈盈满，两脚踏步二九一度之数，郁膈气逆，胃口虚弱，不药而愈。

◎ **运功**

《保生秘要》曰：此症始行调息而坐，按周天计筹，咽神水一斤，意坠丹田，次守艮背，斡运绦胸，或揉或散，坐卧可行，有动有静百日成功。

——《杂病源流犀烛·卷四·噎塞反胃关格源流》

【噎膈】治当调养心脾，以舒结气，填精益血，以滋枯燥。
【反胃】治宜益火之源以消阴翳，补土通阳以温脾胃。

——《医学妙谛·卷中·杂症·噎膈反胃章》

◎ **病愈后禁忌**

凡噎膈反胃，得药而愈者，不可便与粥饭，惟以真人参五钱、陈皮二钱、老黄米一两。作汤细啜，旬日后方可食粥，仓廪未固，便进米谷，常致不救。又一年之内，切忌房欲，犯之必旧症复发而死。

——《类证治裁·卷之三·噎膈反胃论治》

【方药】

万应丸

甘遂三两　芫花三两　大戟三两　大黄三两　三棱三两　巴豆二两（和皮）　干漆二两（炒）　蓬术①二两　当归五两　桑皮二两　硼砂三两　泽泻八两　山栀仁二两　槟榔一两　木通一两　雷丸一两　诃子一两　黑牵牛五两　五灵脂五两　皂角七定（去皮弦）

上件二十味，锉碎，洗净，入米醋二斗，浸三日，入银器或石器内，慢火熬，令醋尽，焙干焦，再炒，为黄色，存性，入后药。

木香一两　丁香一两　肉桂一两（去皮）　肉豆一两　白术一两　黄芪一两　没药一两　附子一两（炮，去皮脐）　茯苓一两　赤芍药一两　川芎二两　牡丹皮二两　白牵牛二两　干姜二两　陈皮二两　芸台二两（炒）　地黄三两　鳖甲三两（醋炙）　青皮三两　南星二两（浆水煮软，切焙）

①蓬术：蓬莪术，下同。

上二十味，通前共四十味，同杵罗为末，醋煮，面糊为丸，如绿豆大。

——《华氏中藏经·卷下·疗诸病药方六十道》

金匮玉函方　治五噎心膈气滞，烦闷吐逆，不下食。

芦根五两，锉，以水三大盏，煮取二盏，去滓，不计时，温服。

——《肘后备急方·卷四·治卒胃反呕方》

葛氏方　取少蜜含之，即立下。

又方　取老牛涎沫如枣核大，置水中，饮之。终身不复患噎也。

附方

《外台秘要》，治噎。

羚羊角屑一物，多少自在，末之。饮服方寸匕，亦可以角摩噎上，良。

《食医心镜》，治卒食噎。

以陈皮一两，汤浸去瓤，焙为末。以水一大盏，煎取半盏，热服。

《圣惠方》，治膈气，咽喉噎塞，饮食不下。

用碓嘴上细糠，蜜丸弹子大，非时，含一丸，咽津。

——《肘后备急方·卷六·治卒食噎不下方》

补气运脾汤（《统旨》）　治中气不运，噎塞。

人参二钱　白术三钱　橘红　茯苓各一钱半　黄芪（蜜炙）一钱　砂仁八分　甘草（炙）四分

有痰加半夏曲一钱。水二盅，姜一片，枣一枚，煎八分，食远服。

丁沉透膈汤（《和剂》）　治脾胃不和，痰逆恶心，或时呕吐，饮食不进。十膈五噎，痞塞不通，并皆治之。

白术二两　香附子（炒）　缩砂仁　人参各一两　丁香　麦蘖①　木香　肉豆蔻　白豆蔻　青皮各半两　沉香　厚朴（姜制）　藿香　陈皮各七钱半　甘草（炙）一两半　半夏（汤洗七次）　神曲（炒）　草果各二钱半

每服四钱，水二大盏，姜三片，枣一枚，煎八分，不拘时热服。

五膈宽中散（《和剂》）　治七情四气伤于脾胃，以致阴阳不和，胸膈痞满，停痰气逆，遂成五膈。并治一切冷气。

白豆蔻（去皮）二两　甘草（炙）五两　木香三两　厚朴（去皮，姜汁炙熟）一斤　缩砂仁　丁香　青皮（去白）　陈皮（去白）各四两　香附子（炒，去毛）十六两

上为细末，每服二钱，姜三片，盐少许，不拘时，沸汤点服。

谷神嘉禾散（《和剂》）　治脾胃不和，胸膈痞闷，气逆生痰，不进饮食，或五噎五膈。

白茯苓（去皮）　缩砂（去皮）　薏苡仁（炒）　枇杷叶（去毛，姜汁炙香）　人参（去芦）各一两　白术（炒）二两　桑白皮（炒）　槟榔（炒）　白豆蔻（炒，去皮）　青

————————————
①麦蘖：麦芽，下同。

皮（去白）　谷蘖①（炒）　五味子（炒）各半两　沉香　杜仲（去皮，姜汁、酒涂炙）　丁香　藿香　随风子②　石斛（酒和炒）　半夏（姜汁捣和作饼，炙黄色）　大腹子（炒）　木香各七钱半　甘草（炙）两半　陈皮（去白）　神曲（炒）各二钱半

每服三钱，水一盏，姜三片，枣二枚，煎七分，不拘时温服。五噎，入干柿一枚；膈气吐逆，入薤白三寸，枣五枚。

秦川剪红丸（《良方》）　治膈气成翻胃，服此吐出瘀血及下虫而效。

雄黄（别研）　木香各五钱　槟榔　三棱（煨）　蓬术（煨）　贯仲（去毛）　干漆（炒烟尽）　陈皮各一两　大黄一两半

上为细末，面糊为丸，如梧桐子大。每服五十丸，食前用米饮送下。

厚朴丸　主翻胃吐逆，饮食噎塞，气上冲心，腹中诸疾。

厚朴　蜀椒（去目，微炒）　川乌头（炮，去皮）各一两五钱　紫菀（去土苗）　吴茱萸（汤洗）　菖蒲　柴胡（去苗）　桔梗　茯苓　官桂　皂角（去皮弦，炙）　干姜（炮）　人参各二两　黄连二两半　巴豆霜半两

上为细末，入巴豆霜匀，炼蜜为剂，旋旋丸如桐子大。每服三丸，渐次加至五七丸，以利为度，生姜汤下，食后而卧。

三乙承气汤（子和）

北大黄（去粗皮）　芒硝（即焰硝）　厚朴（姜制）　枳实（生用）各半两　甘草（去皮，炙）一两　当归（酒洗，焙）二钱半

上㕮咀，每服半两，水盏半，生姜五片，枣二枚擘开，同煎七分，去滓热服，不拘时候。病重者，每服一两，加姜二片，枣一枚，若不纳药，须时时呷服之，以通为度。

——《证治准绳·类方·反胃》

昆布丸（《良方》）　治五噎，咽喉妨塞，食饮不下。

昆布（洗去咸水）　麦门冬（去心，焙）　天门冬（去心，焙）　诃藜勒③（去核）各一两半　木通　川大黄（微炒）　川朴硝　郁李仁（汤浸，去皮，微炒）　桂心　百合各一两　羚羊角（屑）　杏仁（汤浸，去皮尖，麸炒黄）　紫苏子（微炒）　射干各半两　柴胡（去芦）　陈皮（汤浸，去白）　槟榔各二钱半

上为细末，炼蜜和捣三百杵，丸如梧桐子大。每服三十丸，不拘时，热酒送下。夜饭后用绵裹弹子大一丸噙化。

竹皮散（《良方》）　治噎声不出。

竹皮（一方用竹叶）　细辛　通草　人参　五味子　茯苓　麻黄　桂心　生姜　甘草各一两

上㕮咀，以水一斗，煮竹皮，下药煮取三升，分三服。

——《证治准绳·类方·噎》

---

①谷蘖：谷芽。

②随风子：诃子。

③诃藜勒：诃子，下同。

补气运脾丸 治脾虚噎塞。

人参二钱 白术三钱 橘红 茯苓各一钱五分 黄芪（蜜炙）一钱 砂仁八分 甘草（炙）四分 半夏（无痰去之）一钱

水二钟，姜三片，枣一枚，煎一钟，食远服。

柿饼 烧灰存性，酒服一钱，数服即效。

白水牛喉，去两头节并筋膜，节节取下，米醋一碗，炙至醋尽，为末，每服一钱，米饮下。

甘蔗汁二碗 姜汁一碗 每服一碗，日三服，即不吐。

驴尿热服半钟，日服二次，便不吐。

雄猪肚，烘干为末，每服三钱，酒下。

猫胞一具，焙干为末，水调服即效。

千叶白槿花，阴干为末，老米汤调送一钱，日服三四次，颇有效。

芦根五两，水二杯，煎一杯，温服，时时呷之，尤效。

杵头糠，布包，时时拭齿，另煎汤，时时呷之效。

——《医宗必读·卷之七·水肿胀满·反胃噎塞》

五汁饮

芦根汁 生姜汁 韭汁 沉香汁 竹沥

和匀，重汤煮服。

七圣汤

半夏 黄连 白蔻 人参 茯苓 竹茹各等分

生姜水煎。

涌痰汤

甘草 桔梗 瓜蒂各一钱 枳壳 陈皮各五分

水煎，饮尽探吐。

噎膈仙方

白硼砂一钱半，真青黛一钱，乌角沉香二钱

共为细末，听用，再用白马尿一斤（如反胃者用黑驴尿）、白萝卜一斤取汁、生姜半斤取汁，共于铜锅内熬成膏，每服用膏三茶匙，加前末药七厘，白汤调下，一日三服，当日可以通关能食，诚神验仙方也。

——《证治汇补·卷之五·胸膈门·噎膈》

滋血润肠汤（统旨） 治血枯，及死血在膈，饮食不下反出，便燥。

当归三钱 白芍 生地各一钱半 红花 桃仁 大黄（煨） 枳壳各一钱

水煎，入韭汁服。

——《证治汇补·卷之五·胸膈门·反胃》

五噎丸（《千金》） 治胸中久寒，呕逆妨食，结气不消。

　　干姜　蜀椒　吴茱萸　桂心　细辛各一两　人参　白术各二两　橘皮　茯苓各一两半　附子（炮）一枚

　　上为细末，炼白蜜丸，梧子大，酒服十五丸，日三服，渐加至三十丸。

　　五膈丸（《千金》）　治饮食不得下，手足冷，上气喘息。

　　麦门冬（去心）三两　甘草二两　蜀椒（炒去汗）　远志肉　桂心　细辛　干姜（炮）各一两　附子（炮）一枚　人参二两

　　上为细末，炼白蜜丸弹子大，先食含一丸，细细咽之，喉中胸中当热，药丸稍尽，再含一丸，日三夜二服，七日愈。

——《张氏医通·卷十四·噎膈门》

◎ 外感噎隔

　　三因麦冬汤　通治津竭液干，呕吐隔食。

　　麦冬　知母　石膏　枇杷叶　葛根　山栀　黄芩　陈皮　甘草　竹茹

　　人参白虎汤

　　知母　石膏　粳米　人参　甘草　天花粉

◎ 内伤噎隔

　　二母二冬汤

　　知母　贝母　麦门冬　天门冬

　　家秘：痰多，暂加青黛、海石；肠枯，暂加当归、芍药；气凝痰滞，暂加半夏、香附以行本方之滞，此不得已，暂服二三剂可也。

　　《金匮》麦门冬汤

　　麦门冬　半夏　人参　粳米　甘草　橘红

　　承气汤

　　枳壳　厚朴　大黄　甘草

——《症因脉治·卷二·噎膈论》

　　用陈皮土炒，色黄香脆为度，研为末。每服三钱，水煎饮之，神效。

——《外科全生集·卷二·临证治法·翻胃初起》

　　关格不通方（《千金翼》）

　　芒硝　芍药　杏仁各四两　枳实（炙）一两　大黄半斤　地黄二两

　　上药以水七升，煮取三升，分三服。

　　《千金》理诸噎方　常食干粳米饭，即不噎。

　　又方（《奇方》）　炭末，细罗，丸如弹子大，含少许，细细咽津即下。

　　崔氏方（《外台》）　疗食则吐，或朝食夜吐，名曰胃反。或气噎不饮食，数年赢削，惟饮水，亦同此方。

半夏六两　人参六两　生姜一两　橘皮二两　牛涎一升　舂杵头糠（绵裹）一升　厚朴（炙）二两　羚羊角（削）三两

上以水八升，煮取三升。分温三服，频服。

深师治噎方（《外台》）

羚羊角　前胡　甘草　人参　橘皮各二两

上五味，以水六升，煮取三升，分四服。

撞气阿魏丸（《局方》）　治五种噎疾，九般心痛，痃癖气块，冷气攻刺，及脾胃停寒，胸满膨胀，呕吐酸水，丈夫小肠气痛，妇人气血等疾。

茴香（炒香）　陈皮（去白）　青皮　川芎　丁香皮　蓬莪术（泡）　甘草（泡）各一两　缩砂仁　肉桂（去粗皮）各半两　生姜（盐腌炒黑）四两　白芷（泡）半两　胡椒二钱半　阿魏（醋浸一宿，以麸为丸）二钱半

上为末，用阿魏丸鸡头大，每药丸一斤，用朱砂七钱为衣。丈夫气痛，炒盐汤下一粒至二粒。妇人血气，醋汤下，常服一粒，烂嚼，茶酒任下。此方纯用通气温热之药，有火者不宜服。

——《兰台轨范·卷五·噎膈呕吐》

◎痰膈

《和剂》四七汤　治喜怒忧思悲恐惊之气，结成痰涎，状如破絮，或如梅核，在咽喉之间，咯不出，咽不下，此七情所为也。中脘痞闷，气不舒快，或痰饮呕逆恶心，并皆治之。

半夏（制）二钱　茯苓一钱六分　紫苏叶八分　厚朴（姜制）一钱二分

水一盏，生姜七片，红枣二枚，煎至八分，不拘时服。

涤痰丸

半夏曲　枯矾　皂角（炙，刮去皮弦子）　元明粉　白茯苓　枳壳各等分

上为末，霞天膏如丸，量人虚实用之。

◎血膈

秦川剪红丸（《良方》）

雄黄（另研）　木香各五钱　槟榔　三棱（煨）　蓬术（煨）　贯仲（去毛）　干漆（炒烟尽）　陈皮各一两　大黄一两半

上面和丸梧子大，每五十丸，食前米饮送下，吐出瘀血，及下虫为效。

◎气膈

救急疗气噎方

半夏　柴胡各三两　生姜三两　羚羊角　犀角　桔梗　昆布　通草　炙甘草各二两

水八升，煮三升，分三服。

疗因食即噎塞，如炙脔在膈不下方

射干六分　升麻四分　桔梗四分　木通一钱　赤苓八分　百合八分　紫菀头二十一枚

水二大升，煎九合，去渣，分温三服，食远。

◎ 虫膈

治梅核膈气方

取半青半黄梅子，每个用盐一两，淹一日夜，晒干，又浸又晒，至水尽乃止。用青线三个，夹二梅，麻线缚定，通装瓷罐内，封埋地下，百日取出。每用一梅含之，咽汁入喉即消。收一年者治一人，收二年者治二人，其妙绝伦。

杂疗方

《集验》疗反胃，朝食暮吐，暮食朝吐方

羊肉去脂膜作脯，以好蒜齑空腹任意食之，立见效验。

先婶传一方云：用烧酒一斤，浸海蜇花头一斤，入瓷瓶内，埋地数年，则海蜇化为水矣。取饮半酒杯妙。（鹤年又识）

——《金匮翼·卷三·膈噎反胃统论》

香砂宽中丸 [初起]

木香　白术　香附　陈皮　蔻仁　砂仁　青皮　槟榔　茯苓　半夏　厚朴　甘草
加姜，炼蜜丸。

滋血润肠丸 [血枯]

当归　白芍　生地　红花　桃仁　枳壳　大黄冲韭汁。

四生丸 [火逆]

大黄　黑丑　皂角各一两　芒硝五钱
每服二三十丸

来复丹 [痰饮]

硝石、硫黄各一两，为末，同入磁器内微火炒，柳条搅，火盛恐伤药力。再研极细，名曰二气末。再用水飞元精石一两，五灵脂去砂、青皮去白、陈皮去白各二两，醋糊丸，豌豆大，每三十丸空心米饮下。此又名养正丹，又名黑锡丹，又名二和丹。

大半夏汤 [痰滞]

半夏　人参　白蜜

吴萸汤 [闭藏]

吴萸　陈皮　人参　草蔻　升麻　黄芪　姜黄　姜蚕①　当归　泽泻　甘草　木香
青皮　半夏　麦芽

四君子汤 [阴盛]

人参　茯苓　白术　炙草

利膈丸（又）

木香　槟榔各七钱半　大黄　厚朴各二两　人参　当归　藿香　甘草　枳实各一两
水丸。

---

① 姜蚕：僵蚕，下同。

理中汤［反胃］

人参　白术　甘草　生姜

异功散［火热］

人参　茯苓　白术　甘草　陈皮

涤痰丸［痰壅］

南星　半夏　枳壳　橘红　菖蒲　人参　茯苓　竹茹　甘草

牵牛丸［虫聚］

牵生　大黄　槟榔　雄黄

八味丸［火衰］

熟地　山药　山萸　丹皮　茯苓　泽泻　附子　肉桂

猪脂丸［血耗］

杏仁　松仁　白蜜　橘饼各四两　猪油熬净一杯

同捣，时时食之。

清热二陈汤［翻胃］

半夏　陈皮　赤苓　甘草　人参　白术　砂仁　竹茹　山栀　麦冬各一钱　姜三片
枣二枚　乌梅一个

和中桔梗汤（又）

半夏曲二钱　桔梗　白术各钱半　陈皮　厚朴　枳实　赤苓各一钱　姜三片

水煎，取清调木香、槟榔末各一钱，空心服。三服后吐渐止，又除木香、槟榔末，再
加白芍二钱、黄芪钱半煎服。

————《杂病源流犀烛·卷四·噎塞反胃关格源流·治噎塞反胃方二十二》

地髓煎　治血枯便燥结。

生地黄一斤　鹿角胶二两四钱　生姜（绞汁）八钱　白蜜二合　酒四合　紫苏子（酒
研）四钱

文武火煮地黄成膏，去滓，即以酒研苏子入煎，一二十沸下胶，胶化，下姜汁蜜再煎，
候稠，瓦器盛之，酒化下。

和胃汤

人参一钱半　黄连（土炒）六分　当归一钱　黄芩（土炒）七分　白芍药（酒炒）一钱　茯
神一钱　石菖蒲五分　神曲七分　半夏七分　枳实（麸炒）四分　红花三分　苏子一钱五分

用陈壁土研细，搅入长流水，澄清煎药，入姜汁白蜜少许、童便一二匙和服。

————《古今医彻·卷之二·杂症·膈噎论》

开郁汤　治膈噎初起有火者。

山栀（炒黑）　陈神曲（炒）　桔梗　香附（醋炒）　川贝母（去心，研）　茯苓　广
皮各一钱　抚芎①五分

———

① 抚芎：川芎。

姜一片，荷叶蒂三个，水煎。

——《古今医彻·卷之三·杂症·续膈噎论》

云岐人参散［酒膈］

人参一两煎成，加麝香、冰片各五厘，治好饮热酒膈痛，血瘀胃口。

七气汤［开郁］

见二卷咳嗽。

韭汁牛乳饮［通润］

见一卷燥。

启膈散［开关］

沙参　丹参各三钱　茯苓一钱　川贝钱半　郁金五分　砂仁壳四分　荷叶蒂两枚　杵头糠五分

水煎，虚加人参。

乌龙丸［理气］

九香虫（半生半焙）一两　车前子（炒）　陈皮各四钱　白术五钱　杜仲（酥炙）八钱

蜜丸。

枇杷叶煎［降痰］

枇杷叶　橘红各三钱　生姜五钱

五汁饮［滑润］

芦芽　荸荠　甘蔗　竹沥　姜汁

温服。

又方

韭汁　梨汁　人乳　姜汁　藕汁

丁香煮散［反胃］

丁香三七粒　莲肉二七粒，二味另研　生姜七片　黄秫米半合

水煮熟，去姜啜粥。

雄黄二豆丸［开膈］

乌梅二十个　硇砂　雄黄各二钱　乳香一钱　百草霜五钱　黑豆　绿豆各四十九粒

为末，和乌梅肉杵丸。

大七香丸［反胃］

香附　麦芽　砂仁　藿香　甘草　官桂　陈皮　丁香　甘松　乌药

蜜丸。

五膈散［通治］

参　术　蔻　夏　桔　草　沉香　枇杷叶　姜

生姜汁煎［润补］

姜汁　白蜜　牛酥各五两　人参　百合各二两

熬膏，人参百合汤下。

神香散〔顺气〕

丁香　蔻仁

膈噎膏〔润燥〕

人参　牛乳　蔗汁　梨汁　芦根汁　龙眼　肉汁　姜汁　人乳

熬膏，蜜收。此缪仲淳秘方也。

七圣汤〔豁痰〕

半夏　黄连　白蔻　人参　茯苓　竹茹　生姜二片

——《类证治裁·卷之三·噎膈反胃论治》

五、预后转归

〔诊〕脉紧而涩，其病难治……反胃之脉，沉细散乱，不成条道，沉浮则有，中按则无，必死不治。更参面色，不欲黄白，亦不欲纯白，皆恶候也。年高病久，元气败坏，手足寒冷，粪如羊矢，沫大出者，皆不治。

——《证治准绳·杂病·诸呕逆门·胃反》

【死证】年满六旬者，难治。（禀厚，善守禁忌，尊信医药，亦有生者。）粪如羊屎者，不治。口吐白沫者，不治。胸腹嘈痛如刀割者，死。

——《医宗必读·卷之七·水肿胀满·反胃噎塞》

【死证】年满六旬者难治，粪如羊屎者不治，大吐白沫者不治，胸腹嘈痛如刀割者死，不绝酒色及忧患者危。

——《证治汇补·卷之五·胸膈门·噎膈》

薛立斋曰：若不慎房劳，不节厚味，不戒气怒者，不治；年高无血亦不治，噎而白沫大出，粪如羊矢，不治；胸腹嘈痛如刀割者，死期迫矣。

——《张氏医通·卷四·诸呕逆门·噎膈》

徐评：果系膈症，百无一生，不必言治。

——《临证指南医案·卷四·噎膈反胃》

所以得此症者，能少纳谷，则不出一年而死；全不纳谷，则不出半年而死。凡春得病者，死于秋；秋得病者，死于春。盖金木相克之时也。

——《医学源流论·卷上·病·臌膈论》

【脉法】《医鉴》曰：噎膈反胃脉，浮缓者生，沉涩者死，沉涩而小血不足，脉大而弱气不足。

【噎膈反胃症治】［鳌按］噎塞反胃病，虽服药痊愈，一年内切禁房欲，若犯之，必复发旧症而死，此所屡见者，非虚言也。

【噎膈反胃不治证】丹溪曰：噎膈反胃，年高者不治；下如羊屎者不治；不淡饮食，不断房室者不治；气血俱虚者，则口中多出沫，但见沫多出者，必死。［鳌按］反胃病但吐白沫犹可治也，若吐黄沫必不可治矣。

——《杂病源流犀烛·卷四·噎塞反胃关格源流》

徐灵胎谓：噎膈症，十死八九，反胃症，十愈八九。

——《类证治裁·卷之三·噎膈反胃论治》

六、医案医话

《广五行记》云，永徽中，绛州僧，病噎不下食。告弟子，吾死之后，便可开吾胸喉。视有何物，言终而卒。弟子依言，而开视胸中，得一物，形似鱼而有两头，遍身是肉鳞，弟子置器中，跳跃不止，戏以诸味，皆随化尽，时夏中蓝多作淀，有一僧以淀置器中，此虫遂绕器中走，须臾化为水。

——《肘后备急方·卷六·治卒食噎不下方》

一男子壮年，食后必吐出数口，却不尽出，膈上时作声，面色如平人，知其病不在脾胃而在膈间，问其得病之由，乃因大怒未止，辄吃面，即时有此证。料之以怒甚则血菀于上，积在膈间，有碍气之升降，津液因聚为痰为饮，与气相搏而动，故作声也。用二陈汤加香附、韭汁、莱菔子服二日，以瓜蒂散、酸浆吐之，再一日又吐，痰中见血一盏，次日复吐，见血一钟，其病即愈。

——《证治准绳·杂病·诸呕逆门·胃反》

南都徐奉诚，膈噎不通，渣质之物不能下咽，惟用人乳、醇酒数杯，吐沫不已，求治于余。余曰：口吐白沫，法在不治，脉犹未败，姑冀万一。用人参、黄芪、当归、白术、陈皮、桃仁、牛乳、白蜜、姜汁，连进十剂，白沫渐少，倍用参、术，三月全安。

——《医宗必读·卷之七·水肿胀满·反胃噎塞》

又治沈钖蕃，平昔大便燥结，近患噎膈，不能安谷者月余，虽素禀丰腴，近来面色皎白，大非往昔，时方谷雨，正此证危殆之际，始求治于石顽。诊得六脉沉涩，按久则衰，幸举指即应，为疏六君子汤，下一味狗宝作散调服，甫①十剂而呕止食进，再十剂而谷肉渐安，更十剂起居如故，惟是大便尚觉艰难，乃以六味丸去泽泻，加归、芍、首乌作汤，

---

① 甫：方才，刚刚。

服至月余，便溺自如，秋深更服八味丸三月而康。大抵噎膈之人，体肥痰逆者可治，枯癯①津衰者多不可治。

——《张氏医通·卷四·诸呕逆门·噎膈》

王（五三）　老年血气渐衰，必得数日大便通爽，然后脘中纳食无阻。此胃汁渐枯，已少胃气下行之旨，噎症萌矣，病乃操持太过，身中三阳，燔燥烁津所致，故药饵未能全功，议用丹溪法。（烦劳阳亢肺胃津液枯）

麦冬汁　鲜生地汁　柏子仁汁　甜杏仁什　黑芝麻汁　杜苏子汁　松子仁浆

水浸布纸，绞汁滤清，炖自然膏。

马（六十）　劳心劳力经营，向老自衰，平日服饵桂、附、生姜三十年，病食噎不下膈吐出。此在上焦之气不化，津液不注于下，初病大便艰涩。

[按]《经》云：味过辛热，肝阳有余，肺津胃液皆夺。为上燥，仿嘉言清燥法。

麦冬　麻仁　鲜生地　甜水梨　桑叶　石膏　生甘草

某　忧思郁结，凝痰阻碍，已属噎塞之象，当怡情善调。（忧郁痰阻）

炒半夏一钱半　茯苓五钱　秫米三钱　枳实（炒）一钱　姜汁（冲）三小匙

张（三三）　早食暮吐，大便不爽，病在中下，初因劳伤胃痛，痰瘀有形之阻。

半夏　枳实　制大黄　桃仁　韭白汁

——《临证指南医案·卷四·噎膈反胃》

昔年嗜饮，湿聚痰壅，致清升浊降，痹阻食脘窄隘，咽窍不纳，饮留气凝。治在上焦，以饮有质，气无形也。

生滑石　紫厚朴　竹沥（冲）　芦根　瓜蒌皮　姜汁（冲）

老人噎膈，不能纳谷，脘中窄隘，是气不通，非有余之比。

枇杷叶　米仁　橘红　芦根　茯苓　姜汁

噎膈为患，脉微而迟，乃胃之冲和之气，曲运神机所致也。今已颗粒不食，呃逆不止，仓廪顿怠之象。

人参　茯苓　陈皮　枳实　生术　炙甘草　半夏

磨冲，纹银汁和入服。

《内经》无火无水之论原非泛指，张子和亦云，汤中煮桂，火里烧姜，岂不读耶！

芦根　生地　块苓　米仁　生术　枇杷叶　竹茹　郁金　代赭石

又接服六君子去甘草加枳实、代赭、姜、枣、黄米。

——《扫叶庄医案·卷二·气痹噎膈关格呃逆》

一妇年及五十，身材略瘦小，勤于女工，得噎膈证半年矣，饮食绝不进，而大便燥结不行者十数日，小腹隐隐然疼痛，六脉皆沉伏。以生桃仁七个，令细嚼，杵生韭汁一盏送下，片时许，病者云胸中略作宽舒。以四物六钱，加瓜蒌仁一钱、桃仁泥半钱、酒

---

① 癯（qú，渠）：瘦。

蒸大黄一钱、酒红花一分，煎成止药一盏，取新温羊乳汁一盏，合而服之。半日后下宿粪若干，明日腹中痛止，渐可进稀粥而少安。后以四物出入加减，合羊乳汁服五六十帖而安。

——《金匮翼·卷三·膈噎反胃统论》

案 18 气火痰结，肺胃阴虚，会厌开合失常，咽中不爽，喉中作噎，吞之不下，吐之不出。宜养阴化燥，清气化痰，不宜动怒烦心。

八仙长寿丹加枇杷叶。

肺胃干槁，气逆阻塞，嗳气不舒，乃中宫之逆候。

八仙长寿丹加枇杷叶、雪羹煎。

诸气膹郁，皆属于肺，诸逆冲上，皆属于火。气阻逆食，会厌开合失常，情怀抑郁，气勃于中。

生脉散、二陈汤加枳实炭、杏仁、枇杷叶。

服药五帖，气闷已好，原方加减。

橘皮竹茹汤加枳实。

服药以来，气闷已开，嗳逆已除，以丸代煎调养。息虑凝神，不致反复，方为佳兆。

大熟地　半夏粉　胡荽实　光杏仁（去皮尖）　孩儿参　上广皮　白茯苓　炙远志（去心）　炒枳壳　枇杷叶　红糖

为丸。

案 19 恙因善饮过多，火结肺胃，以致妨碍阻塞，食难入胃，兼之隐隐作痛，乃痛膈之状也。治宜和胃化痰为主。

大贝母　肥玉竹　淮牛膝　白茯苓　广郁金　杭白芍　大麦冬　生甘草　黑山栀广橘红

——《王九峰医案·副卷二·膈症》

食入反吐，脾胃失其健运之机，清阳无以展舒，浊阴上僭，升降失司，否象已见。勉拟东垣治法，行春令，甦中土，不致三阳转结为吉。

东洋参　炙草　陈皮　柴胡　炙黄芪　老生姜　葛根　木香　当归　大枣

——《王九峰医案·中卷·反胃》

老年血气渐衰，津液枯槁，胃管窄隘，汤饮可行，食物难入。急宜滋润，以甘酸化阴，勿进温燥之剂。

沙参　杏仁　乌梅肉　麦冬　花粉　炙草　石斛　玫瑰花　木瓜　梨汁　蔗汁

脉来两关弦细，肝气犯胃，胸咽梗痛，有如刀割，势成隔疾。

当归　丹皮　郁金　远志　柏子仁　砂仁　佩兰　沉香　半夏　茯苓　金橘饼

——《王九峰医案·中卷·噎膈》

丁　中年丧子，悲恍成噎，脘痛吐食。此清阳不旋，逆气不降，宜善自排遣，达观随化，非药石能愈之疴。贝母、郁金、茯神、制半夏、瓜蒌、韭白汁、姜汁、苏子汁冲服，痛呕俱减。

——《类证治裁·卷之三·噎膈反胃论治》

盛 气郁痰凝，胸中失旷，背寒脊痛，纳少哽噎，甚则吐出。膈症之根。

旋覆花　桂枝　瓜蒌皮　杏仁　竹茹　半夏　代赭石　薤白头　茯苓

〔诒按〕此证初起，痰气阻于上焦，故立方专从肺胃着意，以后五方，于用药层次，均能丝丝入扣。

〔复诊〕诸恙仍然，痰稍易出。

桂枝　瓜蒌皮　干姜　薤白头　陈皮　杏仁　旋覆花　生鹿角　竹茹　枇杷叶

〔三诊〕背为阳位，心为阳脏，心之下，胃之上也。痰饮窃踞于胃之上口，则心阳失其清旷，而背常恶寒，纳食哽噎，是为膈证之根。盖痰饮属阴，碍阳故也。

熟附子　桂枝　杏仁　神曲　薤白头　蔻仁　瓜蒌皮　旋覆花　豆豉　丁香　竹茹枇杷叶

〔渊按〕温中化饮，降逆润肠，不失古人法度。惟豆豉一味不解是何意思？

〔四诊〕服温通阳气之药，呕出寒痰甚多，未始不美，惟纳食哽噎之势未除。仍以温通，再观动静。

川熟附　桂枝　薤白头　半夏　陈皮　杏仁　桃仁　瓜蒌仁　姜汁　韭菜根汁

〔五诊〕上焦吐者从乎气，中焦吐者因乎积。此纳食哽噎，少顷则吐出数口，且多清水粘痰，是有痰积在中焦也。究属膈症之根，勿得轻视。

川熟附　半夏　瓦楞子　陈皮　苏子　姜汁　莱菔子　旋覆花　白芥子　桃仁　荜菝　白蜜

〔诒按〕此证因痰气两阻，故用药始终如是。

孔 先曾呕血，胃中空虚，寒饮停留，阳气不通，水谷不化，食入呕吐酸水，谷食随之而出，脉细肢寒，阳微已甚。证成翻胃，虑延脾败难治。

熟附子　干姜　丁香　橘饼　苁蓉干　九香虫　二陈汤（其中甘草炙黑）

〔渊按〕噎膈、反胃，从呕血而起者甚多。盖血虽阴物，多呕则胃阳伤而不复，不能运水谷而化精微，失其顺下之职，始则病反胃，久则肠液枯槁而为膈证矣。

——《环溪草堂医案·卷三·噎膈 呕哕》

胡云台方伯 年逾花甲，阴液已亏，加以肝气不和，乘于胃土，胃中之阳气不能转旋。食入哽阻，甚则涎沫上涌，脉两关俱弦。噎膈根源，未可与寻常并论，姑转旋胃阳，略参疏风，以清新感。

竹沥半夏一钱五分　炒竹茹一钱　川雅连[①]五分　淡黄芩一钱五分　淡干姜三分白茯苓三钱　桑叶一钱　池菊花一钱五分　白蒺藜一钱五分　白檀香（劈）一钱

〔二诊〕辛开苦降，噎塞稍轻然，左臂作痛，寐醒辄觉燥渴，脉细关弦，舌红苔黄心

---

① 川雅连：黄连。

剥。人身脾为阴土，胃为阳土，阴土喜燥，阳土喜润，譬诸平人，稍一不慎，饮食噎塞，则饮汤以润之，噎塞立止，此即胃喜柔润之明证。今高年五液皆虚，加以肝火内燃，致胃阴亏损，不能柔润，所以胃口干涩，食不得入矣。然胃既干涩痰从何来？不知津液凝滞，悉酿为痰，痰愈多则津液愈耗，再拟条达肝木，而泄气火，泄气火即所以保津液也。然否即请正之。

香豆豉　光杏仁　郁金　炒蒌皮　桔梗　竹茹　川雅连（干姜六分，煎汁收入）　枇杷叶　黑山栀　白檀香

〔三诊〕开展气化，流通津液，数日甚觉和平，噎塞亦退。无如津液暗枯，草木之力，不能久持，所以噎塞既退复甚。五脏主五志，在肺为悲，在脾为忧，今无端悲感交集，亦属脏燥之征，再开展气化，兼进润养之品。

光杏仁三钱　广郁金一钱五分　黑山栀三钱　竹沥（冲）七钱　姜汁（冲）少许　炒蒌皮三钱　白茯苓三钱　枳壳五分　炒苏子三钱　大天冬三钱　池菊花一钱　白檀香八分　枇杷叶（去毛）四片

〔四诊〕开展气化，原所以泄气热而保津液也。数日来舌心光剥之处稍淡，然左臂仍时作痛，噎塞时重时轻，无非津液不济，胃土不能濡润。咳嗽多痰，亦属津液蒸炼。肺络被灼，所以脏燥乃生悲感。再化痰泄热以治其标，润养津液以治其木。

白蒺藜三钱　黑山栀三钱　光杏仁三钱　淮小麦六钱　池菊花一钱五分　广郁金一钱五分　炒蒌皮三钱　生甘草三分　大南枣（劈去核）四枚　盐水炒竹茹一钱

接服方：鲜生地五钱　天花粉一钱五分　大麦冬三钱　甜杏仁三钱　生怀药三钱　白蒺藜三钱　焦秫米二钱　青果（打）三枚　梨汁（温冲）一两

——《张聿青医案·卷十·噎膈》

第二节　胃　癌

胃癌属中医学"胃反""反胃""翻胃""膈症""积聚"等的范畴。江苏古代医家汉华佗、葛洪、王惟一、许叔微、陈自明、滑寿、薛己、王肯堂、李中梓、蒋示吉、张璐、叶桂、徐大椿、张振鋆、叶霖、张乃修等在他们的著作中对本病都有论述。

一、病因病机

积聚癥瘕杂虫者，皆五脏六腑真气失，而邪气并，遂乃生焉，久之不除也。或积，或聚，或癥，或瘕，或变为虫，其状各异，有能害人者，有不能害人者，有为病缓者，有为病速者，有疼者，有痒者，有生头足者，有如杯块者，势类不同，盖因内外相感，真邪相犯，气血熏抟，交合而成也。积者系于脏也，聚者系于腑也，癥者系于气也，瘕者系于血也，虫者乃血气食物相感而化也，故积有五，聚有六，癥有十二，瘕有八，虫有九。其名

各不同也，积有心肝脾肺肾也，聚有大肠、小肠、胆、胃、膀胱、三焦之六名也；癥有劳、气、冷、热、虚、实、风、湿、食、药、思、忧之十二名也；瘕有青黄、燥、血、脂、狐、蛇、鳖之八名也；虫有伏、蛇、白、肉、肺、胃、赤、弱、蛲之九名也。

——《华氏中藏经·卷上·积聚癥瘕杂虫论》

五十五难曰：病有积有聚，何以别之？然：积者，阴气也。聚者，阳气也。故阴沉而伏，阳浮而动，气之所积，名曰积，气之所聚，名曰聚，故积者五脏所生，聚者六腑所成也。积者，阴气也，其始发有常处，其痛不离其部，上下有所终始，左右有所穷处。聚者，阳气也，其始发无根本，上下无所留止，其痛无常处，谓之聚。故以是别知积聚也。

吕曰：诸阴证病常在一处，牢强，有头足，止不移者，脏气所作，死不治，故言脏病难治，所以证病上下左右无常处者，此所谓阳证，虽困可治，本不死也。

——《难经集注·卷之四·脏腑积聚》

脾之积名曰痞气，在胃脘，覆大如盘，久不愈，令人四肢不收，发黄疸，饮食不为肌肤，以冬壬癸日得之。何以言之？肝病传脾，脾当传肾，肾以冬适王，王者不受邪，脾复欲还肝，肝不肯受，故留结为积，故知痞气以冬壬癸日得之。

——《难经本义·五十六难》

[愚按]《病机》云：前症有三，曰气、积、寒也，皆从三焦论之。上焦吐者，从于气……中焦吐者，从于积……下焦吐者，从于寒。

——《校注妇人良方·卷七·妇人翻胃吐食方论》

食伤肠胃，汁溢膜外，与血相搏，乃成食积。又或用力伤阴阳之络，以动其血，血得寒沫，相聚肠外，乃成血积。贪口腹，妄作劳者多有之。

寒邪中于外，喜怒伤其内，气因寒逆，则六经之输不通，温暖之气不行，阴血凝聚，血因气逆而成积，此性情乖戾者多有之。积之始生节，寒气下逆而成积，卒然多食节，饮食起居而成积，卒然外中节，情志外伤挟寒成积。合三节而言，总是清湿袭阴之虚，病起于下而成积也。

——《医宗必读·卷之七·积聚》

癥瘕积聚皆有块，食积痰血成其类。积为食积有成形，忽聚忽散聚为贵。荣卫失序七情伤，脾不运化神憔悴，五积为阴五脏生，六聚为阳六腑赘。

——《医宗说约·卷之一·积聚》

趺阳脉浮而涩，浮则为虚，涩则伤脾，脾伤则不磨，朝食暮吐，暮食朝吐，宿谷不化，名曰胃反。脉紧而涩，其病难治。脾气运动，则脉不涩，胃气坚固，则脉不浮，今脉浮是胃气虚不能腐熟水谷，脉涩是脾血伤不能消磨水谷，所以阳时食入，阴时反出，阴时食入，阳时反出，盖两虚不相参合，故莫由转输下入大小肠也。河间谓趺阳脉紧，内燥盛而中气衰，故为难治。可见浮脉病成，必变紧脉也，况紧而见涩，明是亡血之象。上脘亡血，膈间干涩，食不得入，下脘亡血，必并大小肠皆枯，食不得下，故难治也。

——《张氏医通·卷四·诸呕逆门·反胃》

［按］　其初由外感风寒，内伤气郁血瘀，食积痰滞，凝结于肓膜，久而盘踞坚牢，以至元气日衰，攻补为难。（惕厉子）

——《厘正按摩要术·卷四·列证·积聚》

痞者，否也，天地不交而为否，言痞结而成积也。脾位中央，土之象也，故积在胃脘，覆大如盘。脾主四肢，邪气壅聚，正气不运，故四肢不收。脾有湿滞，则色征于外，故皮肤爪目皆黄而成瘅，但黄瘅之因甚繁，然皆不离乎脾与湿也。脾主肌肉，今脾有积，不能布津液，则所入饮食，而不为肌肤也。然何以得之？乃肝病传脾，传其所胜也，脾当传肾，肾水当冬适旺，水旺力能拒不受邪，欲复反于肝，而脾土又不能胜肝木，故曰不肯受也，邪留结于脾而成积。

以冬壬癸日得之者，冬当亥子水月，而壬癸水日也，水旺之月日，脾土不能克制，即于是月是日，而得是积也。

——《难经正义·卷四·五十六难》

二、症状表现

凡癥坚之起，多以渐生，如有卒觉，便牢大自难治也。腹中癥有结积，便害饮食，转羸瘦。

——《肘后备急方·卷四·治卒心腹癥坚方》

细沉附骨者，积脉也，沉而有力为积，脉沉紧者有寒积。脉浮而牢，积聚也。

——《医宗必读·卷之七·水肿胀满·积聚》

〔诊〕脉来细而附骨者，积也……沉而有力为积，沉紧者为寒积，脉弦而牢积聚……小沉而实者，胃中有积聚，不下食，食即吐。

——《张氏医通·卷三·诸气门上·积聚》

〔诊〕胃反脉数无力为血虚，脉缓无力为气虚，数而有力为有热，数而滑疾为有痰，紧而滑者寒饮上逆，小弱而涩血虚胃反。寸紧尺涩，其人胸满，不能食而吐，吐止者为下之，故不能食，设言未止者，此为胃反，故脉微涩。

——《张氏医通·卷四·诸呕逆门·反胃》

三、鉴别诊断

诸有形而坚着不移者为积，诸无形而留止不定者为聚。积在五脏，主阴，病属血分。聚在六腑，主阳，病属气分。《难经》既以积聚分属脏腑，《巢氏病源》别立癥瘕之病名，以不动者为癥，动者为瘕，亦犹是《难经》积聚之说也。第无形之瘕聚，其散易，有形之癥积，其破难。治之者，辨有形无形，在气在血，可得其概矣。

[按]《难经》：肺之积在右胁下，为息贲；肝之积在左胁下，为肥气；心之积在脐上，上至心下，为伏梁；脾之积在胃脘，为痞气；肾之积发于少腹，上至心，上下无时，为奔豚。其见于脐下为癥瘕，癥者按之不移，有血癥、食癥之别；瘕者假物成形，如血鳖、石瘕之类。见于胸胁为痞癖，痞为结块，在肌肉而可见；癖由内着，结隐癖而难求。（惕厉子）

——《厘正按摩要术·卷四·列证·积聚》

四、治法方药

【治法】

[愚按] 积之成也，正气不足，而后邪气踞之，如小人在朝，由君子之衰也。正气与邪气势不两立，若低昂然，一胜则一负。邪气日昌，正气日削，不攻去之，丧亡从及矣。然攻之太急，正气转伤，初、中、末之三法，不可不讲也。初者，病邪初起，正气尚强，邪气尚浅，则任受攻；中者，受病渐久，邪气较深，正气较弱，任受且攻且补；末者，病魔经久，邪气侵凌，正气消残，则任受补。盖积之为义，日积月累，匪朝伊夕，所以去之，亦当有渐，太亟则伤正气，正伤则不能运化，而邪反固矣。余尝制阴阳两积之剂，药品稍峻，用之有度，补中数日，然后攻伐，不问其积去多少，又与补中，待其神壮则复攻之，屡攻屡补，以平为期。

【倒仓法】肥嫩牡黄牛肉三十斤，切小块，去筋膜，长流水煮烂，滤去滓，取汁入锅中，慢火熬至琥珀色则成矣。先令病人断欲食淡，前一日不食夜饭，设一室，明快而不通风，置秽桶瓦盆贮吐下之物，另一磁盆盛所出之溺。病者入室，饮汁积至一二十杯，寒则重汤温而饮之。饮急则吐多，饮缓则下多，先急后缓，吐利俱多，因病之上下而为之，活法也，以去尽病根为度。吐下后必渴，不得与汤，以自出之溺饮之，非惟止渴，抑且浣濯余垢。倦睡觉饥，先与稠米汤，次与淡稀粥，三日后方少与菜羹，次与罕粥调养，一月沉疴悉安，以后忌牛肉数年。积久形成，依附肠胃回薄曲折处，自非刮肠刮骨之神，可以丸散犯其藩墙乎？肉液充满流行，有如洪水泛涨，浮槎陈朽，皆顺流而下，不可停留，犯属凝滞，一洗而通。

——《医宗必读·积聚》

[按] 如徒以按摩诸法治之，恐难奏效，所贵理其气，气行则脉络通，尤宜调其中，

脾运则积滞化。其药宜辛散温通，乃能入阴出阳，解散凝聚，李士材有阴阳攻积丸在，然搜逐之中，酌补元气，务令脾胃气旺，乃可消磨坚结。但坚顽之积聚，多在肠胃以外，募原之间，非药力所能猝及，宜薄贴以攻其外，针法以攻其内，艾灸以消散固结，佐其所不逮也。（惕厉子）

——《厘正按摩要术·卷四·列证·积聚》

【方药】

积聚方

轻粉　粉霜　朱砂各半两　巴豆霜二钱半

上同研匀，炼蜜作剂，旋丸如麻子大，生姜汤下三丸量虚实加减。

——《华氏中藏经·卷下·疗诸病药方六十道》

治卒暴癥，腹中有物如石，痛如刺，昼夜啼呼，不治之百日死。牛膝二斤，以酒一斗渍，以密封于热灰火中，温令味出，服五合至一升，量力服之。

治鳖癥伏在心下，手揣见头足，时时转者

白雌鸡一双，绝食一宿，明旦膏煎饭饲之，取其屎，无问多少，于铜器中以溺和之，火上熬，可捣末，服方寸匕，日四五服，须消尽乃止。常饲鸡取屎，瘥毕，杀鸡单食之，姚同。

治心下有物，大如杯，不得食者

葶苈二两熬之，大黄二两，泽漆四两，捣，筛，蜜丸，和捣千杵，服如梧子大，二丸，日三服，稍加字，其有陷冰、赭鬼诸丸方，别在大方中。

【熨癥法】　铜器受二升许，贮鱼膏令深二三寸，作大火炷六七枚，燃之令膏暖，重纸覆癥上，以器熨之，昼夜勿息，膏尽更益也。

《外台秘要》方，疗心腹宿癥，卒得癥。

取朱砂细研，搜饭令朱多，以雄鸡一只，先饿二日，后以朱饭饲之，着鸡于板上，收取粪，曝燥为末，温清酒服方寸匕至五钱，日三服。若病困者，昼夜可六服，一鸡少，更饲一鸡，取足服之，俟愈即止。

——《肘后备急方·卷四·治卒心腹癥坚方》

治人胃反不受食，食毕辄吐出方

大黄四两，甘草二两，水二升，煮取一升半，分为再服之。

张仲景方，治反胃呕吐，**大半夏汤**。

半夏三升，人参三两，白蜜一升，以水一斗二升，扬之一百二十遍，煮下三升半，温服一升，日再，亦治膈间痰饮。

《千金方》，治反胃，食即吐。

捣粟米作粉，和水，丸如梧子大，七枚，烂煮纳醋中，细吞之，得下便已，面亦得用之。

治心下痞坚，不能食，胸中呕哕。

生姜八两，细切，以水三升，煮取一升，半夏五合，洗去滑，以水五升，煮取一升，二味合煮，取一升半，稍稍服之。

《梅师方》，主胃反，朝食暮吐，暮食朝吐，旋旋吐者。

以甘蔗汁七升，生姜汁一升，二味相和分为三服。

——《肘后备急方·卷四·治卒胃反呕方》

治丈夫、妇人、老少远年日近翻胃吐食方

五灵脂

上一味不拘多少，为细末，用黄犬胆汁为圆，如龙眼大，每服一圆，好酒半盏顿汤瓶头温磨开服，不止再服，不过三服即效。

又方 治胸膈不快，酒食所伤，渐成翻胃，令干呕。

丁香　巴豆　乌梅各二十个好完合者

上三味皆不去油，壳并核捣三五千杵成膏，入早米饮一两，同捣又二千杵，令极匀细，众手圆如〇大，慢火焙干，净只承顿地上，出火毒，每服五圆或七圆，茶酒熟水任下。如呕吐酸水，心腹气痛膨胀者，橘皮甘草汤下。

——《类证普济本事方续集·卷三·治诸脾胃等疾》

白垩散　治妇人翻胃吐食。《千金翼》云：不特治妇人，男子亦可。服一斤以上为妙。

白垩土（以米醋一升，煅白垩土令赤，入醋内浸，令冷再煅、再浸，以醋干为度。取一两，研）　干姜（一分，炮）

上为细末，研停。每服一钱，饭饮调下，甚者二钱。

——《妇人大全良方·卷之七·妇人翻胃吐食方论》

太仓丸　治胃弱翻胃。

肉豆蔻　砂仁各一两　丁香一两　陈仓米（土炒）一升

上为末，姜汁糊丸，桐子大。每服六七十丸，姜汤下。

神效附子丸　治脾肾虚寒呕吐，或翻胃膈噎。用黑附子重一两四五钱，端正底平尖圆一枚，灰火炮皮裂，入生姜自然汁内，浸润晒干。再炮，再入汁浸润，仍晒再炮，用尽姜汁半碗为度，却去皮脐为末。以人参煎膏，丸黍米大。每服数丸，津唾咽下。胃气稍复，饮食稍进，投以温补之剂。

——《校注妇人良方·卷七·妇人翻胃吐食方论》

大七气汤（《济生》）　治积聚癥瘕，随气上下，心腹疼痛，上气窒塞，小腹胀满，大小便不利。

京三棱　蓬莪术　青皮　陈皮（各去白）　藿香叶　桔梗（去芦）　肉桂（不见火）益智仁各一两半　甘草（炙）七钱半　香附（炒，去毛）一两半

㕮咀，每服五钱，水二盏，煎至一盏，去滓，食前温服。

痞气丸（东垣）　治脾之积，在胃脘，腹大如盘，久不愈，令人四肢不收，发黄疸，饮食不为肌肤，其脉浮大而长。

厚朴（制）半两　黄连（去须）八钱　吴茱萸（洗）三钱　黄芩　白术各二钱　茵陈（酒制炒）　缩砂仁　干姜（炮）各一钱半　白茯苓（另为末）　人参　泽泻各一钱　川乌（炮，去皮脐）　川椒各五分　巴豆霜（另研）　桂各四分

上除茯苓、巴豆霜另研为末旋入外，余药同为细末，炼蜜丸，桐子大。初服二丸，一日加一丸，二日加二丸，渐加至大便微溏，再从二丸加服，淡甘草汤下，食远，周而复始，积减大半勿服。

加减痞气丸（东垣）　孟秋合此。

厚朴一钱　黄芩（酒制）　黄连（酒制）　益智仁　当归尾　橘皮（去白）　附子各三分　半夏五分　吴茱萸　青皮　泽泻　茯苓　神曲（炒）　蓬莪术　昆布　熟地黄　人参　炙甘草　巴豆霜　葛根各二分　红花半分

上为细末，蒸饼为丸，如桐子大。依前服法。

《三因》痞气丸

赤石脂（火煅醋淬）　川椒（炒去汗）　干姜（炮）各二两　桂心　附子（炮）各半两　大乌头（炮，去皮脐）二钱半

上为细末，炼蜜和丸，如梧子大，以朱砂为衣。每服五十丸，食远米汤下。

鳖甲丸　治痞气，当胃脘结聚如杯，积久不散，腹胁疼痛，体瘦成劳，不能饮食。

鳖甲（去裙襕，以米醋一小盏，化硇砂一两，用涂鳖甲炙，以醋尽为度）三两　附子（炮，去皮脐）　京三棱（炮）　干漆（捣碎，炒烟尽）　木香各一两　吴茱萸（汤泡微炒）半两　川大黄（锉碎，醋拌炒令干）二两

上为细末，醋煮面糊丸，如桐子大。每服二十丸，空心温酒送下。

匀气汤　治脾积痞气，胃脘不安，肌瘦减食。

陈曲（炒）　麦蘗（炒）　桂心（去粗皮）　郁李仁（半生，半炒）　厚朴（去粗皮，姜汁炙）　白术各一两　大腹子（连皮）二枚　牵牛（半生半炒）一两　良姜（炮）半两　甘草（炙）二两

㕮咀，每服三钱，水一盏，生姜三片，枣一枚擘破，同煎至七分，去滓，食远稍热服，日三。

沉香饮子　治痞气，升降阴阳。

沉香　木香　羌活　桑白皮（微炒）　人参　独活　白茯苓　紫苏叶各等分

㕮咀，每服三大钱，水一盏半，生姜五片，大枣二枚，煎至七分，去滓，食前温服，二滓又作一服。

万病紫菀丸（《元戎》）　治脐腹久患疝癖如碗大，及诸黄病，每地气起时，上气冲心，绕脐绞痛，一切虫咬，十种水病，十种蛊病，及反胃吐食，呕逆恶心，饮食不消，天行时病，女人多年月露不通，或腹如怀孕多血，天阴即发。又治十二种风顽痹，不知年岁，昼夜不安，梦与鬼交，头多白屑，或哭或笑，如鬼魅所著，腹中生疮腹痛，服之皆效。

紫菀（去苗土）　菖蒲（九节者，去毛）　吴茱萸（汤洗七次，焙干）　柴胡（去须）　厚朴（姜制）一两　桔梗（去芦）　茯苓（去皮）　皂荚（去皮弦子，炙）　桂枝　干姜（炮）　黄连（去须）八钱　蜀椒（去目及闭口者，微炒出汗）　巴豆（去皮

膜，出油研） 人参（去芦）各半两 川乌（炮，去皮脐）半两加三钱 羌活 独活 防风各半两

上为细末，入巴豆研匀，炼蜜丸，如桐子大。每服三丸，渐加至五丸、七丸，生姜汤送下，食后，临卧服。有孕者不宜服（此方分两，一依元板善本校定，厚朴、黄连下有分两而无各字，川乌乃云半两加三钱，不知何谓。考温白丸方，惟川乌二两半，余药各半两，亦恐有讹，重于变古，姑仍之）。

此药治一切万病如神，唯初有孕者不宜服。

温白丸（《和剂》） 治心腹积聚，久癥癖块，大如杯碗，黄疸宿食，朝起呕吐，支满上气，时时腹胀，心下坚结，上来抢心，傍攻两胁，十种水气，八种痞塞，翻胃吐逆，饮食噎塞，五种淋疾，九种心痛，积年食不消化，或疟疾连年不瘥，及疗一切诸风，身体顽麻，不知痛痒，或半身不遂，或眉发堕落，及疗七十二种风，三十六种遁尸疰忤，及癫痫，及妇人诸疾，断绪不生，带下淋沥，五邪失心，忧愁思虑，饮食减少，月水不调，及腹中一切诸疾，有似怀孕，连年羸瘦困惫，或歌或哭，如鬼所使，但服此药，无不除愈。即前万病紫菀丸方减羌活、独活、防风。

【易老治五积】肺息贲，人参、紫菀；心伏梁，菖蒲、黄连、桃仁；脾痞气，吴茱萸、干姜；肝肥气，柴胡、川芎；肾奔豚，丁香、茯苓、远志。俱于温白丸内加之。

万病感应丸 于上温白丸内加羌活、三棱、甘遂、杏仁、防风各一两五钱，威灵仙一两，却减蜀椒。

《千金》硝石丸 止可磨块，不令困人，须量虚实。

硝石六两 大黄八两 人参 甘草各三两

上为细末，以三年苦酒（醋也）三升，置器中，以竹片作准，每入一升作一刻，先入大黄，不住手搅，使微沸尽一刻，乃下余药，又尽一刻，微火熬使可丸，如鸡子黄大，每服一丸。如不用大丸，作梧子大，每服三十丸。服后下如鸡肝、米泔、赤黑色等物。下后忌风冷，宜软粥将息。

醋煮三棱丸（《宝鉴》） 治一切积聚，不拘远年近日，治之神效。

京三棱（醋煮软，竹刀切片，晒干）四两 川芎（醋煮微软，切片）二两 大黄（醋浸，湿纸裹，煨过切）半两

上为末，醋糊丸，如桐子大。每服三十丸，温水下，无时。病甚者一月效，小者半月效。

神功助化散（太无） 专治男子妇人腹中痞块，不拘气血食积所成，此方之妙，不可尽述。

地篇蓄 瞿麦穗 大麦蘖各五钱 神曲二钱半 沉香 木香各一钱半 甘草五钱 大黄二两

上为细末，净依分两和匀。男以灯心、淡竹叶二味等分煎汤，及无灰酒同调服，汤多于酒；妇人用红花、灯心、当归等分煎汤，及无灰酒同调服，酒多于汤。忌油腻动气之物，及房事一月，药须于黄昏服，大小便见恶物为度。

圣散子（《宝鉴》） 治远年积块，及妇人干血气。

硇砂 大黄各八钱 麦蘖（炒取净面）六两 干漆（炒烟尽）三两 萹蓄 茴香（炒）槟榔各一两

妇人干血气，加穿山甲（炮）二两。

上为细末，每服五钱，临卧温酒调下，仰卧，此药只在心头。至天明大便如烂鱼肠，小便赤为验。药并无毒，有神效。小儿用一钱，十五以上三钱，空心服之更效（此按古本校定，今《纲目》刻本硇砂乃六两，大黄乃八两，岂不误人）。

鸡爪三棱丸（《宝鉴》）　治五脏痃癖气块。

鸡爪三棱　石三棱　京三棱　木香　青皮（去白）　陈皮（去白）各半两　硇砂三钱　槟榔　肉豆蔻各一两

上为细末，生姜汁打面糊为丸，桐子大。每服二十丸，姜汤下，空心、临卧各一服。忌一切生冷硬粘物。

硇砂煎丸（《宝鉴》）　消磨积块痃癖，一切凝滞。

黑附子（正坐妥者，炮裂，去皮脐，剜作瓮子）二枚（各重五钱以上）　硇砂　木香各三钱　破故纸（隔纸微炒）　荜茇各一两

上将硇砂末，用水一斛，续续化开，纳在瓮内，火上熬干，为末，安在附子瓮内，却用剜出附子末填，盖口，用和成白面，裹约半指厚，慢灰火内烧匀黄色，去面，同木香等为细末，却用元裹附子熟黄面为末，醋调煮糊为丸，如桐子大。每服十五丸至三十丸，生姜汤下。

削坚丸　治五积六聚，气结成块，食积癥瘕，心腹胀满，瘦悴少食。

鳖甲（醋浸两宿，去裙襴，再蘸醋炙黄，取末秤）　干漆（捣碎，炒令烟出，取末秤）京三棱（锉如半枣大，好醋浸两宿，焙，取末秤）各二两半　细松烟墨（烧去胶）　沉香　肉桂（去粗皮）　干姜（炮）　没药（另研）　萝卜子　干蝎（去毒，炒）　胡椒　槟榔　木香　硇砂（通明者，为末，用汤内飞另研）各半两　乳香（另研）　粉霜（另研）　轻粉各二钱半

为细末，研匀，好醋煮薄面糊为丸，如小绿豆大。每服二十丸，淡醋煎生姜汤送下，日进二服，夜间一服。如未利，渐加丸数服，微利即减。

二贤散　消积块，进饮食。

橘红（净）一斤　甘草四两　盐半两

上用水二四碗，后早煮至夜，以烂为度，水干则添水，晒干为末，淡姜汤调下。有块者，加姜黄半两，同前药煮。气滞加香附二两，同煎药煮；气虚者加沉香半两，另入。噤口痢，加莲肉二两，去心，另入。

阿魏丸　去诸积。

山楂肉　南星（皂角水浸）　半夏（同南星浸）　麦芽　神曲　黄连各一两　连翘　阿魏（醋浸）　贝母　瓜蒌各半两　风化硝　石碱　胡黄连　白芥子各二钱半　萝卜子（蒸）一两

上为末，姜汁浸炊饼丸。一方，加香附、蛤粉、治嗽。

散聚汤（《三因》）　治九气积聚，状如癥瘕，随气上下，发作心腹绞痛，攻刺腰胁，小腹膜胀，大小便不利。

半夏（汤洗七次）　槟榔　当归各七钱半　陈皮（去白）　杏仁（去皮尖，麸炒）　桂心各二两　茯苓　炙甘草　附子（炮，去皮脐）　川芎　枳壳（去穰，麸炒）　厚朴（姜制）　吴茱萸（汤浸）各一两

每服四钱，水一盏，姜三片，煎七分，食前温服。大便不利，加大黄。

《宣明》三棱汤　治癥瘕痃癖，积聚不散，坚满痞膈，食不下，腹胀。

京三棱二两　白术一两　蓬术　当归各半两　槟榔　木香各七钱半

上为末，每服三钱，沸汤调下。

三圣膏

用石灰十两，细筛过，炒红，急用好醋熬成膏，入大黄末一两，官桂末半两，搅匀，以瓦器封贮，纸摊贴患处，火烘热贴。大黄须锦纹者。

阿魏膏　治一切痞块。更服胡连丸。

羌活　独活　玄参　官桂　赤芍药　穿山甲　生地黄　两头尖　大黄　白芷　天麻各五钱　槐、柳、桃枝各三钱　红花四钱　木鳖子（去壳）二十枚　乱发（如鸡子大一团）

上用香油二斤四两，煎黑去渣，入发煎，发化仍去粗，徐下黄丹煎，软硬得中，入芒硝、阿魏、苏合油、乳香、没药各五钱，麝香三钱，调匀即成膏矣。摊贴患处，内服丸药。黄丹须用真正者效。凡贴膏药，先用朴硝随患处铺半指厚，以纸盖，用热熨斗熨良久，如硝耗，再加熨之，二时许方贴膏药。若是肝积，加芦荟末同熨。

——《证治准绳·类方·积聚》

新制阴阳攻积丸　治五积、六聚、七癥、八瘕，痃癖、虫积、痰食，不问阴阳皆效。

吴茱萸（泡）　干姜（炒）　官桂（去皮）　川乌（炮）各一两　黄连（炒）　半夏（洗）　橘红　茯苓　槟榔　厚朴（炒）　枳实（炒）　菖蒲（忌铁）　玄胡索（炒）　人参（去芦）　沉香　琥珀（另研）　桔梗各入一钱　巴霜（另研）五钱

为细末，皂角六两，煎汁，泛为丸，如绿豆大，每服八分，渐加一钱五分，生姜汤送下。

伏梁丸　治心之积，起脐上。

黄连一两五钱　人参　厚朴（姜制）各五钱　黄芩三钱　肉桂　茯神　丹参（炒）各一钱　川乌（炮）　干姜（炮）　红豆　菖蒲　巴豆霜各五钱

丸法服法，同肥气丸。

痞气丸　治脾之积，在胃脘。

厚朴（姜炒）五钱　黄连八钱　吴茱萸（炮）三钱　黄芩　白术各二钱　茵陈（酒炒）　砂仁　干姜（炒）各一钱五分　茯苓（另末）　人参　泽泻各一钱　川乌（炮）　川椒各五分　巴霜（另研）　桂各四分

丸法服法，同肥气丸。

——《医宗必读·卷之七·积聚》

主治总宜化坚汤，当归白术为前队，半夏陈皮枳实兼，山楂香附砂仁对，厚朴木香等分煎，生姜一片功方遂。右胁有块青（皮）（三）棱蓬（术），左胁有块（川）芎桃（仁）桂（枝），肉食成块草果连，粉面食积（神）曲卜（子）贵，痰块在中海石加，瓜蒌白茯槟榔碎，壮健人加槟（三）棱蓬（术），瘦弱人参少许配，疟后柴胡鳖甲青（皮），如要丸时加阿魏，外治熨法有神功，五仙消痞痞能溃。

【痞块外治秘法】用小鳖一个，红苋菜二两，贯众五钱，阿魏二钱，葱、蜜各一两，共捣为膏，再入麝香三分，贴在痞上。外用青布掩着，内服消痞煎药，神效。

——《医宗说约·卷之一·积聚》

藿香安胃散　治脾胃虚弱，饮食不进，呕吐不腐。

藿香　橘红各半两　丁香三钱　人参一两

为散，每服二钱，生姜三片，水煎温，食前和滓服。

——《张氏医通·卷十四·反胃门》

反胃方（《本事方》）

驴水（即驴小便），日服二合，后食微吐一半，晡时又服二合，人定时食粥，吐出便定。

——《兰台轨范·卷五·噎膈呕吐》

五、预后转归

【脉候】坚强者生，虚弱者死。

——《医宗必读·卷之七·积聚》

〔诊〕积脉坚强者生，虚弱者死……弦而伏者，腹中有癥，不可转也，不治。

——《张氏医通·卷三·诸气门上·积聚》

六、医案医话

襄阳群守于鉴如，在白下时，每酒后腹痛，渐至坚硬，得食辄痛。余诊之曰：脉浮大而长，脾有大积矣。然两尺按之软，不可峻攻，令服四君子汤七日，投以自制攻积丸三钱，但微下，更以四钱服之，下积十余次，皆黑而韧者。察其形不倦，又进四钱，于是腹大痛，而所下甚多，服四君子汤十日。又进丸药四钱，去积三次，又进二钱，而积下遂至六七碗许，脉大而虚，按之关部豁如矣，乃以补中益气调补，一月全愈。

——《医宗必读·卷之七·积聚》

滑伯仁治一妇反胃，每隔夜食至明晚皆吐出不消，其脉沉而弱，他医以暖胃药罔效，滑迟疑未决。一日读东垣书，谓反胃有三，气积寒也，上焦吐者从于气，中焦吐者从于积，下焦吐者从于寒，脉沉而迟，朝食暮吐，暮食朝吐，小溲利，大便秘，为下焦吐也，法当通其秘，温其寒，复以中焦药和之。滑得此说，遂以萸、茴、丁、桂、半夏，二十余剂而安。所谓寒淫所胜，平以辛热也。

——《张氏医通·卷四·诸呕逆门·反胃》

殷 食入之后，气辄上冲，遂即呕吐痰水，询知前曾呕吐紫黑，便有血水，痰或青色，乃自下焦肝肾而来，胃之下口，痰瘀阻之，防膈。

制半夏　川连　单桃仁　台乌药　当归须　土炒赤芍　干姜　川桂枝　酒炒延胡索

〔二诊〕薤白头　橘皮　制半夏　旋覆花　茯苓　延胡索　枳实　代赭石　台乌药
扁鹊玉壶丸（一钱二分先服）

〔三诊〕膈食不下，中脘有形，数日以来，呕吐紫黑瘀血，大便亦解黑物，前云瘀血阻塞胃口，于斯可信。无如瘀虽呕出，而中脘偏左，按之仍硬，足见结滞之瘀，犹然内踞，是血膈大证也。治之之法，若瘀一日不去，则膈一日不愈，兹以化瘀为主，以觇动静。

山甲片（干漆涂炙令烟尽）一钱　五灵脂（酒炒）三钱　瓦楞子四钱　延胡索二钱　山楂炭三钱　台乌药一钱五分　当归尾二钱　桃仁二钱　土鳖虫（去头足炙）五枚

〔又〕湿痰瘀滞，聚于胃口，以致饮食不能入胃。前进化血行瘀，胸肋胀满，良以瘀阻不宜，行之不能，则两相阻拒，所以转觉胀满也。血膈大证，极难图治，拟以丸药入下。

五灵脂（酒炒）二钱　川郁金一钱五分　西血珀（另研）七分　大黄（酒炒）二钱　土鳖虫（去头足炙）十六枚　单桃仁一钱五分　生蒲黄一钱　延胡索二钱　山甲片一钱

上药共研细末，以韭汁糊丸如绿豆大，每服三钱。

右 朝食暮吐，物不变化，脉沉细，苔白质腻，中阳不旋，反胃重证也。

制半夏　淡吴萸　公丁香　橘皮　竹茹（姜汁炒）　云茯苓　炮黑姜　广藿香　伏龙肝（煎汤代水）七钱

——《张聿青医案·卷十·噎膈》

左 中脘聚形，形如覆碗，按之作酸，至卧则气从上逆。此痰气结聚，阳明太阴之滞，阻而难降，不易图治也。

制半夏　连皮苓　瓦楞子　橘红　九香虫　大腹皮　淡干姜　薤白头　枳壳　砂仁

徐 结块坚大如盘，推之不移，气寒血滞，与肠胃汁沫相抟，未可轻视。

川桂木　延胡　香附　白术　炒蓬术一钱五分　两头尖　归须　乌药　楂炭　野水红花子

〔二诊〕结块稍软，而频咳气逆，此兼感新邪，药宜兼顾。

桂木　金铃子　延胡　苏梗　当归须　乌药　楂炭　两头尖　前胡　蓬术　荆三棱杏仁　香附

——《张聿青医案·卷十一·积聚》

第三节　结　肠　癌

结肠癌属中医学"脏毒""肠积""肠澼""癥瘕"等的范畴。江苏古代医家薛己、陈实功、李用粹、叶桂、薛雪、顾世澄、高秉钧、王九峰、林佩琴、张聿青等在他们的著作中对本病都有论述。

一、病因病机

《经》云：邪在五脏，则阴脉不和。阴脉不和，则血留之。阴气内结，阳络外伤，渗入肠间，故便血也。《针经》云：阳络伤则血外溢而衄血，阴络伤则血内溢而便血。皆因饮食失节，而起居不时，七情六淫失宜，内伤外感所致。若外感则血鲜，名肠风。内伤则血浊，名脏毒。

——《外科枢要·卷三·论便血》

夫脏毒者，醇酒厚味、勤劳辛苦，蕴毒流注肛门结成肿块。其病……又有生平情性暴急，纵食膏粱，或兼补术，蕴毒结于脏腑，火热流注肛门，结而为肿……又有虚劳久嗽，痰火结肿。

——《外科正宗·卷之三·下部痈毒门·脏毒论》

【大意】盖因邪犯五脏，内伤三阴，或循经之阳血，阻结不和，漏泄于外，或居络之阴血，着留不运，僻裂而出。（《准绳》）

【内因】皆由七情六淫，饮食不节，起居不时，或坐卧湿地，或醉饱行房，或生冷停寒，或酒面积热，触动脏腑，以致荣血失道，渗入大肠。（《入门》）

【外候】纯下清血者，风也。色如烟尘者，湿也。色黯者，寒也。鲜红者，热也。糟粕相混者，食积也。遇劳频发者，内伤元气也。后重便减者，湿毒蕴滞也。后重便增者，脾元下陷也……先吐后便者，顺也。（《汇补》）

【粪前粪后】先血后便，此近血也，由手阳明随经入肠，渗透而出也。先便后血，此远血也，由足阳明随经入胃，淫溢而下也。（《准绳》）

【挟寒挟热】富贵之人，酒色厚味，藜藿之人，劳役忧思，均致热积于中，风生于内，血溢流走，尽属于热。惟病久真气渐虚，或过服凉药，脾胃伤损，然后可用温补。（《原病式》）

【脉法】右关沉紧，是饮食伤脾，不能摄血而下走也。右寸浮洪，是积热肺经，下传大肠而便血也。（《汇补》）

【附脏毒】脏毒者，自内伤而得，蕴积毒气，血色浊黯，久而始见。（戴氏）属大肠经积热，久而生湿，湿从而下流也。（厄言）

【附肠澼】肠澼者，原因胃风飧泄，久则湿热成澼，注于大肠，传于少阴，名曰肠澼……有恒发于长夏者，因湿热令行，客气盛而主气弱，故肠澼之病甚也。（《准绳》）

——《证治汇补·卷之八·下窍门·便血》

便血一症……其见不外乎风淫肠胃，湿热伤脾二义。不若《内经》谓阴络受伤，及结阴之旨为精切。仲景之先便后血，先血后便之文，尤简括也。阴络即脏腑隶下之络，结阴

是阴不随阳之征，以先后分别其血之远近，就远近可决其脏腑之性情，庶不致气失统摄，血无所归，如漏卮不已耳。（邵新甫）

——《临证指南医案·卷七·便血》

《心法》曰：脏毒有内外阴阳之别，发于外者，由醇酒厚味，勤劳辛苦，蕴注于肛门两旁……多实多热……发于内者兼阴虚，湿热下注，肛门内结壅肿……为虚为湿。

冯鲁瞻曰：内证中有谓脏毒者，乃肠风日久，气血俱虚，下陷日甚，大肠湿热蕴积，遂生窠穴，为积血之器……内伤蕴积久而始发者也，谓之挟热下血。虽有毒名，实非毒也。

——《疡医大全·后阴部·脏毒门主论》

《经》云：阴络伤则血内溢而便血。人惟醉饱房劳，坐卧风湿，生冷停寒，酒面积热，使阴络受伤，脾胃虚损，外邪得而乘之，以致营血失道，渗入大肠而下，久则元气愈陷，湿热愈深，而变为脏毒矣。

〔附〕林氏谓：至于脏毒者，因肠风日久，气血两虚，虚陷之气日甚，而大肠之湿热蕴积日深，手阳明大肠为积血之处，其势必随气下陷，从粪之前后而来，来虽不痛，而其色多黑黯成块，故有毒之名，而实无痔漏、肠痈脓血疼痛之毒也。若其病久远，气血愈亏，则脾胃之元气谅必先亏，不能统运周身血脉，使之流行无碍，亦随陷于大肠，而成结阴便血之证。在下清气不举，便血而兼飧泄之病，在上浊气凝结，中满而兼喘嗽之恙，甚至肢体浮肿，胸腹胀闷而死。是证应分为三：轻曰肠风，甚则脏毒，重则结阴也。（结阴者，阴气内结，不得外行，渗入肠间，乃寒湿生灾而阴邪之胜也。）

〔附〕冯鲁瞻曰：风寒暑湿热外邪所乘，皆可下血。盖风喜伤肝，肝伤则不能藏血，因致下血；醉后饮冷，寒饮内伤，血为寒凝，渗入大肠，因致下血；内外伤湿，湿伤凝胃，随气下流，故致下血；膏粱人厚味酒色，藜藿人劳役过度，以致热积下焦，故致下血；更有内伤阳气不足，阴无所摄，脾虚阳气下陷，不能统血，每致下血。

——《疡科心得集·卷中·辨肠风脏毒论》

【脏毒】血浊而色暗，系湿热蕴毒。

——《类证治裁·卷之七·便血论治》

二、症状表现

又有生平情性暴急，纵食膏粱，或兼补术……其患痛连小腹，肛门坠重，二便乖违，或泻或秘，肛门内蚀，串烂经络，污水流通大孔，无奈饮食不餐，作渴之甚……又有虚劳久嗽，痰火结肿，肛门如栗者，破必成漏。

——《外科正宗·卷之三·下部痈毒门·脏毒论》

【大意】结阴者，便血一升，再结二升，三结三升。（《内经》）

【脉法】尺脉芤涩，关脉微缓，俱为便血。（《汇补》）

98

【脏毒】外症腹内略疼，浊血兼脓，或肛门肿胀，或肠头突出，或大便难通。（《准绳》）

【肠癖】俗呼血箭，因其便血唧出，有似于箭也。又有如节，四散漏下。（《入门》）

——《证治汇补·卷之八·下窍门·便血》

《心法》曰：发于外者……肿突形如桃李，大便秘结，小水短赤，甚者肛门重坠紧闭，下气不通，刺痛如锥，脉数有力……发于内者兼阴虚，湿热下注，肛门内结壅肿，刺痛如锥，大便虚闭，小水淋漓，寒热往来，遇夜尤甚，脉微细。

——《疡医大全·后阴部·脏毒门主论》

〔附〕冯鲁瞻曰：初起之脉，或沉数有力，或弦数不清，久则扎数无力，或沉涩而弱，至结阴脾虚之脉，非扎涩则虚搏。

——《疡科心得集·卷中·辨肠风脏毒论》

三、鉴别诊断

若外感则血鲜，名肠风。内伤则血浊，名脏毒。

——《外科枢要·卷三·论便血》

便血一症，古有肠风、脏毒、肠痔之分。（邵新甫）

——《临证指南医案·卷七·便血》

冯鲁瞻曰：肠风者，风邪淫乎肠胃也；脏毒者，湿邪淫乎肠胃也；若血射如线者，虫痔也。肠风脏毒之血，自肠脏而来；五痔之血，自肛门蚀孔处出也。

——《疡医大全·后阴部·脏毒门主论》

夫大肠之下血也，一曰肠风，一曰脏毒。肠风者，邪气外入，随感随见，所以色清而鲜；脏毒者，蕴积毒久而始见，所以色浊而黯。

——《疡科心得集·卷中·辨肠风脏毒论》

便血与痢血异，（便血宿疾，痢血新邪，兼有脓杂。）与肠风脏毒尤别。（便血火淫，肠风风淫，脏毒湿热淫兼积毒。）

——《类证治裁·卷之七·便血论治》

四、治法方药

【治法】

内伤而元气虚者，亦用六君子汤，以补胃气。元气下陷者，补中益气汤，以升举之。

忧思伤脾者，《济生》归脾汤以解之……粪后见血者，加黄连。阴血不足者，宜用四物汤。病因多端，不能尽述，当临症制宜，庶无误矣。丹溪先生云：精气血气，出于谷气，惟大便下血，当以胃气收功。治者审之！

——《外科枢要·卷三·论便血》

初起寒热交作，大便坠痛，脉浮数者，宜用轻剂解散。已成内热口干，大便秘结，脉沉实而有力者，当下之。肛门肿痛，常欲便而下坠作痛者，导湿热兼泻邪火。肛门焮肿疼痛，小便涩滞，小腹急胀者，清肝、利小水。出脓腥臭，疼痛不减，身热者，养血、健脾胃，更兼渗湿。脓水清稀，脾胃虚弱，不能收敛者，滋肾气，急补脾胃。

——《外科正宗·卷之三·下部痈毒门·脏毒论》

【治法】大要初起当清解肠胃之湿热，久则调和中焦之气血。服凉药不愈者，必佐以辛味，服辛味不愈者，必治以温中。（《医统》）下陷既久，升提可用。（《汇补》）益精气血气，皆生于谷气，胃气一复，血自循轨。（《入门》）

【脏毒】先以拔毒疏利之剂逐出恶血，然后以凉血祛风之剂兼助胃气。（《准绳》）

——《证治汇补·卷之八·下窍门·便血》

肺病致燥涩，宜润宜降，如桑麻丸及天冬、地黄、银花、柿饼之类是也。心病则火燃血沸，宜清宜化，如竹叶地黄汤及补心丹之类是也。脾病必湿滑，宜燥宜升，如茅术理中汤及东垣益气汤之类是也。肝病有风阳痛迫，宜柔宜泄，如驻车丸及甘酸和缓之剂是也。肾病见形消腰折，宜补宜填，如虎潜丸及理阴煎之类是也。至胆经为枢机，逆则木火煽营，有桑叶、山栀、柏子、丹皮之清养。大肠为燥腑，每多湿热风淫，如辛凉苦燥之治。胃为水谷之海，多气多血之乡，脏病腑病，无不兼之，宜补宜和，应寒应热，难以拘执而言。若努力损伤者，通补为主。膏粱蕴积者，清疏为宜。痔疮则滋燥兼投，中毒须知寒热。余如黑地黄丸以治脾湿肾燥，天真丸以大补真气真精，平胃地榆之升降脾胃，归脾之守补心脾，斑龙以温煦奇督，建中之复生阳，枳术之疏补中土，禹粮赤脂以堵截阳明，用五仁汤复从前之肠液养营法善病后之元虚，此皆先生祖古方而运以匠心，为后学之津梁也。（邵新甫）

——《临证指南医案·卷七·便血》

陈实功曰：发于外者……宜通利大小二便，珍珠散、人中白散搽之，脓熟针之。发于内者……当用四物汤加知母、黄柏、花粉、甘草，兼以六味地黄丸调治，候内藏脓出则安。

——《疡医大全·后阴部·脏毒门主论》

治法大要，先当解散脾胃风邪，热则败毒散，冷则不换金正气散加川芎、当归，后随其冷热治之。其或内伤阳气不足，下焦之阴，无元阳以维之而下血者，宜补中益气汤、六君子及参苓白术散加芎、归、枳壳、地榆、槐花等。盖血气出于谷气，故必赖补中升阳，以胃药收功，胃气一回，血自循经络矣。

〔附〕冯鲁瞻曰：治法：初则宜于升阳清热，次则清补相兼、和血解毒。结阴则当升清利浊，兼于温补其血可也。

——《疡科心得集·卷中·辨肠风脏毒论》

便血由肠胃火伤，阴络血与便下，治分血之远近、虚实新久，不可概行凉血涩血。《金匮》以先便后血为远血，（黄土汤）……其血色鲜稠为实热迫注，多醇酒厚味酿成，（约营煎、地榆丸。）色浠淡为脾胃虚寒，（归芍异功散加炮姜。）色瘀晦为阳衰不摄，因中寒食冷，气滞血凝必腹痛呕泻，（附子理中汤倍炮姜。）思伤心脾，气不统血，或年衰病久，（归脾汤。）惟初起血中伏火，（用桂圆肉、包鸦胆子肉十枚，匀两包，四五服效。）若未止，（用刘寄奴五钱，松萝茶一钱，乌梅肉一枚，煎服，效。）久而气陷血脱，（补中益气汤。）血滑不止，（举元煎下玉关丸。）若面色萎黄，下元虚惫，（加味六君子汤，下断红丸，或十全大补汤去茯苓，加防风。）其结阴便血，脉必虚涩，系厥阴肝血内结，阳失统运，渗入肠间，诸家谓阴寒内结，非也，（遵《医通》补中益气汤，倍黄芪，加炮姜。）宿有血症，因感湿热，血下紫黑，乃湿毒肠澼，（升阳益胃汤。）凡便血及肠风服药不效，（山楂子散。）大便燥结，肛头血出（熟地一两蒸食。）

【脏毒】轻者猪脏丸，重者脏连丸。酒毒酿湿热下血，聚金丸。

——《类证治裁·卷之七·便血论治》

【方药】

黄连解毒汤（见痈疽肿疡门）　治好饮法酒，纵食膏粱，积热流入大肠，致肛门结成肿痛，疼刺如锤，坚硬如石宜服。

金液戊土膏（见痈疽门）　治脏毒出于骄奢情性，惯于急暴，烈火猖狂，思不如愿，水已枯竭，火不发泄，旺而又郁，郁而又旺，以致肛门结肿，毒攻内脏，痛如芒刺，炽如火炕，臭水淋漓，生命难望，宜服此药，免生惆怅也。

珍珠散（见下疳门）　治肛门肿泛如箍，红紫急胀，坚硬痛极。

本方加冰片研极细，猪脊髓调涂患上，早晚日用二次。

——《外科正宗·卷之三·下部痈毒门·脏毒论》

【脏毒】二黄柏叶主之，或用干柿烧灰，每朝米饮调下，以其能消宿血，解热毒，且健脾敛肺故也。（《汇补》）

【肠澼】宜升阳防风汤，加炒柏、酒芩、当归、陈皮主之。（《准绳》）

——《证治汇补·卷之八·下窍门·便血》

脏毒下血（《三吴医案》）

槐花　木耳各三钱　大黄（酒浸，九蒸九晒）二两　郁李仁　皂角子　象牙屑　条芩　升麻　血余炭　荆芥穗各五钱共为细末，炼蜜为丸如赤豆大，外以四物汤加黑蒲黄各一两为衣，米汤送下，空心及下午各二钱，服完立愈。

又方 干柿饼烧灰，米饮调下二钱。

加味脏连丸 治脏毒。

黄连八两 枳壳六两 大麦馅子一升 甘草四两

先为粗末，装入犍猪①大肠内，不拘几段，用线扎紧，酒水同煮极烂，捣成饼，晒干，为细末，水叠为丸，白汤送下二钱。

洗脏毒痔疮（叶台山）

五倍子 当归 黄柏 槐花 木鳖子各一两 瓦松十根 红花五钱

煎汤熏洗。

消毒百应丸 治脏毒痔漏。

苍术 猪牙皂 槐花（或槐角子） 金银花 黄柏 当归各四两

上六味用河井水各四碗，煎取浓汁滤清，入锦纹大黄一斤，石槌打碎，浸透取起晒干，又浸又晒，汁尽为度，研细末，用陈荞麦面和杵为丸，如绿豆大，如血多加地榆四两煎汤，寻常用二十丸，沉重用六十四丸，体浓者用八十一丸，白汤送下。并治内外诸证，汤引开后：心痛艾醋煎汤下，追虫下积槟榔汤下，肚痛干姜汤下，咳嗽姜汤下，伤食酒下，夜多小便山茱萸汤下，疝气茴香汤下，风火时眼黄连汤下，白痢姜汤下，赤痢甘草汤下，浑身痛乳香汤下，五劳七伤盐汤下，肠风下血、吐血当归汤下，难产童便下，五淋、大小便秘大黄汤下，痔疮漏疮、头痛眼胀、伤寒发热紫苏汤或大黄汤下，经水不通红花汤或当归汤下，肚大青筋膨胀石榴汤下，黄肿陈皮汤下，四肢无力熟地汤下，疔疮磨刀水下。

脏毒下血（丹溪） 车前草连根一握、生姜一小块，和新水捣烂，去渣取汁，候血欲下时，腰间必觉重，即服此一盏，少倾渐觉冷下腹中，登厕便不见血矣。

脏毒下血（《锦囊》） 黄连四两，酒浸，春秋五日，夏三日，冬十日，晒干为末，乌梅肉六两，捣烂丸桐子大，每服二三十丸，空心白汤下。

——《疡医大全·卷二十三·后阴部·脏毒门主方》

升阳益胃汤[肠澼]

炙芪钱半 参草各一钱 术 归 陈 黄芩 神曲（炒）各五分 升麻 柴胡各三分 姜枣煎。

猪脏丸[脏毒] 用猪脏二尺，洗净，入槐花二两，扎紧蒸，捣，焙干研，糊丸。

脏连丸[脏毒] 黄连（酒炒研）一两 槐花（炒研）二两 陈仓米三合

入猪脏内蒸，杵丸。

——《类证治裁·卷之七·便血论治》

---

① 犍猪：阉割过的猪。

五、预后转归

又有生平情性暴急，纵食膏粱，或兼补术，蕴毒结于脏腑，火热流注肛门，结而为肿，其患痛连小腹，肛门坠重，二便乖违，或泻或秘，肛门内蚀，串烂经络，污水流通大孔，无奈饮食不餐，作渴之甚，凡犯此未得见其有生。又有虚劳久嗽，痰火结肿，肛门如栗者，破必成漏，沥尽气血必亡。此二症乃内伤之故，非药可疗，不可勉治也。

初起肿痛，红色光亮，疼痛有时，肛门不坠，便和者，易；已成焮赤肿痛，发热不渴，小便不数，展转自便者，顺；已溃脓稠，色鲜不臭，焮肿渐消，疼痛渐减，能食者，顺；溃后脓水渐止，新肉易生，不疼多痒，疮口易干者，顺。

初起坚硬漫肿，内脏闭痛，小便频数，大便秘结者，险；已成疼痛日甚，肿连小腹，肛门闭紧，下气不通者，重；已溃臭水淋漓，疼痛不减，肿仍不消，身热唇焦者，逆。

——《外科正宗·卷之三·下部痈毒门·脏毒论》

【脉法】脉小留连者生，数疾浮大者死。（《汇补》）

——《证治汇补·卷之八·下窍门·便血》

肠澼便血，身热则死，寒则生。（肠澼，滞下也，利而不利之谓。便血，赤利也。身热者，阳胜阴败，故死；寒则荣气未伤，故生。）肠澼下白沫，脉沉则生，脉浮则死。（白沫，白利也。病在阴而见阴脉者为顺，故生；见阳脉者为逆，故死。）肠澼下脓血，脉悬绝则死，滑大则生。（下脓血者，见白赤而言也。悬绝者，谓太过则坚而搏，不足则微而脱，皆胃气去而真脏见也。邪实正虚，势相悬绝，故死。滑因血盛，大以气充，血气未伤，故生。）肠澼之属，身不热，脉不悬绝，亦得滑大者曰生，悬涩者曰死，以脏期之。（以脏期之者，肝见庚辛死，心见壬癸死，肺见丙丁死，脾见甲乙死，肾见戊己死。肠澼一症，即今之所谓痢疾也。自仲景而后，又谓之滞下，无有能治者，惟薛立斋独得其义，欲相资借，当读其书。）

——《医经原旨·卷六·疾病》

《心法》曰：发于外者……属阳易治。发于内者兼阴虚，湿热下注……属阴难治。

——《疡医大全·后阴部·脏毒门主论》

六、医案医话

一男子肛门肿突，红紫痛甚。以内消沃雪汤二服，大便已通数次，疼痛稍减；外肿上以珍珠散清蜜调搽，早晚二次，其肿渐消，更以凉血地黄汤而痊愈。

一男子夏月好饮火酒，热毒流入肛门，结肿坚硬，形色紫黑，坠痛便秘。以黄连解毒汤加大黄、枳壳，二剂便通，疼痛稍止；又以四物汤合前汤数剂，其肿渐消。存坚肿栗大不散，以脏连丸服至月余而愈。

一妇人肛门肿突，坚硬痛极，用攻利、解毒药俱不应，以神灯照法照之，早晚二次，其疼方减。以蟾酥锭磨浓涂之，坚硬渐腐为脓，仍服内消沃雪汤，二剂便通，疼苦减其大半。又以四物汤加黄柏、知母、厚朴、苍术，外以珍珠散加冰片、猪髓调搽，月余而平。

一监生素性急暴，每纵膏粱，因积毒流于大肠，内如针刺，外肛不肿，常欲后重，便则秘结，诊之脉空数而无力，此真气不足，邪火有余，内脏亏损症也。后必难痊，辞不可治。后请别医，用药月余，肛门内腐，败水无禁，复请视之。予曰：决不可疗也。脉来虚数，邪胜正也；手掌不泽，脾气败也；至夜发热，阴虚火旺；败水无禁，幽门已坏；面若涂脂，元气走散；鼻如烟煤，肺气将绝；口干舌燥，肾水已竭。犯此岂有不死之理？患者不服，强用解毒滋阴药饵，不效而死。

——《外科正宗·卷之三·下部痈毒门·脏毒论》

张　二年前冲气入脘，有形痛呕，粪前后有血，此属厥阳扰络，风动内烁，头巅皆眩痛，每日用龙荟丸。

程（四六）　少阳络病，必犯太阴，脾阳衰微，中焦痞结，色痿如瘁，便后有血。论脾乃柔脏，非刚不能苏阳，然郁勃致病，温燥难投，议补土泄木方法。

人参　当归　枳实汁　炒半夏　桑叶　丹皮

参、归养脾之营，枳、半通阳明之滞，桑、丹泄少阳之郁。

汪　嗽血已止，粪中见红，中焦之热下移，肠胃属腑，止血亦属易事，花甲以外年岁，热移入下，到底下元衰矣。

细生地　川石斛　柿饼灰　天冬

某（二三）　便血如注，面黄，脉小，已经三载，当益胃法。（脾胃阳虚）

人参一钱　焦术三钱　茯苓三钱　炙草五分　木瓜一钱　炮姜五分

朱　入暮腹痛鸣响，睾丸久已偏坠，春正下血经月，颜色鲜明，此痛决非伤瘀积聚，乃营损寒乘，木来侮土，致十四载之缠绵，调营培土，以甘泄木，散郁宜辛，节口戒欲，百天可效。

人参　炒当归　炒白芍　肉桂　炮姜　茯苓　炙草　南枣

〔又〕细推病情，不但营气不振，而清阳亦伤，洞泄不已，而辛润宜减，甘温宜加，从桂枝加桂汤立法。

人参　桂枝　茯苓　生白芍　炙草　肉桂　煨姜　南枣

〔又〕仍议理营。

人参　于术①　茯苓　炮姜　桂心　白芍　真武丸二钱

某（十八）　便后下血，此远血也。（脾不统血）

焦术一钱半　炒白芍一钱半　炮姜一钱　炙草五分　木瓜一钱　炒荷叶边二钱

某　肠红粘滞，四年不痊，阴气致伤，肛坠刺痛，大便不爽，药难骤功，当以润剂通腑。（阴虚血涩）

生地　樗豆皮　楂肉　麻仁　冬葵子　归须

陈（三十）　肾阴虚，络中热，肝风动，肠红三载不已，左胁及腹不爽，少阳亦逆，多以补中调摄，故未见奏功，姑用疏补，为益脏通腑。

① 于术：白术，下同。

熟地炭　炒当归　炒楂肉　炒地榆　炒丹皮　冬桑叶

〔又〕益阴泄阳，四剂血止，但腰酸脘中痹，咽燥喜凉饮，肛热若火烙，阳不和平，仍是阴精失涵，用虎潜法。

熟地炭　白芍　当归　地榆炭　龟胶　知母　黄柏　猪脊髓丸

某　沫血鲜红凝块紫黑，阴络伤损，治在下焦，况少腹疝瘕，肝肾见症，前此精浊日久，亦令阴伤于下。

人参　茯神　熟地炭　炒黑杞子　五味　炒地榆　生杜仲

〔又〕左脉小数坚，肛坠胀。

人参　茯神　湖莲肉　芡实　熟地炭　五味

——《临证指南医案·卷七·便血》

案 4　便血多年，先后不一，先紫后红，并有血块，腹中隐痛，脉来滑数，按之无力，三阴内亏，湿热不化，阴络受伤，肝不藏血，脾不统血，气不摄血，渗入大肠而下。

生熟地四钱　侧柏叶三钱　箱当归三钱　黑姜炭五分　赤石脂三钱　炒冬术三钱
杭白芍三钱　酸枣仁三钱　槐花炭三钱　阿胶珠二钱

——《王九峰医案·副卷二·便血》

络伤便血，历十余年，精神不振，肝气病痛，心虚气短，不相接续，阳事痿顿，年甫四二，未老先衰，脉来虚软，右关弦滑，中虚肾肝胃气皆虚，阴阳并损，从阳引阴，从阴引阳，大封大固，是其法程。第营出中焦，资生于胃，阳根于地，气根于肾，当从心脾进步，精血生于谷食，脾胃振作，为资生化源之本，不必寝事于阳，见血投凉，拟黑归脾汤加减。然否？明眼裁之。

人参　熟地　茯神　枣仁　黄芪　于术　甘草　远志　龙眼肉　阿胶（藕粉研冲）

服十剂后，加鹿角胶、鹿角霜、炙龟版为末，以桂圆肉煎膏和丸。如胸攻作痛，以红糖汤送下。

便后血，乃远血也。血色鲜红，肛脱半时乃上，已十余年，头眩神倦，脉来软数，肾水不足，肝阴少藏，脾少统司，气无摄纳，从乎中治，议归脾举元。

熟地　洋参　茯苓　白术　当归　枣仁　远志　木香　升麻　桂圆

便血已历多年，近乃肤胀腹大，脉沉潜无力，绝不思食，脾肾两亏，生阳不布，水溢则肿，气凝则胀。心开窍于耳，肾之所司，耳闭绝无闻者，肾气欲脱，不能上承心也。勉拟一方，以尽人力。

洋参　冬术　茯苓　炙草　熟地　归身　枣仁　远志　苡仁

中央生湿，湿生土，土生热，热伤血。火灼金伤，阳明胃血下注大肠。血在便后，已历多年，所服黑地黄丸、黄土汤，均是法程。第湿热盘踞中州，伤阴耗气，血随气行，气赖血辅，必得中州气足，方能煦血归经。

生地　洋参　怀药　白术　归身　白芍　枣仁　远志　炙草　升麻　桂圆肉

——《王九峰医案·中卷·便血》

席 向是肠痔，兹则大便之后，滴沥下血，此湿热蕴结肠中。

侧柏炭　枳壳　炒槐花　荆芥炭　制半夏　丹皮炭　泽泻　炒竹茹　黄柏炭　炒防风　当归炭　广皮

黄 肠红止而复来，腹中疗痛，良由湿热未清，再从苦泄之中，兼和营卫。

当归炭一钱　荆芥炭一钱　左秦艽一钱五分　炙黑红鸡冠花三钱　血余炭三钱　炒丹皮二钱　炒枳壳一钱五分　苍术（麻油炒黄）一钱　黄柏炭三钱　炒槐花二钱　于术一钱五分　川连炭三分

——《张聿青医案·卷六·便血》

第四节　原发性肝癌

原发性肝癌属中医学"黄疸""鼓胀""积聚""肝积""癥瘕""暴癥"等的范畴。江苏古代医家薛己、王肯堂、张璐、王维德、顾世澄、怀远、高秉钧、王泰林、张乃修等在他们的著作中对本病都有论述。

一、病因病机

《内经》言积始末，明且尽矣。《难经》五积，不过就其中析五脏相传，分部位以立其名。《金匮要略》以坚而不移者为脏病，名曰积，以推移而不定者为腑病，名曰聚。然而二者原其立名之由，亦不过就其肓膜结聚之处，以经脉所过部分，属脏者为阴，阴主静，静则牢坚而不移，属腑者为阳，阳则推荡而不定，以故名之耳。又有槊气者，即饮食之气渗注停积之名也。《巢氏病源》于积聚之外，复立癥瘕之名，谓由寒温不调，饮食不化，与脏气相搏结所生，其病不动者癥也。虽有癖而可推移者瘕也。瘕者假也，虚假可动也。

——《证治准绳·杂病·诸气门·积聚》

水肿鼓胀其原一，皆是脾虚不运克。鼓胀病重水肿轻，水肿皮浮如常食（四肢皆肿，饮食如常，其病在外故轻，名双鼓胀）。气入于脏为鼓胀，腹大身瘦食不入（名单鼓胀，病在内故重）。脾虚致病是总原，亦有水血与食积，有因气实及气虚。

示吉曰：人脾气素虚，现停水积，方生鼓证。

——《医宗说约·卷之一·鼓胀》

疸虽分五实归一（黄汗、黄疸、酒疸、谷疸、女劳疸。丹溪曰不必分五种，总是湿热，如盦[①]酱曲相似），盖是脾虚胃不实，水谷湿热相郁蒸。

——《医宗说约·卷之二·黄疸》

---

① 盦（ān）：遮盖或密封有机物使其发酵。

《素问》云：其有时复发者，何也？此饮食不节，故时有病气聚于腹也，胃脉实则胀，脾气实则腹胀，泾溲不利，浊气在上，则生腹胀。中满者，泻之于内，下之则胀已。（论实证。）饮食起居失节，入五脏则腹满闭塞。（论虚证。）腹满腹胀，支膈胠胁，下厥上冒，过在足太阴阳明。

夫胀皆脾胃之气虚弱，不能运化精微，致水谷聚而不散，故成胀满。饮食不节，不能调养，则清气下降，浊气填满，胸腹湿热相蒸，遂成此证。

——《张氏医通·卷三·诸气门上·鼓胀》

诸积，该气、血、痰、食而言。脉来细而附骨，谓细而沉之至，诸积皆阴故也。又积而不移之处，其气血营卫，不复上行而外达，则其脉为之沉细而不起，故历举其脉出之所，以决其受积之处。而复益之曰："脉两出，积在中央"，以中央有积，其气不能分布左右，故脉之见于两手者，俱沉细而不起也。

——《金匮要略心典·卷中·五脏风寒积聚病脉证并治》

内伤脾肾，留滞于中，则心腹胀满不能再食，其胀如鼓，故名"鼓胀"。

——《医经原旨·卷五·疾病第十二·鼓胀》

臌之为病，因肠胃衰弱，不能运化，或痰或血，或气或食，凝结于中，以致臌膪胀满。

——《医学源流论·卷上·病·臌膈论》

聚与积总因食物不化，阴血凝聚，源同而名异。《经》曰：积者五脏所生，聚者六腑所成，气之所积名曰积，气之所聚名曰聚。聚者，阳气也，故阳浮而动，其气运转不定，遇滞即止，发无本根，痛无常处，气旺渐消，不治自己。积者，阴气也，故阴沉而伏，蓄积一处而不行，发有常处，其痛不离其部，阴属里，治之为难。积有常所，有形之血也，聚无定部，无形之气也，积块者，痰与食积、死血也。

积聚痞块之证，皆内为喜、怒、忧、思、悲、恐、惊七情所致，若以五脏传克成积，不亦求之太过乎！盖气血荣卫一身，上下周流，无时少息，一旦七情感动五志之火，火性炎上，有升无降，以致气液水谷不能顺序，稽留为积也必矣。丹溪曰：气不能成块成聚，夫块乃有形之物，乃痰与食积死血而成。凡在中为痰饮，在右为食积，在左为血块，何以明之？夫左关肝胆之位，藏血液，右关脾胃之位，藏饮食，所以左边有积则为血块，右边有积则为食积，而其中间则为水谷出入之道路，五志之火熏蒸水谷而为痰饮，所以中间有积，则为痰饮也。

癥者，是因饮食得之，痛刺胠胁，心胸烦闷，饮食不下，吐逆恶心，日久不治，渐成癥结。又曰：食结其证属阴，阴主静，故癥定于一处而不移。

瘕者，是因伤血得之，其状胸膈烦闷，痛引少腹，时或攻筑上抢心胸，虽不阻食，渐成瘕结，又曰血结。然此与癥，总因荣卫俱虚，风寒袭于外，饮食滞于中，久而不化则邪并于阴而为癥，邪并于阳则为瘕。瘕者假物象形，动而不息，去来无常，或两胁间有块如石，按之则痛，不按则轻，久而不已，面黄肌瘦，肚硬而胀，腹现青筋，昼凉夜热，食减餐泥，成为疳积。治宜调脾养胃，磨积消疳，非一日一夕可愈也。

——《疡医大全·卷二十一·内痈部·痞积癥瘕门主论》

积聚之病，非独痰、食、气、血，即风寒外感，亦能成之。然痰、食、气、血，非得风寒，未必成积。风寒之邪，不遇痰、食、气、血，亦未必成积。《经》云：卒然多食饮则肠满，起居不节，用力过度，则络脉伤，血溢肠外，与寒相搏，并合凝聚，不得散而成积，此之谓也。

——《金匮翼·卷四·积聚统论》

积聚癥瘕痃癖，因寒而痰与血食凝结病也。

总之，积聚癥瘕痃癖痞，分隶三焦，断难混视。痞癖见于胸膈间，是上焦之病。痃积聚见于腹内，是中焦之病。癥瘕见于脐下，是下焦之病，按其症，分其部，方得头绪。故积聚痃癖痞，多生于男子，而女子偶患之，癥瘕多生于女子，而男子偶患之，理固当然也。

◎ 诸积原由症治

《灵枢》曰：喜怒不节则伤脏，脏伤则虚，风雨袭虚，则病起于上，留着于脉，稽留不去，息而成积。着于阳明之经则挟脐而居，饱食则益大，饥则益小。着于缓筋也，是阳明之积，饱食则痛，饥则安。着于肠胃之膜原，痛而外连于缓筋，饱食则安，饥则痛。着于膂筋，在肠后者，饥则积见，饱则积不见，按之不得。又曰：人之善病肠中积聚者，皮肤薄而不泽，肉不坚而淖泽，如此则肠胃恶，恶则邪留止，积聚乃成，肠胃之间，寒温不次，邪气犹至，畜积留止，大聚乃起。《内经》曰：寒气客于小肠膜原之间，络血之中，血涩不得注于大经，血气稽留不得行，故宿昔而成积矣。仲景曰：有积有聚有槃气。槃气者，胁下痛，按之则愈，复发为槃气。

——《杂病源流犀烛·卷十四·积聚症瘕痃癖痞源流》

故丹溪以为五疸不必细分，但以湿热概之也。夫丹溪之言虽若太简，其实五疸之因，不外饮食劳役，有伤脾土，不能运化脾土虚甚，湿热内郁，久而不泄，流入皮肤，于周身，故色若涂金，溺若姜黄耳，则是不可不辨者。

——《杂病源流犀烛·卷十六·诸疸源流》

夫癥者……瘕者……癖块者……窃思三者之证，皆内为喜怒忧思悲恐惊七情所致。盖人之气血，营卫一身，上下周流，无时或间，苟得充实顺序，积聚何由而生？一有所伤，则气液水谷，失其运旋，以致稽迟而为积为聚也，故数证者俱从郁论，病本在于肝脾，而胃与八脉，亦与有责。

——《疡科心得集·卷中·辨癥瘕癖块论》

黄疸由脾胃湿热郁蒸，渐致身目如金，汗溺皆黄。

既分五疸，宜辨阴阳，阳黄多由瘀热，烦渴头汗，脉必滑数，阴黄多由寒湿，身冷汗出，脉必沉微。阳黄系胃腑湿热熏蒸，与胆液泄越，上侵肺则发而为黄，其色明如橘子，治在胃，（茵陈蒿汤。）阴黄系脾脏寒湿不运，与胆液浸淫，外渍肌肉，则发而为黄，其色晦如烟熏，治在脾，（茵陈四逆汤。）

——《类证治裁·卷之四·黄疸论治》

盖黄为脾之本色，苍则木气胜而见于脾。腹起青筋，则肝邪炽盛，而脾土败坏，症势甚危。

——《医醇賸义·卷四·胀·鼓胀》

二、症状表现

【五脏积名】肝积曰肥气，在右胁下，如覆杯，有头足，如龟鳖状，久不愈，令人呕逆，或胸胁痛引小腹，足寒转筋……脾积曰痞气，在胃脘，覆大如盘，久不愈，令人四肢不收，发黄疸，饮食不为肌肤，心背彻痛。（《汇补》）

——《证治汇补·卷之六·腹胁门·积聚》

《素问》云：有病心腹满，旦食则不能暮食，名为鼓胀。

〔诊〕脉弦为肝克脾胃，脉实则胀，此属实；关上脉虚即胀满，此属虚。洪数为热胀，迟弱为阴寒，浮为虚满，紧为中实。

——《张氏医通·卷三·诸气门上·鼓胀》

诸积大法，脉来细而附骨者，乃积也。寸口，积在胸中；微出寸口，积在喉中。关上，积在脐旁；上关上，积在心下；微下关，积在少腹。尺中，积在气冲。脉出左，积在左；脉出右，积在右；脉两出，积在中央。各以其部处之。

——《金匮要略心典·卷中·五脏风寒积聚病脉证并治》

肝之积，曰肥气，在左胁下，状如覆杯，有足，似龟形，久则发咳呕逆，脉必弦而细。

——《杂病源流犀烛·卷十·肝病源流》

【脉法】《难经》曰：病在右胁，有积气，得肺脉结，结甚则积甚，结微则积微，肺脉虽不见，右手脉当沉伏。《脉诀》曰：五积为阴，沉伏附骨，肝弦心芤，肾沉结滑，脾实且长，肺浮喘卒，六聚成结，瘤则沉结。《正传》曰：郁脉多沉伏，或促或结或代。丹溪曰：郁脉沉涩，积脉弦坚。《纲目》曰：心肺有积，其脉皆喘数；肝有积，其脉弦长；脾胃有积，其脉皆大。《脉经》曰：脉弦紧为积，弦紧而微细者癥也。夫癥瘕积聚之脉皆弦紧，在心下即寸脉弦紧，在胃脘即关脉弦紧，在脐下即尺脉弦紧。又曰：内有积不见脉，难治，见一脉相应易治。又曰：诊积，其脉坚强急者生，虚弱者死。又曰：脉弦而伏者，腹中有癥，不可转也，必死不治。《回春》曰：有癥瘕，其脉多弦，弦急瘕疾，弦细癥疾。《医鉴》曰：腹中有积，脉忌虚弱。又曰：诊女人疝瘕积聚之脉，弦急者生，虚弱小者死。

——《杂病源流犀烛·卷十四·积聚症瘕痃癖痞源流（息积病）》

鼓胀者，腹胀，身皆大，大与肤胀等，色苍黄，腹筋起，此其候也。

——《医醇賸义·卷四·胀·鼓胀》

三、鉴别诊断

【积聚不同】积属阴，五脏所主，发有常处，痛不离部。聚属阳，六腑所成，发无定所，痛无常处。（《难经》）

【癥瘕各别】癥者，征也，以其有所征验也，腹中坚硬，按之应手，不能移动。瘕者，假也，假物而成蠢动之形，如血鳖之类，中虽硬而聚散无常，且有活性，故或上或下，或左或右。癥因伤食，瘕是血生，二症多见于脐下。（《汇补》）

——《证治汇补·卷之六·腹胀门·积聚》

臌膈同为极大之病，然臌可治，而膈不可治。盖臌者，有物积中，其证属实；膈者，不能纳物，其证属虚。实者可治，虚者不可治，此其常也。

——《医学源流论·卷上·病·臌膈论》

夫癥者徵也，血凝痰滞，有形可徵，故一定而不移。瘕者假也，由气结聚，无形成假，故推之而可动，且时有时无，来去靡常，发无定所。至于癖块者，与癥相似，每在两胁，有由疟而得者，谓之疟母；有由气而得者，谓之气癖。

——《疡科心得集·卷中·辨癥瘕癖块论》

黄帝问于岐伯曰：水与肤胀、臌胀、肠覃、石瘕、石水，何以别之？岐伯答曰：水始起也，目窠上微肿，如新卧起之状。其颈脉动，时咳，阴股间寒，足胫肿，腹乃大，其水已成矣。以手按其腹，随手而起，如裹水之状，此其候也。黄帝曰：肤胀何以候之？岐伯曰：肤胀者，寒气客于皮肤之间，鼟鼟然不坚，腹大，身尽肿，皮厚，按其腹，窅而不起，腹色不变，此其候也。臌胀何如？岐伯曰：腹胀身皆大，大与肤胀等也，色苍黄，腹筋起，此其候也。肠覃何如？岐伯曰：寒气客于肠外，与卫气相搏，气不得荣，因有所系，癖而内著，恶气乃起，瘜肉内生。其始生也，大如鸡卵，稍以益大，至其成如怀子之状，久者离岁，按之则坚，推之则移，月事以时下，此其候也。石瘕何如？岐伯曰：石瘕生于胞中，寒气客于子门，子门闭塞，气不得通，恶血当泻不泻，衃以留止，日以益大，状如怀子，月事不以时下。皆生于女子，可导而下。

此症外象虽与肤胀略同，然色苍黄、腹筋起二端，便与前症迥别。

——《医醇賸义·卷四·胀·鼓胀》

四、治法方药

【治法】

此皆抑郁不伸而受其邪也。岂待司天克运，然后为郁哉。故五积六聚，治同郁断，如伏梁者火之郁，火郁则发之是也。

从五脏气之相移者，同五运郁法治之。从肠胃食物所留者，则夺之消之，去菀陈莝也。若气血因之滞者，则随其所在以疏通之。因身形之虚，而邪得以入客稽留者，必先补其虚，而后泻其邪。大抵治是病必分初中末三法，初治其邪入客后积块之未坚者，当如前所云，治其始感之邪与留结之，客者除之、散之、行之，虚者补之，约方适其主所为治。

若遽以磨坚破结之药治之，疾似去而人已衰矣……故善治者，当先补虚，使血气壮，积自消……不问何脏，先调其中，使能饮食，是其本也。东垣云：许学士云，大抵治积，或以所恶者攻之，所喜者诱之，则易愈……若用群队之药分其势，则难取效。须要认得分明，是何积聚，兼见何证，然后增加佐使之药，不尔反有所损，要在临时通变也。治积当察其所痛，以知其病有余不足，可补可泻，无逆天时。详脏腑之高下，如寒者热之，结者散之，客者除之，留者行之，坚者削之，强者夺之，咸以耎之，苦以泻之，全真气药补之，随其所积而行之。节饮食，慎起居，和其中外，可使必已。

——《证治准绳·杂病·诸气门·积聚》

示吉曰：治斯疾者，正气足而滞气行，是为上工；其次利小便，尤可活人；若用下药，大便利而暂取快，是速毙也。

——《医宗说约·卷之一·鼓胀》

【养正】壮实人无积，虚人则有之，皆因脾胃虚衰，气血俱伤，七情悒郁，痰挟血液凝结而成。若徒用磨坚破积之药，只损真气，积虽去而体已惫[1]，虽或暂时通快，药过依然，气愈耗而积愈大，惟当渐磨熔化，攻补兼施，若去积及半，即宜纯与甘温调养，使脾土健运，则破残余积，不攻自走，所谓养正积自除之谓也。（《汇补》）

治法大法：咸以软之，坚以削之，惟行气开郁为主，或以所恶者攻之，或以所喜者诱之，则易愈。（《汇补》）

【治分初中末】初起正气尚强，邪气尚浅，则任受攻；中则受病渐久，邪气较深，正气较弱，任受且攻且补；末则邪气侵凌，正气消残，则任受补。（洁古）又初起为寒，宜辛温消导；久则郁热，宜辛寒推荡。（《汇补》）

——《证治汇补·卷之六·腹胀门·积聚》

丹溪曰……或曰：腹已胀矣，反用参、术，何耶？曰：乃《内经》塞因塞用之法，正气虚而不能运行，浊气滞塞于中，今扶助正气，使之自然健运，邪无所留，而胀消矣。

---

① 惫：通"惫"。

喻嘉言曰……单单腹胀久窒，而清者不升，浊者不降，互相结聚，牢不可破，实因脾胃之衰微所致，而泻脾之药，安敢漫用乎……则有培养一法，补益元气是也；则有招纳一法，宣布五阳是也；则有解散一法，开鬼门洁净府是也，三法是不言泻，而泻在其中矣。

肿胀服药，最忌盐、酱、糟物。愈久欲食，须用开盐酱法，用大鳢鱼一个破开，入五苓散，放瓦上封合，上下俱用火炙黄焦存性，为末，加麝香少许，空心姜、枣汤服之，水肿亦然。惟火胀不忌盐、酱，如面色枯槁，肢体消瘦，单腹胀急而块垒不平者，皆属火胀，此非水肿，无虑助肾水之邪也。

——《张氏医通·卷三·诸气门上·鼓胀》

各以其部处之，谓各随其积所在之处而分治之耳。

——《金匮要略心典·卷中·五脏风寒积聚病脉证并治》

鼓胀之病本因留滞，故不可复纵饮食也。

——《医经原旨·卷五·疾病第十二·鼓胀》

治之当先下其结聚，然后补养其中气，则肠胃渐能克化矣。

——《医学源流论·卷上·病·臌膈论》

故王宇泰云：治积之法，理气为先，气既升降，津液流畅，积聚何由而生！丹溪乃谓气无形，不能作聚成积，只一消痰破血为主。误矣！天地间有形之物，每自无中生，何止积聚也。

——《金匮翼·卷四·气积》

此病宜补不宜攻，燥湿补中是为主。
古语云：膏粱无厌发痈疽，淡泊不能生膜胀。

——《医学妙谛·卷中·杂症·膨胀章》

丹溪曰：凡积不可用下药，徒损真气，病亦不去，况积之成也，正气不足，而后邪气踞之，如小人在朝，由君子之衰也。正气与邪势不两立，一胜则一负，邪气日昌，正气日削，不攻去之，危亡从及，然攻之太急，正气转伤，初中末之三法，不可不明也。初者病邪初起，正气尚强，邪气尚浅，则任受攻；中者受病渐久，邪气较深，正气较弱，任受且攻且补；末者病魔经久，邪气侵凌，正气消残，则任受补。盖积之为义，匪朝伊夕所以去之，亦当有渐，攻之愈亟，则伤正气，正伤则不能运化而邪愈固矣。更宜审明何经受病，受伤何物，从其因以治之。

昔张子和动辄言下，下之当也，仲景三承气汤审之详密，可下不可下，急下何积何药，分毫不爽。寒积巴豆感应丸，热积大黄承气汤，血积桃仁、红花，下水牵牛、甘遂，水中之血虻虫、水蛭，虫积槟榔、雷丸。今人畏而不敢下者，不明之罪；无忌而妄用者，杀人之罪。消虚者当扶助正气，消息推荡之，慎勿孟浪戕人天年。

五积当从郁论，《难经》所谓因受胜己之邪，传于己之所胜，适当旺时，拒而不受，因留为积，此皆抑郁不伸而受其邪，故五积六聚，治同郁断。伏梁者心之郁，肥气者木之郁，痞气者土之郁，息贲者金之郁，奔豚者水之郁，郁者气不舒而抑郁成积，不独聚可以气言也。故治积之法，以理气为先，则津液流行，积聚何由而成，然更不可不兼以补也，盖壮者气行则已，怯者着而成病。故积之为积，本于气虚血弱之人，故曰壮人无积，虚则有之。善治积者，不必问其何经何脏，必先调其中气，使能饮食，气血即旺，积滞自消，即壮实而宜消者，亦当以补血补气之药兼服。《经》曰：大积大聚，其可犯也，衰其半而已。故消积及半，纯与甘温调养，使脾血健运，则余积不攻自退，所谓养正则邪自除，犹满座皆君子，则一二小人，自无容身之地；若欲积尽而后止胃气之存也，无几矣。

治法因所因从其类以治之，大抵积之初多属寒，而积之久则为热矣。宜知新久之异，以分辛温、辛平、辛凉三者之宜。然人之积块疝气心腹等，痛本多属热，而方中又多用桂附热药，却又不发药毒者，盖因诸积、诸痛喜温而恶寒，热药与病情相和，况积久成郁而火邪深矣，若见寒愈逆，见热愈喜，两热相从，是即所谓亢则害承乃制，从治法也。世人见其投热不为热误，遂以是寒为属沉寒痼冷，恣投热剂，以致真气被蚀，阴血干枯，不可为矣。抑尝论之，医为病所困者，惟阴虚之难补，久积之难除，故玉山自倒，阴虚之谓也，养虎遗患，久积之谓也。人之罹此二者，须节欲以养性，内观以养神，淡泊自如，从容自得，然后委之于医，方能为尔保也。

——《疡医大全·卷二十一·内痛部·痞积癥瘕门主论》

（《六元正纪大论》）大积大聚，不可犯也，衰其大半而止，过则死。

（《素问·奇病论》）帝曰：病胁下满，气逆，二三岁不已，是为何病？岐伯曰：病名曰息积，此不妨于食，不可灸刺，积为导引服药，药不能独治也（积最宜外治）。

——《兰台轨范·卷六·积聚癥瘕》

肝之积，曰肥气……宜肥气丸、增损五积丸，皆肝家气血两虚，肝气不和，逆气与瘀血相并而成，治法宜和肝散结。

——《杂病源流犀烛·卷十·肝病源流（肥气 胠胁肋痛 腋臭漏腋）》

然壮盛之人，必无积聚，必其人正气不足，邪气留着，而后患此，故易老云：养正积自除，譬如满座皆君子，纵有一小人，自无容地而出，令人真气实胃气强，则积自消，更能断厚味，节色欲，戒暴怒，正思虑，庶乎万全而无害。其言良是也。然细思之，日进攻伐固不可，全用补益亦未必效，盖既有是积是聚，而积聚之凝结日久者，不为消磨，恐未必能自尽。譬之一室中，既有小人在内，纵使满座皆君子，未必不恬然自安处于其侧，虽此时断不敢与君子相抗为难，然终自处于室中也，惟以威屈，或以言激，或以势凌迫而逐之，方能去耳。故治积聚者，计惟有补益攻伐，相间而进（补益以补中益气汤等为主，随症加减。攻伐以攻积丸等为主，随症加减），方为正治。病深者伐其大半即止，然后俟脾土健运，积聚自消。且夫积聚必成块，治块宜丸，不宜煎，煎药如过路之水，徒耗元气，无损于块，盖块者有形之物，气不能成块，必成于痰食死血。大法，贵察其所痛，以知其病之有余不足而攻补之，东垣谓当详脏腑之高下，而高者越之，结者散之，客者除之，留者行之，坚者削之，强者夺之，咸以软之，苦以泻之，全真气药补之，随所利而行之，节饮食，慎起居，和其中外，可使必已，斯诚千古治积聚之良法也（五积宜五积丸，增损五积丸尤妙，通治诸积聚，宜化积丸）。

然积聚等七者虽详，而痰食死血之为病，有与此相类，而不得竟谓之积聚癥瘕痃癖痞，亦有是此七病，而各有形症不同，即各当用药调治者。如积聚腹胀如鼓，青筋浮起，坐卧不便（宜蒜红丸）。如寒气结块，腹大坚满，痛楚之极（宜木香通气散）。如左肋下痞满，气逆息难，有形，但不妨饮食（宜推气汤）。如痞积气块，口内生疮（宜化痞膏）。如心下坚大如盘，由于水饮所作（宜枳术汤）。如腹中痃癖，致成鼓胀（宜乌牛尿膏）。如痃癖不瘥，胁下坚硬如石（宜大黄散）。如腹满癖坚如石，积年不损（宜杨枝酒）……如久患涎沫，遂成积块（宜青黛丸）。如卒暴癥疾，腹中如石刺痛，日夜啼呼，不治百日死（宜牛膝酒）。

◎ 诸积原由症治

《入门》曰：治五积古有肥气等五方，今增损五积丸更妙。又曰：积初为寒，宜辛温消导，大七气汤、乌白丸；久则为热，宜辛寒推荡，木香槟榔丸、通元二八丹。又曰：壮人无积，虚人则有之，皆由脾胃怯弱，气血两衰，四时有感，皆能成积，若遽以磨积破结之药治之，疾似去而人已衰矣，法当先补虚，使气血壮，则积自消，宜木香枳壳丸。《本事方》曰：治积要法，大抵以所恶者攻之，所喜者诱之，则易愈。《得效》曰：宿血滞气，凝结为癥瘕，腹中痞块坚硬作楚，当以破气药伐之，或以类相从，如败梳治虱瘕，铜屑治龙瘕，曲糵治米瘕，石灰尘治发瘕。丹溪曰：凡攻击之药，有病则病受之，无病则胃气受伤。胃气者，清纯冲和之气也，惟与谷肉菜果相宜，盖药石皆偏胜之气，虽参芪性亦偏，况攻击者乎。

——《杂病源流犀烛·卷十四·积聚癥瘕痃癖痞源流》

惟在疗之者，察其脏腑之阴阳，部分之高下，气血之多寡，新久之浅深，元气之厚薄，或十攻而一补，或半攻而半补，或十补而勿一攻，握一定之算，然后能取决于必胜也。近时，士材立初中末三法，未尝不善，而余则尤有商焉，积聚之生也以渐，匪朝伊夕之故，使苟元气充，脏腑调，分布周列，何隙可容其踯躅，令积聚实逼处此，妨碍于升降往来，惟其萌于有渐，始尚不觉，日以益大，渐至猖狂而不可遏，斯时缓攻之邪不去，峻攻之邪亦不去，即去矣，而邪之聚者，复散而变他症。盖攻积之药，必由脏腑肠胃，而后达病所，其清纯之气，有不伤乎！余立一法，以攻积丸累累加用，倍入人参汤监之，贫者以白术膏代之，必使元气胜乎邪气，而邪自无容留地，否则专补元气，复其健运之常，则所积者，所聚者，将不攻而自走，又必须其人，善自珍摄，爱护生命，而后可与施此术也。苟不然者，亦终无如何矣。

——《古今医彻·卷之二·杂症·积聚论》

治之之法，当从诸经，再究其气血之偏胜。气虚则补中以行气，气滞则开郁以宣通，血衰则养营以通络，血瘀则入络以攻痹。如或营伤气阻者，须于养营之中，通泄其气；如或络虚则胀，气阻则痛者，须以辛香苦温和络通降；又如肝胃两病者，宜泄肝救胃；肝胃脾同病者，则扶土制木；肝脏之气，独郁不宜者，宜辛香专治于气；血痹络逆失和者，宜辛香专理其血；病由冲任扰及肝胃而逆乱者，仍从肝胃两经主治，宜疏降温通。凡此皆施治之大要，贵在医者之生心化裁耳。总之，用攻法，宜缓宜曲，不可太峻，太峻则正气受伤；用补法，忌涩忌呆，须当疏利，疏利则积滞可去，此尤不可不知也。至于古人调治之方，若金铃子散、疏肝导滞汤、益气养营汤、鳖甲煎丸、旋覆葱绛汤等，俱可酌用，须随机应变，不执方而方始为我用矣。

——《疡科心得集·卷中·辨癥瘕痃癖块论》

【方药】

《葛氏方》治黑疸者，多死，急治之方

土瓜根捣绞取汁，顿服一升，至三升顷，病当随小便去，不去更服之。（今按《范汪方》云：黑疸甚困，医所不治，治之立愈。）

——《医心方·卷第十·治黑疸方》

《葛氏方》治卒暴癥，腹中有物坚如石，痛如刺，昼夜啼呼，不治之，百日死，方：

取牛膝根二斤，曝令小干，以酒一斗，渍之，密塞器口，举着热灰中，温之令味出，先食，服五六合至一升，以意量多少。

——《医心方·卷第十·治暴癥方》

胜金丹 用苍术（炒）二两，厚朴（姜汁炒）、枳实（炒）、桃仁（去皮尖炒）、丹皮、陈皮、槟榔、赤茯、半夏、黑丑（头末）、木香各一两，甘草、川芎各六钱，为细末。外用皂矾四两五钱（先用萝卜汁化开，滤去泥土，煮干，再入醋煮干）为末，与前末和匀，再用神曲三两为末，打糊为丸，丸如绿豆大，每服一钱，虚人老人五分，汤下。并治胸膈饱闷，泄泻痢疾，瘀血内伤，功不尽述。

——《医宗说约·卷之一·鼓胀》

鸡矢醴（《素问》） 治鼓胀内有湿热停积，旦食不能暮食。

骟鸡矢白（但与陈米喂养，勿与杂食，则矢干有白）

上取八合微炒，入无灰酒三升，煮取一升五合，五更热服。（如无，以不落水鸡内金炙脆为末，荷叶裹陈米饭为丸，每服二三钱，空心温酒送下。）此方出《黄帝内经》，世本有加大黄、桃仁者大谬。

——《张氏医通·卷十三·专方·鼓胀门》

木香通气散 治寒气成积，腹痛坚满不可忍。

木香 戎盐 三棱（炮）各半两 厚朴（姜制）一两 枳实（炒） 甘草（炙）各三钱 干姜（炮） 蓬术（煨）各二钱

为散每服三钱，食前淡姜汤调下。

——《张氏医通·卷十三·专方·积聚门》

肥气

温白丸（《局方》） 通治五积及十种水气、八种痞气、五种淋疾、九种心痛、七十二种风、三十六种遁尸疰忤、癫痫、翻胃噎塞、胀满不通。

紫菀（去苗） 菖蒲（九节者，去毛） 吴茱萸（汤洗七次，焙干） 柴胡 厚朴（姜制）各一两 桔梗（去芦） 茯苓（去皮） 皂荚（去皮子弦，炙） 桂枝 干姜（炒） 黄连 川椒（去目及闭口者，微炒出汗） 巴豆（去皮膜油） 人参各半两 川乌（炮去皮脐）八钱

为细末，入巴豆研匀，蜜丸桐子大，每服三丸，渐加至五丸、七丸，生姜汤送下，临卧服。有孕忌服。易老云本方治肥气，加柴胡、川芎。

鳖甲丸 治肥气体瘦，饮食少思。

鳖甲（一枚重四两者，洗净，以醋和黄泥固济背上可厚三分，令干） 京三棱（炮，制） 枳壳（麸炒黄）各三两 川大黄（锉，炒）二两 木香（忌火） 桃仁（去皮尖双仁，用麸炒微黄，细研如膏）一两半

上除鳖甲外，俱捣为细末，后泥一风炉子，上开口，可安鳖甲，取前药末，并桃仁膏，内鳖甲中，有好米醋二升，时时旋取入鳖甲内，慢火熬令稠，取出药，却将鳖甲去泥净，焙干，捣为细末，与前药同和捣为丸，梧子大，每服二十丸，温酒送下，空心临卧各一服。

痞气 温白丸加吴茱萸、干姜。

——《金匮翼·卷四·积聚统论》

新制阴阳攻积散 治积聚癥瘕痃癖蛊血痰食，不问阴阳，皆效。

吴茱萸（炮） 干姜（炒） 官桂 川乌（炮）各一两 黄连（炒） 半夏 橘红 茯苓 槟榔 厚朴 枳实 菖蒲 玄胡索 人参 沉香 琥珀（另研） 桔梗各八钱 巴霜（另研）五钱

末之，皂角水煎汁泛丸绿豆大，每服八分，渐加一钱五分，姜汤送下。

三圣膏 贴积。

用未化石灰十两，筛过极细，炒红，将好醋熬成膏，入大黄末一两，再入肉桂末五钱，略炒，搅匀，厚摊烘，热贴之。

琥珀膏

用大黄、朴硝各一两为末，以大蒜捣膏贴之。

积块 用海石、三棱、莪术、香附，俱醋炒，桃仁、红花、五灵脂之类为丸，石碱、白术汤下。

——《证治汇补·卷之六·腹胁门·积聚》

肥气丸 [肝积]

柴胡一两 黄连七钱 厚朴五钱 川椒四钱 甘草三钱 人参 蓬术 昆布各二钱半 皂角 茯苓各钱半 干姜 巴霜各五分 川乌二分

蜜丸，初服二丸，二日三丸，以后每日加一丸，至大便溏，又每日减少一丸，仍至二丸，再日加增，周而复始，块减半即勿服。伏梁、痞气、奔豚、息贲四方，服法俱照此增减。

痞气丸［脾积］

黄连八钱　厚朴四钱　吴萸三钱　黄芩二钱　砂仁钱半　茯苓　人参　泽泻各一钱　茵陈　干姜各钱半　川乌　川椒各五分　肉桂　巴霜各四分　白术二钱

蜜丸，甘草汤下，服法照肥气丸。

增损五积丸［总治五积］

黄连（肝积五钱，脾肾积七钱，心肺积两半）　厚朴（肝心肺积五钱，脾肾积八钱）川乌（肝肺积一钱，心肾脾积五钱）　干姜（肝心积五分，肺脾肾积钱半）　人参（肝心脾肺积二钱，肾积五分）　茯苓钱半　巴霜五分

蜜丸，服法亦照五积丸。

如肝积，另加柴胡一两，川椒四钱，蓬术三钱，皂角、昆布各二钱半。

如脾积，另加吴萸、黄芩、砂仁各二钱，泽泻、茵陈各一钱，川椒五分。

此方兼治一切积块，不拘脐上下左右通用。

化积丸［通治诸积］

三棱　蓬术　阿魏　海浮石　香附　雄黄　槟榔　苏木　瓦楞子　五灵脂　水丸。

化痞汤［痞积］

秦艽　三棱　蓬术　黄柏　当归各五钱　大黄三钱　全蝎十四个　穿山甲十四片蜈蚣五条　木鳖子七个

共入菜油二斤四两内，浸二日夜，煎焦黄色，去渣熬，略冷，下炒紫黄丹一斤二两，不住搅，黑烟起滴水不散，离火，下阿魏一两，乳香、没药各五钱，风化硝三钱，摊贴。

此方加琥珀末一钱，临用入麝少许，狗皮摊贴，兼治马刀瘰疬。

乌牛尿膏［臌胀］

乌牛尿一升

微火煎如饴糖，空心服少许，当鸣转病出，隔日更服之。

大黄散［胁如石］

三棱（炮）一两　大黄一两

共为末，醋熬成膏，每日空心姜橘皮汤下一匙，以利下为度。

——《杂病源流犀烛·卷十四·治积聚症瘕痃癖痞方九十一》

敷羸瘦不堪之痞块，不能用克伐药者

朱砂　银朱　飞丹　明雄　阿魏各三钱　硇砂一钱　鸽粪（炒）五钱　麝香五分　皮硝（明净者研细）一斤

共研匀，用猪尿胞一个留小口，做一漏斗插口内，将药末徐徐装入，再用火酒一斤炖热泡入胞内，将尿胞头折转扎紧，预将患处用皮硝四两，白酒一斤煎数滚洗患处，再将尿胞扎上，用布裹紧，三日解去，又换一个，大建奇功，屡验。

阿魏保生膏 专治痞块积聚，凡年高之人，诸病不能服药者，但将此膏贴心口上，即开胃进食，功难尽述。

先用真麻油二十两，浸榆、桑、桃、柳、槐各二十一段，熬枯再下：萆麻仁① 巴豆各一百二十粒 大风子（净肉） 土木鳖② 番木鳖③各五十个 穿山甲（炙）二十片 白附子 当归 白芷各五钱 大黄二两 甘草三钱 核桃肉一斤，熬枯滤去渣，复入净锅内熬至滴水成珠，下飞净血丹八两，成膏再下：乳香（去油） 没药（去油） 儿茶 血竭 阿魏各五钱 冰片一钱 麝香三钱 水红花 熬膏四两，搅匀，老嫩得宜收贮，勿泄气，每用狗皮摊贴，诸证如神。

——《疡医大全·卷二十一·内痈部·痞积癥瘕门主方》

五、预后转归

示吉曰：凡疸散成臌者危，黄入手足心，渴而热甚者，难治。

验黄疸生死法 用二指重按胸前膻中穴，二指左右分开，中间有血色者可治。

——《医宗说约·卷之二·黄疸》

◎ 诸积原由症治

丹溪又曰：医为病所困，首惟阴虚之难补，久积之难除，玉山自倒，阴虚之谓也，养虎遗患，久积之谓也，人之罹此二患者，可不惧哉！仲景曰：积聚癥瘕，不转动者难治，必死。

——《杂病源流犀烛·卷十四·积聚癥瘕痃癖痞源流》

张介宾曰：又有标实而本虚，泻之不可，补之无功，极为危险。

喻嘉言曰：若只单单腹胀，则难治。

若脐心凸起，利后胀复急，久病羸乏，喘急不得安者，名曰脾肾俱败，无有愈期；至咳嗽失音，青筋横绊腹上，及爪甲青，卒肿，头面苍黑，呕吐头重，上喘下泄者，皆不治。

腹胀便血，其脉大，时绝者死。腹大胀，四末清，形脱泄甚，上气喘息者死。腹胀误用攻药暂宽，复胀者皆不治……若脉弦细涩，虽能饮食，终亦必亡。

〔诊〕虚数者不可治，实大浮洪者易治，沉微细小者难瘥。盛而紧大，坚以涩，迟而滑，皆胀满多热；脉浮大，腹胀为逆，发热不休，或寒热如疟，皆不可治。腹大胀，四肢冷，泄泻，不及一时而死；腹胀便血，脉大时绝为逆，胀而上则喘咳，下则泄泻，脉浮大沉细，皆不治。

——《张氏医通·卷三·诸气门上·鼓胀》

---

① 萆麻仁：蓖麻子，下同。

② 土木鳖：木鳖子。

③ 番木鳖：马钱子。

惟脏气已绝，臂细脐凸，手心及背平满，青筋绕腹，种种恶证齐现，则不治。

——《医学源流论·卷上·病·臌膈论》

〔诊〕弦而伏者，腹中有癥不可转也，必死不治。虚弱者死，坚强急者生。

——《证治准绳·杂病·诸气门·积聚》

六、医案医话

阳夏张主簿之妻，病肥气，初如酒杯大，发寒热十五余年，后因性急悲感，病益甚，惟心下三指许无病，满腹如石片，不能坐卧，针灸匝矣，徒劳人耳。乃邀戴人诊之曰：此肥气也。得之季夏戊巳日，在左胁下如覆杯，久不愈，令人发痎疟。以瓜蒂散吐之鱼腥黄涎约一二缶，至夜继用舟车丸、通经散投之，五更黄涎脓水相半五六行，凡有积处皆觉痛，后用白术散、当归散和血流经之药，如斯涌泄凡三四次方愈。（瓜蒂散、舟车丸，方见杂病伤食、痰饮二门。通经散，用橘红、当归、甘遂，以面包不令透水，煮百余沸，用冷水浸过，去面晒干，三味各等分为细末，每服三钱，临卧温淡酒调下。白术散，白术、黄芩、当归各等分为末，每服二三钱，水煎，食前服。当归散，当归、杜蒺藜等分为末，米饮调服，食前。此吐下兼施，且甘遂等逐水太峻，用者审之。）

——《证治准绳·女科·卷之二·杂证门下·积聚癥瘕》

项彦章治一女，腹胀如鼓，四体骨立，众医或以为妊为蛊为瘵，诊其脉，告曰：此气搏血室。其父曰：服芎、归辈积岁月，非血药乎？曰：失于顺气也。夫气道也，血水也。气一息不运，则血一息不行。《经》曰：气血同出而异名，故治血必先顺气，俾经隧得通，而后血可行，乃以苏合香丸投之，三日而腰作痛。曰：血欲行矣。急以芒硝、大黄峻逐之，下污血累累如瓜者数十枚而愈。缘其六脉弦滑而数，弦为气结，滑为血聚，实邪也，故行气而血大下。又一女病同而诊异，项曰：此不治，法当数月死。向者脉滑为实邪，今脉虚，元气夺矣。又一女病亦同，而六脉俱弦，真脏脉见，法当逾月死，后皆如之。

——《张氏医通·卷三·诸气门上·鼓胀》

刘（三九）　心下痛年余屡发，痛缓能食，渐渐目黄溺赤。此络脉中凝瘀蕴热，与水谷之气交蒸所致。若攻之过急，必变胀满，此温燥须忌，议用河间金铃子散，合无择谷芽枳实小柴胡汤法。（脉络瘀热）

金铃子　延胡　枳实　柴胡　半夏　黄芩　黑山栀　谷芽

徐评：疸之变症不一，案中只有泻湿热一法，其余并无良方，不知黄疸之疾，轻者即愈，重者有黄水成窠，久而不化，变态百出，以至伤生，消水窠之法，不可不考。

——《临证指南医案·卷四·疸》

据来恙源，细参一切始原，遍身发冷，出汗不止，服真武加减未效。后便血，脐左右有硬积二块，头晕夜烦。两胁心腹作胀，筋骨疼痛不舒。肝主筋，脾主四肢。阴液本亏，阳明郁痰闷结，气积凝而成块，连服温胆小效。后服下剂，更兼礞石丸，据云症势已减六七，惟硬积跳动不消。此症虽在肝脾，总由肾之水亏，肝之阳强，阴液不充，是以气积不化。《素问》云：阳在外为阴之使，阴在内为阳之守，气行血流如风行水动也。仲景谓养正而积自除，正充而块自解，攻乏之剂不过一时，恐未能豁然。拟养正消积，固气和阴，久服可效，但不知脉象何如耳。

制首乌　延胡索　春柴胡　半夏曲　明党参　肥牛膝　杭白芍　建橘红　茜草根　蓬莪术　全当归　黄郁金　上丹参　大生地　淮山药　白茯苓

——《王九峰医案·副卷二·积聚》

厥阴肝气势结，太阴脾湿不宣，胸闷腹胀而大，并有积块中满之症，虑其食减、胀喘生变，多酌。

野于术（土炒）一钱五分　霞天曲一钱五分　鸡内金一钱五分　水红花子二钱　沙枳壳（麸炒）一钱二分　云茯苓三钱　上沉香五分　陈香橼皮五分　缩砂仁（后下）一钱五分

服两剂加制香附一钱五分　干蟾皮一钱五分

【熨腹法】官桂三钱　香附米五钱　制没药三钱　枳实五钱　猪牙皂三钱　香橼皮五钱　水红花子四钱

共捣末，葱汁、米醋、烧酒敷匀脐上，旁以面围之，烧热鞋底熨药上。并治积聚。

——《王九峰医案·副卷二·鼓胀》

肝之积名曰肥气，脾之积名曰痞气。左胁心下俱有，形大如覆杯，按之则痛，弹之有声，中虚木旺，健运失常，升降失司，血凝痰阻。枳术治中加减，资坤顺之德，益乾健之功。

枳壳　冬术　人参　甘草　炮姜　青皮　生木香　水红花子　泽泻　为丸，晚服三钱

清阳不升，浊阴不降，左胁盘踞，此肝积名曰肥气。肝属木，木克土，故肥气久而脾土必亏。脾为生化之源，源竭而肝木愈旺，上刑肺金，致有咳呛咯血之患。热移于脑，则鼻流浊涕。东垣云：痞满皆血症也，谓脾胃水谷之阴伤也。心主血，心虚则嘈杂似饥，故得食则安；肝藏血，肝虚则阴伏于阳，皆气血不运而成，即虚转实也。若用气药破之，虽取快一时，贻忧日后，痞气坚而阴愈伤矣。攻之愈急，必变中满，脉象虚数，而脾胃之阴宜养，营分宜调。参以乙癸同源，为法中之法。正气足，积自除；不治痞，而痞自消矣。

洋参　川贝　沙参　太子参　茯苓　山药　半夏　麦冬　归身　白芍　橘红　石斛
苡仁、麦芽二味，煎汤代水

肝积曰肥气，在左胁下，恙起前年，疟后肝邪未尽，口腹未谨，邪与痰滞，互结络中。春夏以来，渐觉硬大，客秋时感病后，脾胃虽强，而脾阳困顿，土衰木旺，肝邪愈强，积益散大，硬及腹右，食后觉饱，虑成蛊病。脉象左部细弦，右部兼滑，每遇烦劳，气逆耳鸣，心肾荣亏，肝阳上僭。法当扶土抑木，兼和荣泄浊之法。候裁。

土炒于术　枳实　当归　青皮　鳖甲　木香　姜汁炒党参　冬瓜子　陈皮　椒目煨姜

《经》云：积之始生，得寒乃成。肥气为肝积，脏病也。脏难而腑易，久病脾土必伤，故肚腹胀满。连投健运分消之法，撑胀稍舒，而坚积未见松软，不宜速攻，仍固本之中兼以温化。

党参　于术　干姜　川朴　枳实　砂仁　青皮　茯苓　当归　瓦楞　白芥子　水红花子

——《王九峰医案·中卷·积聚》

房侄　右胁上痞胀，按之肿满绷急，渐妨饱食。仿《石室秘录》软治法，用生术、茯苓、神曲、地栗①粉、鳖甲（炙）、白芍、制半夏、白芥子、厚朴、桂心、潞参，蜜丸服，以食物压之效。

——《王九峰医案·中卷·积聚脉案》

施　三疟止而复作，腹满平而又发，今目黄脉细，面黑溺少。防延黑疸，然疸而腹满者难治，姑与分消。

制附子　大腹皮　陈皮　麦芽　绵茵陈　赤苓　滑石　焦山栀　通草　瓜蒌皮

〔渊按〕　疸而腹满，前人未言其故，余谓肝脾脏气两伤，木土相克也，故难治。

〔复诊〕面色黧黑，腹满足肿，脉沉而细。此脾肾之阳不化，水湿阻滞于中，证势甚重。且与通阳燥湿。

四苓散　肉桂　川朴　陈皮　大腹皮　焦六曲　细辛　香橼皮　麦芽

〔诒按〕　此肉桂五苓散加味，温中疏湿。前人所谓阴黄，想即指此等证而言。

——《环溪草堂医案·卷一·黄疸》

丁　肝之积，在左胁下，名曰肥气，日久撑痛。

川楝子　延胡索　川连　青皮　五灵脂　山楂炭　当归须　蓬莪术　荆三棱　茯苓　木香　砂仁

〔诒按〕　用药精当。

〔复诊〕左胁之痛已缓，夜增咳嗽寒热，邪气走于肺络。宜肺肝同治。

旋覆花　杏仁　川楝子　荆三棱　茯苓　款冬花　半夏　新会皮②　蓬莪术　新绛③　青葱管

〔诒按〕　畅气疏瘀，平肝通络，此等证用药不过如此。

某　病由肝郁，木横克土，湿热不化，先有淋浊，愈后渐渐腹胀，左胁微觉隐痛，身微有热，脉象细弦。木郁不达，虑延鼓胀，勿轻视之。

柴胡　茯苓　白术　香附　川芎　山栀　神曲　丹皮　白芍　青皮　川朴　香橼
〔另〕左金丸。

〔诒按〕　立方精当，虽不见出色，而已恰到好处。

---

① 地栗：荸荠。
② 新会皮：陈皮。
③ 新绛：茜草，下同。

陆 经停一载有余，肝气不时横逆，胸脘胁肋疼痛，呕吐酸水，大腹日满，青筋绽露。此属血臌，盖由肝气错乱于中，脾土受困，血海凝瘀，日积月大，状如怀子，而实非也。今病已极深，药力恐难见效。

川楝子 丹参 归尾 香附（盐水炒） 延胡索 五灵脂（醋炒） 陈皮 砂仁 红花 淡吴萸

——《环溪草堂医案·臌胀 水肿》

第五节 胆 囊 癌

胆囊癌属中医学"胁痛""积聚""黄疸"等的范畴。江苏古代医家王肯堂、李中梓、蒋示吉、李用粹、张璐、叶桂、尤怡、怀远、林佩琴等在他们的著作中对本病都有论述。

一、病因病机

或问胁痛从肝治，复有可言者乎？……岂执一说而可已乎。非察色按脉，遍识各经气变，虽在一病之中，而辨其异状者，卒不能也。且夫左右者，阴阳之道路也。是故肝生于左，肺藏于右，所以左属肝……其左胁多因留血作痛，右胁悉是痰积作痛，其两胁之病，又可一概而言乎。若论其致病之邪，凡外之六淫，内之七情，劳役饮食，皆足以致痰气积血之病。虽然痰气固亦有流注于左者，然必与血相搏而痛，不似右胁之痛无关于血也。

——《证治准绳·杂病·诸痛门·胁痛》

[愚按] 胁痛……非审色按脉，熟察各经气变，卒不能万举万当也。且左右肺肝，气血阴阳，亦有不可尽拘，而临证者，可无详察耶？

——《医宗必读·卷之八·心腹诸痛》

胆无别窍肝尽阴，位居两胁怒为神，忿怒伤肝主胁痛，风邪痰食血能成。

——《医宗说约·卷之二·胁痛》

【大意】足厥阴肝经之络，令人胁痛。（《内经》）然亦有少阳胆经病者，亦有肝乘脾经者，有肝侮肺经者，有肝肾同治者，当推原之。（《汇补》）

【内因】因暴怒伤触，悲哀气结，饮食过度，风冷外侵，跌仆伤形，叫呼伤气，或痰积流注，或瘀血相搏，皆能为痛。（《医鉴》）至于湿热郁火，劳役房色而病者，间亦有之。（《汇补》）

【外候】胁痛宜分左右，辨虚实。左胁痛者，肝受邪也；右胁痛者，肝邪入肺也；左右胁胀痛者，气滞也；左右胁注痛有声者，痰饮也；左胁下有块作痛，夜甚者，死血也；

右胁下有块作痛，饱闷者，食积也……时作时止，暴发痛甚者，火郁也；满闷惧按，烦躁多怒者，肝实也；耳目眦聩，爪枯善恐者，肝虚也；隐隐微痛，连及腰胯，空软喜按者，肾虚也……胁内支满，目眩，前后下血者，肝血伤也。（《汇补》）

——《证治汇补·卷之六·腹胁门·胁痛》

经云：肝病者，两胁下痛引小腹，令人善怒。肝病内舍胸胁，邪在肝，则两胁下痛。肝热病者，胁满痛。胆动，病心胁痛，不可反侧。肝所生病，腋下肿胁痛。肺病传肝，胁痛出食。

左胁多怒伤或留血作痛，右胁多痰积或气郁作痛，其间七情六郁之犯，饮食劳动之伤，皆足以致痰凝气聚，血蓄成积。虽然，痰气亦有流于左胁者，然必与血相持而痛，血积亦有伤于右胁者，然必因脾气衰而致，其间虚实治法，可默悟矣。

——《张氏医通·卷五·诸痛门·胁痛》

由阴阳五脏气血分属，是以左胁之痛，多因留血，右胁之痛，悉是痰积，岂可一概而言乎。虽痰气固亦有流注于左者，然必与血相搏而痛，不似右胁之痛，无关于血也。

【肾虚胸胁痛】房劳过度，肾气虚弱，羸怯之人，胸胁之间，多有隐隐微痛，此肾虚不能纳气，气虚不能生血之故。气与血犹水也，盛则流畅，少则壅滞，故气血不虚则不滞，既虚则鲜有不滞者，所以作痛。

【肝火胁痛】肝火盛而胁痛者，肝气实也。

《内经》曰：病胁下满，气逆，二三岁不已，病名曰息积。夫消息者，阴阳之更事也。今气聚于胁下，息而不消，积而不散，故满逆而为病。

——《金匮翼·卷六·胁痛总论》

二、症状表现

【危候】虚甚成损，胁下常有一点痛不止者，此因酒色太过，名干胁痛，大危。（《入门》）

【脉法】脉双弦者，肝气有余，两胁作痛。（《脉经》）弦而紧细者，怒气也，弦而沉涩者，郁滞也。（《汇补》）

——《证治汇补·卷之六·腹胁门·胁痛》

〔诊〕脉双弦者，肝气有余，两胁作痛。弦数有力，为肝盛有余；弦数无力，为肝虚有火。弦小而细为饮，脉沉为气，浮弦为风，弦小而弱者为阳虚，沉细为阴虚。

——《张氏医通·卷五·诸痛门·胁痛》

肝郁胁痛者，悲哀恼怒，郁伤肝气，两胁骨疼痛，筋脉拘急，腰脚重滞者是也。

肝虚者，肝阴虚也，阴虚则脉细急，肝之脉贯隔布胁肋，阴虚血燥，则经脉失养而痛，其症胁下筋急，不得太息，目昏不明，爪枯色青，遇劳则甚，或忍饥即发者是也。

肝火胁痛，其人气收善怒。《经》云：肝病者，两胁下痛引少腹，善怒。又云：肝气实则怒是也，其脉当弦急数实，其口当苦酸，其痛必甚，或烦热，或渴，或二便热涩不通。

———《金匮翼·卷六·胁痛总论》

【脉候】肝脉搏坚而长，当病堕若搏，因血在胁下，令人喘逆。寸口脉弦，胁痛拘急，双弦者，两胁痛。肝脉沉之而急，浮之亦然，胁痛支满，引小腹痛，小便难，得之有所堕坠。脉沉涩，气郁胸胁痛，宜作郁治。

———《类证治裁·卷之六·胁痛论治》

三、治法方药

【治法】

若只是胁痛，别无杂证，其痛在左，为肝经受邪，宜用川芎、枳壳、甘草。其痛在右，为肝经移病于肺，宜用片姜黄、枳壳、桂心、甘草。此二方出严氏《济生续集》，加减在人。又有肝胆经停痰伏饮，或一边胁痛，宜用严氏导痰汤。痰结成癖，间进半硫丸。盖枳壳乃治胁痛的剂，所以诸方中皆不可少。曾见潘子先说，有人胁痛，下青龙汤痛止，兼嗽得可，此其痛必在右胁故也。灼然知是寒气作痛，枳实理中汤为宜。挟外感风寒，有表证，宜芎葛汤。中脘不快，腹胁胀满，香橘汤。腹胁疼痛，气促喘急，分气紫苏饮。悲哀伤肝，气引两胁疼痛，枳壳煮散。右胁痛，推气散。左胁痛，枳芎散，或柴胡疏肝散。死血者，日轻夜重，或午后热，脉短涩或芤，桃仁承气汤加鳖甲、青皮、柴胡、芎、归之属……怒气者，脉弦实有力，大剂香附合芎归之属。痰饮停伏者，脉沉弦滑，导痰汤加白芥子。戴云：停饮胁痛，《本事方》面丸最佳。食积痛，凡痛有一条扛起者是也。用保和丸，或吴茱萸炒黄连，神曲、麦芽、山楂、蓬术、三棱、青皮。发寒热胁痛，觉有积块，当归龙荟丸。经云：肝病者，两胁下痛引少腹，善怒。又云：肝气实则怒，左关必弦实鼓击，独大于诸脉，知肝火盛也。龙荟丸治肝实胁痛，其人气收者，善怒是也。甚则用姜汁吞下。经云：风木淫胜，治以辛凉是也……仲景云：胁下偏痛发热，其脉弦紧，此寒也。以温药下之，宜大黄附子汤。煮黄丸，治胁下痃癖痛如神。控涎丹，治一身气痛及胁走痛。痰挟死血，加桃仁泥。凡胁有痰流注，二陈加南星、川芎、苍术，实者控涎丹下之。枳实散，攻中有补，虚人可用。戴云：曾有人胁痛连膈，进诸气药，并自大便导之，其痛殊甚，后用辛热补剂，下黑锡丹方愈。此乃虚冷作痛，愈疏而愈虚耳。肝气不足，两胁下满，筋急，不得太息，四肢厥冷，发抢心腹痛，目不明了，爪甲枯，口面青，宜补肝汤。左胁偏痛久，宿食不消，并目䀮䀮，昏风泪出，见物不审，而逆风寒偏甚，宜补肝散。肝虚寒，胁下痛，胀满气急，目昏浊，视物不明，其脉迟弱者，宜槟榔汤。肝气虚，视物不明，两胁胀满，筋脉拘急，而色青，小腹痛，用山茱萸、当归、山药、黄芪、五味子、木瓜、川芎各一两半，熟地黄、白术各一两，独活、酸枣仁各四铢为末。每三钱匕，枣二枚，水一盏，煎取八分，空心服。

———《证治准绳·杂病·诸痛门·胁痛》

【胁痛】左痛多留血，代抵当汤。右痛多痰气，痰，二陈汤；气，推气散。左为肝邪，枳芎散。右为肝移邪于肺，推气散。挟寒，理中汤加枳壳。死血，日轻夜重，或午后热，脉涩或芤，桃仁承气汤，加枳壳、鳖甲。痰饮，导痰汤加白芥子。食积，有一条扛起者是也，枳术丸加吴茱萸、黄连、神曲、山楂。肝火盛，龙荟丸。虚冷，理中汤送黑锡丹。肝脉软，补肝汤。

——《医宗必读·卷之八·心腹诸痛》

小柴胡汤加减治，柴胡半夏及黄芩，白芍甘草青皮用，川芎丹皮次第行，引加姜枣水煎服，青黛胆草热可增。右胁疼痛痰流注（右关脉滑，或走注有声），南星白芥白茯苓；左胁痛时合四物，按之有块瘀血成（痛处不移，左关沉涩），桃仁红花宜加入，痛甚乳香没药寻。右胁有块兼饱闷，吐酸嗳气伤食症（右关脉紧盛），（神）曲（麦）芽厚朴及槟榔，肉食山楂草果应。胁痛口苦并寒热，耳聋呕吐寒邪诀，（猪）胆汁三匙入本汤，神功妙用无人说。胁痛内热大便难，沉实有力是热结，痛随利减加大黄，瘀血桃仁不可缺。脉来微细又如何，或大无力内伤多，本汤须借人参力，补中益气合除疴。

示吉曰：胁为肝胆之区，禁用汗、吐、下三法。司命者须知外治法，内外夹攻，自能速效。一用白芥子，水研敷痛处，能消胁中痰，又兼辛散。一用吴茱萸研细，醋调敷，热主流通，又从治也。一用韭菜一握，缚定约寸许切断成饼，放在痛处，上用熨斗火熨之，使韭气入内即愈，饼烂再易一枚。韭菜气辛，开郁结，又能逐瘀，用者择焉。

——《医宗说约·卷之二·胁痛》

治宜伐肝泻火为要，不可骤用补气之剂。虽因于气虚者，亦宜补泻兼施（《玉策》）。胁者，肝胆之区，肝为尽阴，喜条达而恶凝滞，胆无别窍，喜升发而恶抑郁，故凡木郁不舒，而气无所泄，火无所越，胀甚惧按者，又当疏散升发以达之，不可过用降气，致木愈郁而痛愈甚也。（《汇补》）

【用药】主以二陈汤加柴胡、青皮，气加香附、枳壳，火加胆草、芍药，痰加南星、苍术，食加枳实、山楂，瘀加桃仁、红花；肝火旺者，左金丸；木气盛者，当归龙荟丸；如气血俱虚，脉细紧，或弦大，多从劳役怒气得者，用八珍汤加木香、青皮、桂心少许；劳役太过，肝伤乘脾者，补中益气汤加芍药，或建中汤与六君子合用；房色太过，肾肝两伤者，地黄汤加芍药、当归；有膈间停痰宿食，或挟恚怒，抑其肝气，不得上达，两胁大痛，面青或黑，脉代者，用盐汤探吐，得吐则生，不吐则死。（《汇补》）

【外治法】或用白芥子水研敷患处，或用吴茱萸研细，醋调敷；或用韭菜打烂醋拌，放在痛处，以熨斗火熨之。

——《证治汇补·卷之六·腹胁门·胁痛》

伤寒少阳胁痛，用小柴胡汤；硬满，加薄桂，不大便，加枳壳，兼胸胁满痛，加枳、桔。若不因伤寒而胁痛，身体微热，枳壳煮散，盖枳壳为治胁痛专药，诸方皆用之。寒气引胁下痛，枳实理中汤。戴复庵云：腹内诸般冷痛，枳实理中汤加减，作无限用。胁痛而气喘，分气紫苏饮、增损流气饮选用。有胁痛而吐血者，此热伤肝也，小柴胡去半夏、黄芩，加丹皮、鳖甲。两胁肿痛，或腹痛，或小便涩滞者，属湿热，龙胆泻肝汤。脉弦，痛在左，属肝火，宜柴胡、山栀、当归、青皮、芍药；不已，加吴茱萸炒川连，甚则加酒炒龙胆草。如果肝气实，当归龙荟丸。因怒伤肝，肝气郁甚，柴胡疏肝散。气滞作痛，两手脉沉伏或弦，痛引胸胁，不得俯仰屈伸，二陈加枳壳、香附、木香。左胁痛者，木气实也，抑青丸；火盛者，佐金丸从治之；有蓄血偏著左胁而痛者，复元活血汤。右胁痛，乃悲伤肺气所致，推气散加桔梗，或只用川芎、枳壳二味作汤服之。胁下偏痛发热，其脉紧弦，此寒也，以温药下之，宜《金匮》大黄附子汤。两胁走痛，脉沉弦而滑，乃湿痰流注在胁下，导痰汤加白芥子、枳壳、香附、木香，甚则控涎丹导而下之。食积寒痰，流于胁下，痛若锥刺，手不可近，诸药不效者，神保丸。食积胁痛发寒热，痛引心下，恶心恶食，必有一条扛起，有脉必滑，二陈加香、砂、枳、术、曲、朴、楂、芽，甚则加吴茱萸制川连。结积痰癖冷痛，煮黄丸。气弱人胁下痛，脉弦细或紧，多从劳役怒气得之，六君子加木香、芎、归、桂心。肥白人气虚发热而胁痛，用参、芪、柴胡、黄芩、枳壳、木香之类，甚则加桂。瘦弱人阴虚寒热，胁下痛多怒，必有瘀血，宜桃仁、红花、柴胡、青皮、丹皮、鳖甲之类，甚则加大黄……胁下硬满引痛，干呕短气，汗出不恶寒，有时头痛心下痞者，十枣汤……若胁下有块痛，乃过饱劳力所致，逍遥散加木香、丹皮、青皮。死血作痛，日轻夜重，或午后热，脉短涩，桃核承气汤，易肉桂，加穿山甲、鳖甲、青皮。不应，加熟附子一片；如跌扑胁痛，亦宜上方。凡内伤胁痛不止者，生香油一盏，生蜜一杯，和匀服，一二次即止。

——《张氏医通·卷五·诸痛门·胁痛》

胁痛一症，多属少阳厥阴，伤寒胁痛，皆在少阳胆经，以胁居少阳之部，杂症胁痛，皆属厥阴肝经，以肝脉布于胁肋，故仲景旋覆花汤，河间金铃子散，及先生辛温通络，甘缓理虚，温柔通补，辛泄宣瘀等法，皆治肝著胁痛之剂，可谓曲尽病情，诸法毕备矣。然其症有虚有实，有寒有热，不可概论，苟能因此扩充，再加详审，则临症自有据矣。（邹时乘）

——《临证指南医案·卷八·胁痛》

【肾虚胸胁痛】宜用熟地、破故纸之类补肾，阿胶、芎、归之类和血，若作寻常胁痛治即殆矣。

【息积】治宜导引服药，药不可独治，善导引能行积气，药力亦藉导引而行故也。（《圣济》同下）

——《金匮翼·卷六·胁痛总论》

［按］《内经》治肝，不外甘缓、辛散、酸泻三法。凡胁痛，药忌刚燥，以肝为刚脏，必以柔济之，乃安也。

丹溪曰：肝苦急，是木气有余，急食辛以散之，（用川芎、青皮、醋炒。）又曰，肝火盛，两胁痛，不得伸舒，（先以琥珀膏贴患处，以姜汤下当归龙荟丸，最妙。）……两胁走痛。（控涎丹。）

《正传》曰：凡胁痛，皆肝木有余。（小柴胡汤加川芎、青皮、芍药、龙胆草，甚者加青黛、麝香。）凡性急多怒之人，常患腹胁痛。（小柴胡汤加川芎、青皮、白芍，下龙荟丸，甚效。）

《入门》曰：肝热郁，则胁必痛，发寒热，胁痛似有积块，必是饮食太饱，劳力所致。（当归龙荟丸。）肝气实，胁痛者，烦燥不安卧。（小柴胡汤加川芎、白芍、当归、青皮、龙胆草。）肝气虚，胁痛者，悠悠不止，耳目䀮聤，善恐。（四物汤加柴胡、青皮。）

《医鉴》曰：胁痛必用青皮（醋炒），煎服末服并效。以青皮乃肝胆二经药，多怒，胁有郁积，宜此解之。若二经气血不足，当先补血，少用青皮。

——《类证治裁·卷之六·胁痛论治》

【方药】

柴胡疏肝散（《统旨》）

柴胡　陈皮　枳壳各一钱　芍药　川芎各八分　香附三钱二分　甘草四分　生姜一片

水煎。

左金丸　治肝火作痛。

黄连六两　吴茱萸一两

为末，水丸。

枳壳煮散（《本事》）　治悲怒内郁，风寒外束，肝气受伤，两胁骨疼，筋脉急，腰脚重，两股筋急酸痛，渐至脊背，腰急，此方主之。

枳壳（麸炒，先煎）四两　细辛　川芎　桔梗　防风各二两　葛根一两半　甘草一两

为粗末，每服四钱，姜、枣、水同煎，空心服。

控涎丹　治痰痛。

甘遂　大戟　白芥子

香橘汤（《良方》）　治七情气滞，中脘不快，腹胁胀痛。

香附（炒）　橘红　半夏各三钱　炙甘草一钱　生姜三片　红枣三枚

水煎，食远服。

推气散（《济生》）　治气痛。

枳壳　桂心　姜黄各五分　甘草三分

姜、枣。水煎。

桃仁承气汤　治血瘀（方见血症）。

当归龙荟丸　泻肝火痛。

当归　胆草　山栀　黄连　黄芩　黄柏各一两　大黄　芦荟　青黛各五钱　木香二钱半　麝香五分

一方有青皮、柴胡。痛甚者，以姜汁吞下。

八珍汤　治虚症胁痛（方见中风）。

——《证治汇补·卷之六·腹胁门·胁痛》

龙胆泻肝汤　治肝经湿热，腋胁满痛，小便赤涩。

柴胡梢　泽泻各钱半　车前　木通　当归梢　草龙胆各八分　生地黄二钱　生姜三片

水煎，食远热服，更以美膳压之。此本导赤散加柴胡、胆草之属入肝，以泻湿热也。

——《张氏医通·卷十四·胁痛门》

茯苓茵陈栀子汤（《宝鉴》）　治谷疸，心下痞满，四肢困倦，身目俱黄，心神烦乱，兀兀欲吐，饮食迟化，小便瘀闷发热。

茵陈一钱　茯苓五分　栀子　苍术（去皮，炒）　白术各三钱　黄连　枳壳　猪苓　泽泻　陈皮　防己各二分　黄芩六分　青皮一分

长流水煎，去滓，空心温服。

——《金匮翼·卷四·黄疸》

【肝虚胁痛】

滑氏补肝散

酸枣仁（炒）四钱　熟地一钱　白术（炒）一钱　当归　山茱萸　山药　川芎　木瓜各一钱半　独活　五味各三分

上为末，每服五钱，水煎服。

肝体阴而用阳，此以甘酸补肝体，以辛味补肝用。加独活者，假风药以张其气也。一方有人参、黄芪、牛膝、石斛、柏子仁、桃仁，无山药、独活、五味。

补肝汤

干地黄三钱　白芍一钱半　当归　陈皮各一钱　川芎七分　甘草五分

上六味都作一服，水煎。此亦甘酸辛兼补体用之法。

一方　阿胶为丸，梧子大，每服二钱，空心白滚汤下。

一方　鸡子黄一枚，调吞，日二服。

以上二方，皆甘酸补肝体之法。

【息积】

赤茯苓汤　治息积，胁下气逆满闷。

赤茯苓　桂心　陈皮（炒）半两　高良姜一两　大腹皮五钱　吴茱萸三分　甘草一分

水煎三钱，空心温服日二。

白术丸

白术（陈土炒）　枳实（麸炒）　桂心各一两半　人参　陈皮（去白，炒）　甘草（蜜炙）　桔梗（炒）各一两

为末，蜜丸梧子大，空心酒下，三十丸，日二。

——《金匮翼·卷六·胁痛总论》

沉香降气散[气郁]　姜黄　陈皮　甘草各一钱　煨山棱　煨蓬术　益智仁　厚朴各七分　白术　苏叶　香附　神曲　麦芽　乌药各五分　大腹皮　人参　诃子各二分半

此方专治气滞胁肋刺痛，胸膈痞塞。

枳壳散（又）　枳壳二钱半　炙草三钱七分半

每末二钱，浓煎葱白汤调下。

此方专治胁痛如有物刺之，乃气实也。

琥珀膏［外贴］

大黄　朴硝各一两

为末，大蒜捣为膏，和匀，作片贴之。一方加麝五分，名硝黄膏。

此方兼贴一切积块痞块。

四物汤（又）　川芎　当归　白芍　地黄

桃仁承气汤（又）　桃仁　大黄　芒硝　桂枝　甘草　加鳖甲、青皮、柴胡、当归、川芎。

复元活血汤（又）　柴胡　花粉　当归　红花　穿山甲　甘草　大黄　桃仁

十枣汤［痰饮］　甘遂　炒大戟　芫花（微炒）等分

为末，别取大枣十枚，水一盏，煎半盏调下，壮人一钱，弱人半钱，大便利下，以粥补之。此方有毒，不可轻用。

控涎丹（又）　甘遂　大戟　白芥子等分

糊丸，临卧温水下七丸至十丸。

二陈汤（又）　茯苓　陈皮　半夏　甘草

芎夏汤（又）　半夏　赤苓各一钱　陈皮　青皮　枳壳各五分　白术　炙草各二分　姜五片

调中顺气丸（又）　姜半夏　大腹子各一两　木香　蔻仁　青皮　陈皮　三棱各五钱　砂仁　尖槟榔　沉香各二钱半

粥丸，陈皮汤下。

神保元［食积］　全蝎全者七个　巴豆十粒　木香　胡椒各二钱半　朱砂一钱半为衣

蒸饼丸，麻子大，每五七丸，枳实汤下。

和胁饮［气痛］　枳壳　青皮　姜黄　香附　甘草

归脾汤［补益］　人参　黄芪　当归　白术　茯神　枣仁　远志　龙眼　木香　甘草　姜　枣

加味逍遥散（又）　白芍　白术各钱二分　知母　当归　地骨皮各一钱　茯苓　麦冬　生地各八分　山栀　黄柏各五分　桔梗　甘草各三分

枳壳疏肝散［肝实］　枳壳　枳实　川芎　柴胡　陈皮　香附　白芍　炙草

香附汤［怒伤］　香附　川芎　当归　柴胡　青皮

沉香导气散［痞塞］　沉香　人参　槟榔　白术　乌药　麦芽　神曲　紫苏　厚朴　香附　姜黄　橘红　甘草　红花　三棱　蓬术①　益智　大腹皮　诃子皮

————《杂病源流犀烛·卷十·肝病源流·治胠胁肋痛方三十》

---

① 蓬术：莪术。

四、预后转归

【胁痛成积】凡胁痛年久不已者，乃痰瘀结成积块，肝积肥气在左，肺积息贲在右，发作有时，虽皆肝木有余，肺积膜郁，不可峻攻。（《汇补》）

【脉法】　大抵弦涩者顺，洪大者逆。若弦急欲绝，胁下如刀刺，状如飞尸者，不治。（《汇补》）

——《证治汇补·卷之六·腹胁门·胁痛》

五、医案医话

沈（二一）　初起形寒寒热，渐及胁肋脘痛，进食痛加，大便燥结，久病已入血络，兼之神怯瘦损，辛香刚燥，决不可用。

白旋覆花　新绛　青葱管　桃仁　归须　柏子仁

朱　肝络凝瘀，胁痛，须防动怒失血，旋覆花汤加归须、桃仁、柏仁。

程　胁下痛犯中焦，初起上吐下泻，春深寒热不止，病在少阳之络（胆络血滞）。

青蒿根　归须　泽兰　丹皮　红花　郁金

——《临证指南医案·卷八·胁痛》

堂弟　右胁久痛，牵引背膊，呼吸不利，咳则痛甚，坐必体偏，食入稍安，右脉浮弦。此操劳所伤，损动肺络，当春木旺，痛难遽止。夫诸气郁，皆属于肺，然痛久则入络，姑用苦辛宣通，老韭根、当归须、郁金、杏仁、川贝母、陈皮、佛手柑，二服痛减。按其胁仍觉痞硬，仿咸以软坚，用旋覆花、牡蛎粉、白芍、金橘皮、延胡、当归、降香，二服，转用甘缓理虚，以参、苓、归、芍、陈、贝、甘草，痛缓。其亲戚一医以为肝肾阴虚，用熟地滋腻，竟成单胀矣。

韩　右胁有块，梗起攻胸，气痹食少，宵胀引背。此肝强胃弱，升降失和，泄肝通胃可效。厚朴、枳壳、杏仁、蒌仁、青皮、旋覆花、降香末、木瓜，三服而平。

——《类证治裁·卷之六·胁痛论治》

第六节　胰　腺　癌

胰腺癌属中医学"伏梁""积聚""癥瘕""黄疸"等的范畴。江苏古代医家薛雪、沈金鳌等在他们的著作中对本病都有论述。

一、病因病机

心之积，名曰伏梁，起脐上，大如臂，上至心下，久不愈，令人病烦心，以秋庚辛日得之。何以言之？肾病传心，心当传肺，肺以秋适王，王者不受邪，心欲复还肾，肾不肯受，故留结为积，故知伏梁以秋庚辛日得之。

——《难经本义·卷四·五十六难》

病有少腹盛，上下左右皆有根，名曰伏梁。（伏，藏伏也。梁，强梁坚硬之谓。）裹大脓血，居肠胃之外，不可治，治之每切按之致死。（按，抑也。切按之者，谓过于妄攻也，故必致死。）何也？此下则因阴，必下脓血，上则迫胃脘，生鬲侠胃脘内痈。（此病连居三阴、冲、带之间，裹大脓血而伏于肠胃之外。其上下左右皆有根系，故下行者能下脓血，上行者能迫胃脘，致生鬲胃间痈疡也。）……有曰人有身体髀股胻皆肿，环脐而痛，病名伏梁。（此亦在冲脉之分，而结于脐腹者也。冲脉之在上者，出颃颡，循背里；在中者，侠脐腹；在下者，伏行股足之间，故其为病如此。）此风根也，其气溢于大肠，而著于肓；肓之原在齐[①]下，故环齐而痛也。（风根，即寒气也。如积之始生得寒，乃生厥，乃成积，即此谓也。肓之原在齐下，即下气海也，一名下肓，谓之脖胦者即此。今病在冲脉，则与大、小肠相附，而当气海之间，故其为病如此。）不可动之，动之为水溺涩之病。（不当动而妄下之，则反伤其阴，阴伤则积气愈壅于下，而水道为之不利也。）

——《医经原旨·卷六·疾病第十三·伏梁》

皆由心经气血两虚，以致邪留不去也。

——《杂病源流犀烛·卷六·心病源流》

伏梁者……乃肾病传心，传其所胜也。心当传肺，肺金当秋适旺，金旺力能拒而不受邪，应复反于肾，而心火又不能胜肾水，故曰不肯受也。邪留结于心而成积，以秋庚辛日得之者，秋当申酉金月，而庚辛金日也。金旺之月日，心火不能克制，即于是月是日而得是积也。

［按］此病阳邪聚于血分，致气失输转之机，非脏阴气结之积也。以其在少腹四旁太冲部分，阳毒之邪，聚而为脓为血，下行必薄阴中，便下脓血，上行迫胃脘膈膜间而生内痈，此论阳毒之伏梁也。又曰：人有身体髀股胻皆肿，环脐而痛，病名伏梁，此风根也，其气溢于大肠，而著于肓，肓之原在脐下，故环脐而痛也，不可动，动之为水溺涩之病。此病风邪根聚于中，故环脐而痛，脐为人身之枢，枢病则不能旋斡阴阳之气，故周身皆肿。设妄攻风气，鼓动其水，水溢于上，则小便为之不利，此论风毒之伏梁也。是其名虽同，其证其治则异，若伏梁不辨乎风根，其不见诮[②]于鸡峰难矣！

——《难经正义·卷四·五十六难》

---

① 齐：通"脐"。
② 诮（qiào，窍）：斥责。

二、症状表现

伏梁，伏而不动，如梁木然。

——《难经本义·卷四·五十六难》

心之积曰伏梁，起脐上，大如臂，上至心下，久则令人烦心，身体胻股皆肿，环脐而痛，脉沉而芤。

——《杂病源流犀烛·卷六·心病源流》

伏梁者，伏而不动，横亘如梁木然，起脐上至心下者，脐上至心下，皆心之分部也。[按]《灵枢·邪气脏腑病形篇》曰：心脉微缓为伏梁，在心下，上下行，时唾血。

——《难经正义·卷四·五十六难》

三、鉴别诊断

【伏梁有二症】《内经》曰：帝曰：病有小腹盛，上下左右皆有根，此为何病，可治否？岐伯曰：病名曰伏梁，裹大脓血，居肠胃之外，不可治，治之每切按之致死矣。帝曰：人有身体股胻皆肿，环脐而痛，是为何病？岐伯曰：病名伏梁，此风根也，其气溢于大肠，而着于膏肓之原，在脐下，故环脐而痛，不可动之，动之为尿涩之类。此二病，同名而实异也。

——《杂病源流犀烛·卷六·心病源流》

四、治法方药

【治法】

勿动亟夺。（动，动大便也，夺，夺土郁也。皆下之之谓，言勿得妄攻而数夺其胃气，不及于病，徒伤无益也。）

——《医经原旨·卷六·疾病第十三·伏梁》

治宜活血凉血，散热通结（宜伏梁丸），斯得之矣。

——《杂病源流犀烛·卷六·心病源流》

【方药】

伏梁丸（东垣）　治心之积，起脐上，大如臂，上至心下，久不愈，令人烦心，其脉沉而芤。

黄连（去须）一两半　人参（去芦）　厚朴（去粗皮，姜制）各半两　黄芩三钱　肉桂　茯神（去皮）　丹参（炒）各一钱　川乌（炮，去皮脐）　干姜（炮）　红豆　菖蒲　巴豆霜各五分

上除巴豆霜外，为末，另研巴霜，旋入和匀，炼蜜为丸，如桐子大。初服二丸，一日加一丸，二日加二丸，渐加至大便微溏，再从二丸加服，淡黄连汤下，食远，周而复始，积减大半勿服。秋冬加厚朴半两，通前共一两，减黄连半两，只用一两，黄芩全不用。

《三因》伏梁丸

茯苓（去皮）　人参（去芦）　厚朴（去粗皮，姜制炒）　枳壳（去瓤，麸炒）　三棱（煨）　半夏（汤泡七次）　白术各等分

上为细末，面糊丸，如梧子大。每服五十丸，食远用米饮汤下。

干漆丸　治伏梁气，横在心下，坚牢不散，胸中连背多疼。

干漆（捣碎，炒烟尽）　芫花（醋拌炒）　鳖甲（去裙襕，醋涂炙）　硇砂（研）各一两　桃仁（去皮尖，麸炒）　木香（不见火）　川乌头（去皮脐，锉，盐拌炒黄）各半两　雄黄（细研）　麝香（研）各二钱半

上为细末，入别研药令匀，醋煮面糊为丸，如绿豆大。每服十丸，食前用温酒送下。

半夏散　治伏梁积，心下硬急满闷，不能食，胸背疼痛。

半夏（汤泡去滑）　鳖甲（醋炙）各一两半　川大黄（锉，炒）　诃藜勒皮　桂心　前胡　当归（焙）　青橘皮（去白）　槟榔　木香　荆三棱（炮）各一两

上为末，每服三钱，水一中盏，生姜半分，煎至六分，去滓，不拘时，稍热服。

治伏梁气在心下，结聚不散

用桃奴三两，为末，空心温酒下。桃奴，是实著树不落者，正月采树上干桃是也。

——《证治准绳·类方·积聚》

增损五积丸[通治]　黄连　厚朴　川乌　干姜　人参　茯苓

药品分量加减制法俱详息贲症。

——《杂病源流犀烛·卷六·心病源流·治伏梁方二》

五、预后转归

[按]《经筋篇》曰：手少阴之筋，其病内急，心承伏梁，下为肘纲，其成伏梁，吐脓血者，死不治……若《素问·腹中论》曰：病有少腹上下左右皆有根，病名伏梁，裹大脓血，居肠胃之外，不可治，治之每切按之致死。此下则因阴，必下脓血，上则迫胃脘，生鬲挟胃脘内痈，此久病也，难治。居脐上为逆，居脐下为从。

——《难经正义·卷四·五十六难》

此久病也，难治。（此非一朝夕所致者，延积既久，根结日深，故不易治。）居脐上为逆，居脐下为从。（居脐上则渐逼心肺，故为逆；在下者其势犹缓，故为从。心脉微缓为

伏梁，在心下，上下行，时唾血；又手少阴之筋病，内急，心承伏梁；又心之积名曰伏梁，起脐上，大如臂，上至心下。然此既云脐上为逆，脐下为从，下文又云"环脐而痛，病名伏梁"，是不独以心积为伏梁也，盖凡积有内伏而坚强者，皆得名之，独言伏梁者，其总诸积为言也。）

——《医经原旨·卷六·疾病第十三·伏梁》

六、医案医话

某　伏梁病在络，日后当血凝之虑，脉数左大是其征也。（伏梁）

厚朴一钱　青皮八分　当归一钱　郁金一钱　益母草三钱　茯苓一钱　泽泻一钱

某　脉数坚，伏梁病在络，宜气血分消。

桃仁（炒研）三钱　郁金一钱　茺蔚子一钱　枳实七分　厚朴一钱　茯苓三钱　通草五分

——《临证指南医案·卷四·积聚》

第四章

泌尿系统癌瘤

第一节 肾 癌

肾癌属中医学"尿血""腰痛""肾积""癥积""肾岩"等的范畴。江苏古代医家葛洪、王肯堂、李中梓、蒋示吉、李用粹、张璐、秦景明、王维德、徐大椿、尤怡、沈金鳌、王九峰、林佩琴、王泰林、张乃修、何书田等在他们的著作中对本病都有论述。

一、病因病机

大抵诸腰痛皆起肾虚，既挟邪气，则须除其邪。如无外邪积滞而自痛，则惟补肾而已。腰肢痿弱，身体疲倦，脚膝酸软，脉或洪或细而皆无力，痛亦攸攸隐隐而不甚，是其候也。亦分寒热二证，脉细而无力，怯怯短气，小便清利，是为阳虚……其脉洪而无力，小便黄赤，虚火时炎，是谓阴虚。东垣所谓膏粱之人，久服汤药，醉以入房，损其真气，则肾气热，肾气热则腰脊痛而不能举，久则髓减骨枯，发为骨痿……杨仁斋云：经云，腰者肾之腑，转摇不能，肾将惫矣。审如是则病在少阴，必究其受病之源，面处之为得。虽然宗筋聚于阴器，肝者肾之同系也，五脏皆取气于谷，脾者肾之仓廪也。郁怒伤肝则诸筋纵弛，忧思伤脾则胃气不行，二者又能为腰痛之冠，故并及之。

——《证治准绳·杂病·诸痛门·腰痛》

[愚按]《内经》言太阳腰痛者，外感六气也；言肾经腰痛者，内伤房欲也。假令作强伎巧之官，谨其闭蛰封藏之本，则州都之地，真气布护，虽六气苛毒，弗之能害。惟以欲竭其精，以耗散其真，则肾脏虚伤，膀胱之腑安能独足？于是六气乘虚侵犯太阳，故分别施治。有寒湿，有风，有热，有闪挫，有瘀血，有气滞，有痰积，皆标也，肾虚其本也。标急则从标，本重则从本，标本不失，病无遁状矣。

——《医宗必读·卷之八·腰痛》

先天之本惟两肾，位在腰间藏精应，房劳过度两肾虚，邪气客之腰痛病。肾虚为主有瘀血，或湿或痰或郁热，风寒挫闪总能疼。

示吉曰：腰为肾府，肾坎象也，水火并焉。水衰则相火旺而肾热，火虚则阴翳袭而肾寒，水火俱衰，土乘邪干，均令腰痛。

——《医宗说约·卷之二·腰痛》

【内因】诸经皆贯于肾，而络于腰脊，肾气一虚，凡冲风冒湿，伤冷蓄热，血涩气滞，水积堕伤，与夫失志作劳，并能患此。（《心法》）

——《证治汇补·卷之六·腹胁门·腰痛》

秦子曰：《内经》论腰痛，诸条不一。其曰太阳所至为腰痛，少阳腰痛如针刺，阳明腰痛不可顾。此数者，乃论外感腰痛也。其曰用力举重，入房过度，转摇不能，肾将惫矣，此论内伤腰痛也。

【湿热腰痛之因】或湿火之年，湿热行令，人病腰痛，长幼皆发，此因岁气而成病者。或形役阳亢，外冒湿热之邪，此人自感冒而成病者。

【内伤腰痛之因】挫闪跌扑，劳动损伤，则腰腹作痛；七情恼怒，忧思郁结，则腰胁疼痛；脾湿不运，水饮凝结，则为痰注腰痛；先天不足，真阳亏损，则为阳虚腰痛；真水不足，复损阴精，则肾虚火旺而腰痛。

——《症因脉治·卷一·腰痛总论》

【湿热腰痛】脾有湿热，传之于肾，得之醇酒厚味，内伤中气，湿热蕴积，流注肾经。

【肾虚腰痛】精气不足，足少阴气衰也。足少阴者，肾之精也。其脉贯脊属肾，抵腰中，精气不足，则经脉虚而痛。

【瘀血腰痛】闪挫及强立举重得之。盖腰者一身之要，屈伸俯仰，无不由之，若一有损伤，则血脉凝涩，经络壅滞。

——《金匮翼·卷六·腰痛》

总之，凡人精耗肾衰，则膀胱之气亦不能独足，故邪易侵犯，则肾虚其本也，风寒湿热痰饮，气滞血瘀闪挫其标也。或从标，或从本，贵无失其宜而已。

——《杂病源流犀烛·腰脐病源流》

陈参曰：腰者肾之府，肾与膀胱为表里，在外为太阳，在内属少阴。又为冲督任带之要会，则腰痛不得专以肾为主病。

——《医学妙谛·卷中·杂症·腰痛章》

二、症状表现

【外候】悠悠不止，乏力酸软者，房欲伤肾也。体骨如脱，四肢倦怠者，劳力伤气也。

面黧腰胀，不能久立者，失志伤心，血脉不舒也。腹满肉痹，不能饮食者，忧思伤脾，胃气不行也。胁腰胀闷，筋弛白淫者，郁怒伤肝，肾肝同系也……有形作痛，皮肉青白者，痰也。无形作痛，胀满连腹者，气也。便闭溺赤，烦躁口渴者，膏粱积热也。昼轻夜重，便黑溺清者，跌损血瘀也。(《汇补》)

【脉法】腰痛之脉，必沉而弦，沉弦而紧者寒，沉弦而浮者风，沉弦而濡细者湿，沉弦而急实为闪朒。(刘三点)芤涩者瘀血，滑伏者痰气，虚豁者肾虚。(《汇补》)

——《证治汇补·卷之六·腹胁门·腰痛》

〔诊〕脉大为肝肾阴虚，尺沉为肾脏阳虚，浮缓为虚风，弦细为寒湿，或弦或涩为瘀血，或滑或伏为痰饮，沉弦而紧为寒，沉弦而细为湿，沉弦而实为闪朒，若肾惫及盛怒伤志，则腰失强，不能转摇者死。

——《张氏医通·卷五·诸痛门·腰痛》

【湿热腰痛之症】内热烦热，自汗口渴，二便赤涩，酸痛沉重，此湿热腰痛之症也。

【湿热腰痛之脉】脉多沉数。左尺沉数，太阳湿热。左尺细数，少阴湿热。左关沉数，少阳湿热。左关细数，厥阴湿热。右关沉数，少阳湿热。右关细数，太阴湿热。

【内伤腰痛之症】日轻夜重，痛定一处，不能转侧，此瘀血停畜之症。胁肋气胀，遇怒愈甚，此怒气郁结之症。腰间重滞，一片如冰，得热减寒，得寒愈盛，此痰注作痛之症。时常怕冷，手足不暖，凡遇寒气，腰背即痛，此真火不足，阳虚之症也。五心烦热，足心如火，痛如锥刺，此阴虚火旺之症也。

【内伤腰痛之脉】尺脉芤涩，瘀血之诊。尺脉沉结，怒气所伤。尺滑尺伏，皆主痰涎。空大微迟，真阳不足。细数躁疾，火旺水干。

——《症因脉治·卷一·腰痛总论》

【湿热腰痛】令人沉重疼痛，遇天阴或久坐而发，其脉缓者是也。

【肾虚腰痛】其症形羸气少，行立不支，而卧息少可，无甚大痛，而悠悠戚戚，屡发不已。经云：腰者肾之腑，转摇不能，肾将惫矣，此之谓也。丹溪云：肾虚者，其脉大。

【瘀血腰痛】令人卒痛，不能转侧，其脉涩，日轻夜重者是也。

——《金匮翼·卷六·腰痛》

【脉法】《内经》曰：按之至骨，脉气少者，腰脊痛而身有痹也。又曰：尺脉沉，腰背痛。《脉经》曰：腰痛之脉皆沉弦，沉弦而紧者为寒，弦而浮者为风，沉弦而濡细者为湿，沉弦而实者为闪挫。丹溪曰：腰痛脉必沉而弦，沉为滞，弦为虚，涩是瘀血，缓者是湿，滑者伏者是痰，大者是肾虚也。

——《杂病源流犀烛·卷二十七·腰脐病源流》

三、鉴别诊断

尿血，溺窍病也，其原由于肾虚，非若血淋之由于湿热。其分辨处，则以痛不痛为断，盖痛则血淋，不痛则为尿血也。

【尿血分辨】《直指》曰：大凡小肠有气则小便胀，小肠有血则小便涩，小肠有热则小便痛，痛者血淋，不痛者尿血。

——《源流犀烛·杂病·卷九·五淋二浊源流》

四、治法方药

【治法】

《灵枢》云：腰痛，上寒取足太阴、阳明，上热取足厥阴，不可俯仰取足少阳。盖足之三阳，从头走足，足之三阴，从足走腹，经所过处，皆能为痛。治之者当审其何经，所过分野，循其空穴而刺之，审何寒热而药之……彼执一方治诸腰痛者，固不通矣。有风、有湿、有寒、有热、有挫闪、有瘀血、有滞气、有痰积、皆标也。肾虚其本也。

——《证治准绳·杂病·诸痛门·腰痛》

【治法】治惟补肾为先，而后随邪之所见者以施治，标急则治标，本急则治本，初痛宜疏邪滞。理经隧，久痛宜补真元、养血气。（《汇补》）

【治禁】凡诸痛本虚标热，寒凉不可峻用，必用温散之药，又不可纯用参、芪大补，大补则气旺不通而痛愈甚。（《心法》）

【用药】主以归芎汤，加桑寄生、杜仲、续断等。肾虚加生熟地、枸杞、牛膝，虚火加黄柏、知母，瘀血加桃仁、红花，痰涩加苍术、半夏，跌损加猴姜①、玄胡索，气滞加香附、枳壳，风寒加威灵仙、羌活，风湿加五加皮、海桐皮，湿热加苍术、黄柏，风加独活、防风，寒加干姜、肉桂，湿加萆薢、防己。凡腰痛久不愈，古方多用肉桂者，取其性达下焦，辛温开导也。又虚腰痛多用磁石者，取其引肺金之气下达肾中，可使大气周流也。（《汇补》）

——《证治汇补·卷之六·腹胁门·腰痛》

【湿热腰痛之治】左尺沉数者，羌独冲和汤。左尺细数者，独活二妙丸。左关沉数者，柴独苍术汤。左关细数者，柴胡芍药汤。右关沉数者，芷葛二妙丸。右关细数者，防独神术汤。

【内伤腰痛之治】瘀血停滞者，调荣活络饮、四物桃仁汤、红花桃仁汤。血虚者，四

---

① 猴姜：骨碎补。

物芄活汤。怒气郁结者，柴胡清肝饮加木香、独活。痰涎停注者，南星二陈汤加海石、香附。真阳不足者，金匮肾气丸、河车膏合青娥丸。阴虚火旺者，知柏天地煎、知柏地黄丸，加玄武胶为丸。

——《症因脉治·卷一·腰痛总论》

［按］腰痛属虚者固多，而因风寒痰湿、气阻血凝者亦不少。一味蛮补必成痼疾，不可不审。

——《兰台轨范·卷六·腰痛》

经云：邪之所凑，其气必虚，留而不去，其病则实。若不决而去之，而欲以补药攻疾，非徒无效而已也。余读《本事方》，有取乎此，故备录如上。

——《金匮翼·卷六·腰痛》

【腰病原由症治】《入门》曰：腰者，肾之外候，一身所恃以转移开合者也。然诸经贯于肾，络于腰脊，虽外感内伤不同，必肾虚而后邪能凑之，故不可轻用凉药，亦不可纯用参芪补气也。

——《杂病源流犀烛·卷二十七·腰脐病源流》

膀胱者，胞之室。惟房欲损肾，热注膀胱，（肾与膀胱相表里。）故血随溺出，亦火所迫也，其脉洪数，法当滋化源，（六味饮加生牛膝。）如肺肾阴虚，口干腰酸，（六味丸合生脉散。）小肠火盛，血渗膀胱，（导赤散。）肝火脉洪，不能藏血，（龙胆草汤加法。）胆火溺血，头痛眩晕，（当归饮。）溺血日久，肾液虚涸，（六味阿胶饮。）阴虚火炎，一切溺血血淋，（保阴煎。）小溲自利，后沥血点，痛如血淋，（小蓟饮子）……通治溺血［益母草（捣汁）一升，服效。槐花（炒）、郁金（煨）各一两，研，每用三钱，豆豉煎汤下效］……脾虚不能摄血，久而滑脱，（妙香散去桔梗、麝，加龙骨、益智仁。）

——《类证治裁·卷之七·溺血论治》

六味可增附断（川断）龟，补骨杞味仲柏知。一切寒药皆禁用，妇人血滞更血亏。太阴腰痛因湿热，芩柏仲芎苍白术。日轻夜重瘀不通，归尾桃红赤（芍）膝（牛膝）没（没药）。身寒即发寒炮（姜）桂（肉桂），痰积二陈风小续（小续命汤）。闪气肾离法同瘀，又有肾着治宜速。便利身重腰冷水，利湿苓甘姜术足。

【内因治法】肾藏之阳有亏，则益火之源以消阴翳，用附桂八味丸。肾藏之阴内夺，则壮水之主以制阳光，用知柏八味丸。外因治法：里湿伤阳用辛温，以通阳泄浊。湿郁生热用苦辛，以胜湿通气。不内不外因治法：劳役伤肾以先后天同治，倾跌损伤辨其伤之轻重与瘀之有无，为或通或补。

——《医学妙谛·卷中·杂症·腰痛章》

【方药】

治尿血方

淡竹叶　麦门冬　白茅花　车前子　陈柳枝　天门冬（去心）　地榆　香附子　郁金　灯芯各半钱

上以水二碗，煎八分，去滓，调四苓散，空心服。

蒲黄丸　治虚损，膀胱有热，尿血不止。

蒲黄　葵子[①]　赤茯苓　黄芪各一两　车前子　当归（微炒）　荆实各七钱半　麦门冬（去心）　生地黄各二两

上为细末，炼蜜和捣二三百杵，丸如梧桐子大。每服三十丸，食前用米饮送下。

牡蛎散　治劳损伤中尿血。

牡蛎（煅，为粉）　车前子　白龙骨（煅令赤）　熟地黄　黄芩　桂心各一两

上为细末，每服二钱，食前米饮调下。

如神散　治心脏有热，热乘于血，血渗小肠，故尿血也。

阿胶（蛤粉炒）一两　山栀仁　车前子　黄芩　甘草各二钱半

上细末，每服半钱或一钱，井花水调服，日三。

鹿茸散　治小便尿血，日夜不止。

鹿茸（酒洗，去毛，涂酥炙令黄）　生地黄（焙）　当归（焙）各二两　蒲黄一合　冬葵子（炒）四两半

上为极细末，每服三钱匕，空心用温酒调服，日二。一方，治下元虚惫尿血，炼蜜为丸，如梧桐子大。每服二十丸，食前用炒盐汤下。

治小便频数，卒然下血不止，并不疼痛

此缘心中积恶，机谋艰险，长怀嫉妒，多积忿气，伤损肝心正气；又因色伤，小肠气虚，血乘虚妄行，故有此疾，宜服此方。

桑寄生一两　熟地黄　茯苓各半两　人参　川芎　独活　蒲黄各二钱半　甘松　沉香各八分四厘

上为细末，每服三钱匕，水一盏，煎一二沸，便泻出去滓，非时吃。服此药后，其血已安，校觉丹田元气之虚，腰膝沉重，多困少力者，宜用桑寄生为细末，每服一二钱，非时点服补之。

——《证治准绳·类方·溲血》

如神汤　治男子妇人气虚腰痛。（一方有杜仲，无当归。）

玄胡索　当归（去芦）　桂心等分

上为细末，每服三钱，温酒调下，甚者不过数服。

舒筋散　治腰痛神效，闪挫亦良。

玄胡索（炒）　杜仲（姜汁炒）　官桂（去粗皮）　羌活　芍药各等分

---

① 葵子：冬葵子，下同。

上为末，酒调下二钱。

——《证治准绳·女科·卷之二·杂症门上·腰痛》

鹿茸散（《大全》）　治妇人劳损虚羸尿血。

鹿茸　当归　熟地黄　葵子　蒲黄　续断各等分

上为细末，酒调二钱，日三服。

发灰散　治小便尿血，或先尿而后血，或先血而后尿，亦远近之谓也。又治饮食忍小便，或走马房劳，皆致脬转，脐下急痛不通。兼治肺疽心衄内崩，吐血一两口，或舌上血出如针孔，若鼻衄吹内立已。

乱发烧灰（《本草》云：能疗瘀血，通关格，利水道，破癥瘕、痈疽，抓尿刺、下痤、杂疮，疗脬转，通大小便，咳嗽，鼻衄。）

上一味，用米醋二合，汤少许，调服二钱，并华水调亦得。服药讫，即炒黑豆叶蹲其上，则通。

生干地黄散　治妇人尿血不止。

生干地黄二两　柏叶　黄芩各半两　阿胶（炒成珠）一两

上为粗末，每服三钱，水一盏，姜三片，煎七分，去滓温服。

当归散　治妇人小便出血，或时尿血。

当归　羚羊角（屑）　赤芍药各半两　生地黄一两　刺蓟叶三分

上为粗末，每服三钱，水煎去滓服。

又方　羚羊角（屑）　龙骨　当归　蒲黄各一两　生地黄二两

上为细末，粥饮调下二钱，食前服。

又方　以生地黄捣取汁，每服一小盏，日三服。

又方　以蒲黄末酒调二钱服之。水调亦可。

又方　以鹿角胶（二两，炙令黄。）以水一大盏，煎至半盏，去滓分为三服，食前服。

《补遗》　小便出血，竹茹一大块，水煎服。

又方　川牛膝去芦，浓煎服。

又方　当归、白芷为末，米饮下二钱。

——《证治准绳·女科·卷之三·杂证门下·小便出血》

芎归汤　统治腰痛。

当归　川芎

调荣活络散　治瘀血腰痛，通经络。

大黄　当归梢　牛膝　杏仁各二钱　赤芍　红花　羌活　桃仁各一钱　川芎　桂枝各三分　香附一钱半

水煎服。

无比山药丸（《子和》）　补肾气，益诸虚。

熟地　赤石脂（煅）　山萸肉　白茯苓　泽泻　巴戟肉　牛膝各一两　杜仲姜炒　山药　肉苁蓉（酒浸）　菟丝子各三两

加萆薢、骨碎补、续断、木瓜、破故纸、桂心、鹿角、青盐等，炼蜜为丸，空心，温酒盐汤任下。

青娥丸（《直指》）　补肾强腰，乌须壮脚。

杜仲（生姜片炒）四两　破故纸（炒）四两

末之，以胡桃三十枚，取肉捣和，入蜜为丸，梧子大，每服五十丸，调气散下。

补阴丸（《丹溪》）

黄柏（酒炒）　龟板（酒炙）　知母　侧柏叶　枸杞子　五味子　杜仲（姜炒）　砂仁各等分　甘草减半

为末，猪脊髓加地黄膏为丸。

立安散（《奇效》）　暖肾添精，治五积腰痛，健脚膝。

牛膝（酒浸）　杜仲（姜炒）　木瓜　破故纸　川续断各一两　萆薢二两

炼蜜丸，盐汤下。

牛膝酒（《三因》）　治湿热腰痛。

地骨皮　五加皮　薏苡仁各一两　海桐皮二两　川芎一两　生地十两　甘草　牛膝　羌活各一两

以好酒一斗，浸二七日，夏七日，每服一杯，日三四次，令酒气不绝为佳。一方：入炒杜仲一两。

二妙丸　黄柏　苍术

——《证治汇补·卷之六·腹胁门·腰痛》

虎骨散　治腰胯连脚膝，晓夜疼痛。

虎骨（酥炙）　败龟板（酥炙）　当归　川萆薢　牛膝各二两　川芎　肉桂　羌活各一两

为散，每服四钱，空心温酒调下。亦可用蜜丸，温酒服之。

二至丸　治老人肾虚腰痛，不可屈伸，头旋眼黑，下体痿软。

附子（炮）一枚　桂心一两　杜仲（盐酒炒）　补骨脂（炒）各二两　鹿茸（酥炙）麋茸（酥炙）各一具

上为细末，青盐半两，热酒中化去砂土，入鹿角胶一两糊丸，梧子大，每服七十丸，空心，醇酒同胡桃肉一枚细嚼送下。

——《张氏医通·卷十四·腰痛门》

◎ *湿热腰痛*

羌独冲和汤

羌活　黄芩　川芎　白芷　防风　细辛　苍术　广皮　甘草　独活

热甚，加黄柏。

独活二妙丸

独活（蒸晒）二两　黄柏（炒）二两

柴独苍术汤

柴胡　独活　苍术　防风　黄柏　黄芩

热甚，加胆草。

柴胡芍药汤

柴胡　白芍药　青皮　钩藤　香附　山栀　乌药　独活

热甚，加黄柏、胆草。

芷葛二妙丸

苍术　黄柏　白芷　葛根　秦艽　独活

热甚，加栀、连。

防独神术汤

白术　黄柏　防风　独活

◎ 内伤腰痛

调荣活络饮

当归尾　红花　桃仁　赤芍药　独活　牛膝　秦艽　桂枝　大黄

有寒者，去大黄；有热者，去桂枝。

四物桃仁汤

当归尾　赤芍药　川芎　怀生地　桃仁　独活　香附

有寒者，加桂枝；有热者，加大黄。

红花桃仁汤

红花　桃仁　赤芍药　当归尾　秦艽　独活

四物艽活汤

当归　白芍药　川芎　生地　秦艽　独活

气滞，加沉香、砂仁。

南星二陈汤

胆星　热半夏　白茯苓　橘红　甘草　海石　香附

虚寒者，加姜、桂；内热者，加栀、柏；大便结硬，加枳壳、玄明粉。

知柏天地煎

天门冬六两　怀生地六两　知母二两　黄柏二两

热甚便秘，加玄武胶，极效；胃寒，加生姜；气滞，加砂仁米、沉香；痛甚，加独活、杜仲。

知柏地黄丸

即六味地黄丸加知母、黄柏各二两，炼蜜为丸；胃寒者，鹿角胶为丸。气滞者，加沉香、砂仁。

——《症因脉治·卷一·腰痛总论》

当归一两，以陈酒一升煎之，一次服下即愈。

——《外科全生集·卷二·监论治法·尿血头裂》

疗腰痛方（《良方》）

杜仲　肉苁蓉　破故纸　人参　当归　秋石　川巴戟　鹿角霜各等分

上后末，用猪腰子一个，洗净，淡盐汤泡过，劈开两边，中间勿断，细花开，用前药渗入，另用稀绢一块包裹绵扎，外用小罐入酒少许，纸封，毋令走泄药气。煮熟取食之，饮醇酒三杯立愈。

又方（《奇效》）

胡桃肉　补骨脂　杜仲各四两

上作二帖，每帖用水二盏，煎服。

麋茸丸（《本事》）　治肾虚腰痛。

麋茸（鹿角亦可）一两　菟丝子末一两　舶上茴香半两

上为末，用羊肾一对，酒煮烂，去膜。研和丸桐子大，如羊肾少，入酒糊佐之。每服三五十丸，温酒或盐汤下。

——《兰台轨范·卷六·腰痛》

◎ **湿热腰痛**

东垣苍术汤

苍术（去湿止痛）五钱　柴胡（行经）三钱　防风（去风胜湿）一钱半　黄柏（除热止痛）一钱半

水二盅，煎至一盅，空心食前。

丹溪治湿热腰腿痛方

龟板（酒炙）二两　苍术　黄柏（酒炒）　苍耳　威灵仙（酒浸）一两　侧柏半两

上为末，酒糊为丸，每用黑豆汁，煎四物汤，加陈皮、甘草、生姜，煎汤下。一方有白芍、知母。

◎ **肾虚腰痛**

《本事》麋茸丸

麋茸（鹿茸亦可）　菟丝子（制）各一两　舶茴香五钱

上为末，以羊肾二对，陈酒煮烂去膜，研如泥，和丸桐子大，阴干。如羊肾少太干，以酒糊佐之，每服三五十丸，温酒或盐汤下。

青娥丸

破故纸（炒香）四两　杜仲（净姜汁炒）八两　胡桃肉十两

上为末，酒糊丸梧子大，每三五十丸，空心温酒送下，蜜丸亦可。《百一》补髓丹有鹿茸二两，没药一两。

无比山药丸

赤石脂（煅）　茯苓（去皮木）　山茱萸（去核）　巴戟（去心）　牛膝（酒浸）　熟干地黄（酒浸）　泽泻各三两　菟丝（酒浸）　杜仲（去皮，切，姜汁炒）　山药各三两　五味子六两　肉苁蓉（酒浸）四两

蜜丸梧子大，每服三十丸，空心温酒，或盐汤下。

◎瘀血腰痛

茴香酒

破故纸（炒香）　茴香（炒）　辣桂等分

上为末，每服二钱，热酒调，食前。故纸主腰痛，主行血。（《仁斋》）

——《金匮翼·卷六·腰痛》

总治尿血药　阿胶　茅根　地黄　床子　戎盐　蒲黄　牛膝　人乳　苁蓉　胡麻　杜仲　川断　天冬　麦冬　五味　山萸　山药　丹皮　车前　知母　黄柏　鳖甲　青蒿　白芷　人参　当归　苎根　鹿茸　荷叶　乌梅　郁金　香附　地榆　韭子　泽泻　棕灰　竹茹　琥珀　山栀　槐花　乳香　荆刺　陈墨　侧柏叶　延胡索　菟丝子　旱莲草　龙胆草　鹿角胶　鹿角霜　毛鹿角　杞子　沙苑子　柏子仁　地骨皮　益母草　淡豆豉专治小便血条。

太极丸［总治］

黄柏（属木）二两六钱　知母（属水）一两四钱　补骨脂（属火）二两八钱　胡桃肉（属金）一两二钱　砂仁（属土）五钱

蜜丸，空心盐汤下三五十丸。

无比山药丸（又）

五味子六两　肉苁蓉四两　菟丝子　杜仲各三两　山药二两　赤石脂　茯神　山萸　巴戟　牛膝　熟地各一两

蜜丸，酒或米汤下。

——《杂病源流犀烛·卷九·五淋二浊源流·治尿血诸药要品及方二》

羌活胜湿汤［湿热］

羌活　防风　苍术　甘草　黄连　黄柏　泽泻　猪苓

二陈汤［痰饮］

茯苓　陈皮　半夏　甘草

乌药顺气散［气滞］

白术　白芷　青皮　茯苓　乌药　陈皮　人参　甘草

调荣活络汤［死血］

大黄　牛膝　赤芍　当归　杏仁　羌活　生地　红花　川芎　桔梗

四物汤［恶血］

川芎　当归　白芍　生地

六味丸［补阴］

熟地　山萸　山药　丹皮　茯苓　泽泻

牛菟丸［顽麻］

牛膝、菟丝子各一两

同入银器内，酒浸一寸五分，晒为末，将原酒煮糊丸，空心，酒下。

海桐皮酒［痛极］

海桐皮　苡仁各二两　生地十两　牛膝　川芎　羌活　地骨皮　五加皮各一两
甘草钱半

浸酒二斗，冬十四日，夏七日，空心，饮一盏，日饮三次，常令醺醺，禁毒食。

此方治湿热而痛者。方内药味分量，切不可添减，方效。

羊肾丸［肾虚］

鹿茸　菟丝子各一两　茴香五钱

为末，以羊肾二对，入酒煮烂，捣泥和丸，阴干，每三十五丸，酒下，日三服。

——《杂病源流犀烛·卷二十七·治腰脐病方二十六》

五、预后转归

【死候】腰者，肾之外候，转摇不能，肾将惫矣。（《内经》）痛甚，面上忽见红点，人中黑者死。（丹溪）

——《证治汇补·卷之六·腹胁门·腰痛》

六、医案医话

治妇人卒伤于热，尿血。陈总领云：余顷在章贡时，年二十六，忽小便后出鲜血数点，不胜惊骇，却全不疼，如是一月，如不饮酒则血少，骇不能止。偶有乡兵告以市医张康者，常疗此疾，遂延之来，供一器清汁，云是草药，添少蜜解以水，两服而愈。既厚酬之，遂询其药名，乃镜面草，一名螺厣草，其色青翠，所在石阶缝中有之。

——《证治准绳·女科·卷之三·杂证门下·小便出血》

倪　小便浑浊如泔，有时带出血条，却不作痛。此肾虚而湿热袭入肾与膀胱。宜泄热利湿。

海金沙三钱　当归炭二钱　川萆薢二钱　泽泻一钱五分　生地四钱　滑石块三钱
丹皮炭二钱　赤白苓二钱　鲜藕（煎汤代水）三两

〔二诊〕尿血不止，尿管并不作痛，脉形细弱，肾虚湿热内袭，实少虚多之象也。

炙生地四钱　当归炭二钱　蒲黄六分　牛膝炭三钱　炒萸肉一钱五分　生甘草三分
丹皮炭二钱　山药四钱　藕节炭三枚

〔三诊〕膀胱湿热稍化，血稍减少，小溲仍然浑浊。前法再进一筹。

大生地四钱　当归炭二钱　蒲黄炭五分　沙苑（盐水炒）三钱　生山药三钱　丹皮炭
二钱　牛膝炭三钱　炒萸肉一钱五分　淡秋石一钱　藕汁（温冲）一杯

〔四诊〕尿血渐减，脉亦稍缓。痛者为火，不痛者为虚。再益肾之阴。

大生地三钱　粉丹皮一钱五分　白芍一钱五分　大熟地二钱　山药三钱　旱莲草三钱
炒萸肉一钱五分　泽泻一钱五分　潼沙苑三钱　藕节二枚

〔五诊〕尿血降序，尚未能止，脉象微数，肾虚而虚火内迫，再育阴泄热。

大熟地四钱　炒五味三分　茯神三钱　旱莲草三钱　淡秋石一钱　大麦冬二钱　炒萸肉二钱　丹皮二钱　生山药三钱　白芍一钱五分　藕节炭三枚

〔六诊〕尿血渐退，再壮水益阴。

生熟地各三钱　粉丹皮二钱　炒萸肉二钱　炙五味三分　麦冬三钱　杭白芍一钱五分　淡秋石二钱　生山药三钱　泽泻（盐水炒）三钱　藕节三枚

〔七诊〕尿血之后，肾阴不复，再壮水育阴。

生熟地各三钱　生山药三钱　白芍一钱五分　大天冬二钱　党参三钱　生熟草各三分　炙五味三钱　泽泻一钱五分　大麦冬一钱五分

〔八诊〕溲血之症，原由肾水内亏，虚火郁结，迫损血分。前投壮水制火，诸恙得平，调理之计，自宜扩充前意。兹参入清养上中，以肺阴在上，而为水之上源也。

西洋参二两　奎党参四两　生山药三两　生于术二两　炒萸肉一两　炒扁豆三两　云茯苓三两　川石斛四两　粉丹皮二两　肥玉竹三两　怀牛膝（盐水炒）三两　生熟地各二两　天麦冬各三两　甘杞子三两　白芍（酒炒）一两五钱　生熟草各五钱　当归炭一两五钱　女贞子（酒炒）三两　潼沙苑（盐水炒）三两　厚杜仲（盐水炒）二两　炒知母二两　泽泻一两

用清阿胶三两，龟板胶三两，鱼鳔胶二两，冰糖三两，四味溶化收膏，每日晨服一调羹。

——《张聿青医案·卷六·溲血》

第二节　膀　胱　癌

膀胱癌属中医学"血尿""溺血""癃闭"等的范畴。江苏古代医家王肯堂、李中梓、李用粹、张璐、王维德、沈金鳌、王九峰、林佩琴、王泰林、何书田等在他们的著作中对本病都有论述。

一、病因病机

【大意】胞移热于膀胱，则溺血。（《内经》）是溺血未有不本于热者，但有各藏虚实之不同耳。（《汇补》）

【内因】或肺气有伤，妄行之血，随气化而下降，胞中或脾经湿热内陷之邪，乘所胜而下传水府，或肝伤血枯，或肾虚火动，或思虑劳心，或劳力伤脾，或小肠结热，或心胞伏暑，俱使热乘下焦，血随火溢。（《汇补》）

——《证治汇补·卷之八·下窍门·溺血》

小便闭癃，肝与三焦及督脉病也。言三经而不及膀胱者，以膀胱但主藏溺，而不主出溺也。《经》云：肝脉过阴器，病闭癃。又云：女子督脉入系廷孔（廷孔，正中直孔，即溺窍也），男子循茎下至篡（阴茎之端也），病不得前后。又云：三焦下腧并太阳正脉入络膀胱，约下焦，实则闭癃，虚则遗溺。

【小便不通】《内经》曰：胞移热于膀胱则癃，尿血。元素曰：热在下焦，填塞不通，其症小便闭塞而不渴，时见躁者是也。东垣曰：小便不通，有气血之异，如渴而小便不通者，热在上焦气分，宜清肺；如不渴而小便不通者，热在下焦血分，宜滋肾。又曰：血涩致气不通而窍塞，宜导气除燥。

——《杂病源流犀烛·卷七·小便闭癃源流》

【论治】闭者，小便不通。癃者，小便不利。遗溺者，小便不禁。虽膀胱见症，实肝与督脉三焦主病也。《经》云：膀胱之胞薄以濡，得酸则蜷缩，约而不通，水道不行。又云：膀胱不利为癃，不约为遗溺。此但主膀胱言之也，夫膀胱仅主藏溺，主出溺者，三焦之气化耳。故《经》云：三焦下，并太阳正脉，入络膀胱，约下焦，实则闭癃，虚则遗溺。又云：肝脉过阴器，其病闭癃。又云：女子督脉入系廷孔，男子循茎下至篡。病不得前后，此闭癃遗溺，所由兼责诸经也。分言之，闭癃为实，遗溺为虚。闭为暴病，癃为久病。闭则点滴难通，全资气化，或疏通利窍，或用丹溪吐法，以升提其气。

——《类证治裁·卷之七·闭癃遗溺论治》

溺血郁热由膀胱，五苓散合莲子汤。知柏山栀皆可入，不痛为虚益气良（玉茎中不痛可用补中益气汤）。

——《医学妙谛·卷中·杂症·便血章》

二、症状表现

【外候】全无疼痛，血从精窍而出，非若血淋茎痛，血随溺窍而出也。（《汇补》）

——《证治汇补·卷之八·下窍门·溺血》

【脉法】仲景曰：肾脉滑实为癃痹。《脉诀》曰：便血则扎，数则赤黄，实脉癃闭，热在膀胱。《医鉴》曰：少阴微者，气闭膀胱。《纲目》曰：癃病脉细，不治。

——《杂病源流犀烛·卷七·小便闭癃源流》

三、治法方药

【治法】

故遗溺闭癃，皆取厥阴俞穴及督脉俞穴也。三焦主之者……三焦者，足太阳、少阳之所将，太阳之别也，上踝五寸，别入贯腨肠，出于委阳，并太阳之正，入络膀胱，约下焦，实则闭癃，虚则遗溺。遗溺则补之，闭癃则泻之是也。膀胱主之者，《经》云：膀胱不利

148

为癃，不约为遗溺是也。然遗溺闭癃，不取膀胱俞穴者，盖膀胱但脏溺，其出溺，皆从三焦及肝、督脉也。

——《证治准绳·杂病·大小腑门·闭癃遗尿总论》

【治法】暴热实火，宜甘寒清火。房劳虚损，宜滋阴补肾。此病日久中枯，非清心静养，不可治也。（《汇补》）

【用药】实热，用导赤散，加山栀、黄芩、淡竹叶、赤苓，煎成调滑石末饮之。虚热，宜四物汤，加生地、茯苓、山栀、牛膝、麦冬，煎成调发灰饮之。久不止者，胶艾四物汤。虚甚者，鹿角秋石丸。阻塞不通，加冬葵子、生蒲黄以化之。（《汇补》）

——《证治汇补·卷之八·下窍门·溺血》

东垣云：小便不通，皆邪热为病，分在气在血而治之，以渴与不渴而辨之。渴而不利，或黄或涩者，热在上焦气分也，小便者，膀胱所主，若肺热不能生水，是绝其寒水生化之源，宜清肺而滋化源，故当从肺分助其秋令，宜茯苓、泽泻、车前、木通之类淡味渗泄之药，水自生焉。如不渴而小便不通者，热在下焦血分，肾与膀胱受热，闭塞其流，须知、柏之类苦寒气味俱阴之药以除其热，稍兼肉桂辛温散结之阳药以泄其闭，若服淡渗之味，则阳无以化，而阴愈闭塞不通矣。

闭癃者，合而言之，一病也，分而言之，有暴久之殊。盖闭者，暴病，为尿点滴不出，俗名小便不通是也，可用疏通利窍之剂，甚则用吐法以提其气自通，若补中益气、二陈、五苓，俱可探吐也。癃者，久病，为尿癃淋沥，点滴而出，一日数十次，名淋病是也，惟宜滋养真阴，兼资气化，如六味、生脉之类，亦可合用，若疏泄利气之药，皆为戈戟矣。夏秋热伤癃闭，以滑石调水饮之即通，但阴虚泉竭者禁用。

——《张氏医通·卷七·大小府门·小便不通》

此症乃气闭，非大小便不分也……余遇此症，以归身一两，川芎五钱，柴胡、升麻各二钱半，水二碗，煎八分，一服即通。曾救多人，或孕妇及老年之人，加人参一钱。

马曰：方极妥善。

——《外科全生集·卷二·临证治法·小便闭》

癃为滴沥不爽，惟滋养真阴，清热化气，升提非所宜矣。仲景云：阴虚则小便难。《经》曰：阳入阴分，则膀胱热而小便难。东垣云：小便不通，皆邪热为病。治分在气在血，以渴与不渴辨之。渴而不利，或黄或涩，热在上焦气分也，宜清肺气而滋水源，（黄芩清肺饮。）闭而不渴，热在下焦血分也，宜润肾燥以导其流，（滋肾丸。）若服淡渗之味，则阳无以化，而阴愈闭室矣。

——《类证治裁·卷之七·闭癃遗溺论治》

【方药】

导赤散

生地　木通　甘草

胶艾汤（方见便血）

小蓟饮

小蓟　山栀　当归　生地　滑石　甘草　蒲黄　通草　淡竹叶　加冬葵子

鹿角胶丸

鹿角　熟地　发灰　茅根汁为丸，盐汤下。

——《证治汇补·卷之八·下窍门·溺血》

八正散　治心经邪热，燥渴烦躁，小便不通。

瞿麦　萹蓄　车前子　滑石　甘草（炙）　山栀仁　木通　大黄（面裹煨）各等分

上为末，每服二钱，水一钟，入灯心煎至七分，食后临卧服之。

木通汤　治小便不通，小腹甚痛。

木通　滑石各五钱　牵牛（取头末）二钱半

上作一服，水二钟，灯心十茎，葱白一茎，煎至一钟，食前服。

牛膝汤　治血结小便闭，茎中痛。

牛膝五钱　当归三钱　黄芩二钱

水钟半，煎八分，日三服。

清肺散　治渴而小便闭涩。

茯苓二钱　猪苓三钱　泽泻　瞿麦　琥珀各五分　灯心一分　萹蓄　木通各七分
通草二分　车前子一钱

水二碗，煎至一碗服。

滋肾丸　治阴虚小便闭。

黄柏（酒洗，焙）　知母（酒炒）各二两　肉桂二钱

上为末，熟水为丸，如芡实大，每服百丸，加至二百丸，百沸汤空心下。

滋肾化气汤　治因服热药，小便不利，脐下痛。

黄连（炒）　黄柏（炒）　甘草各一钱半

水煎，食前服。未通加知母。

葱熨法　治小便闭，小肠胀，不急治杀人。

用葱白三斤，细切炒熟，绢包分两袋，更替熨脐下即通。

又法　治小便闭，垂死者神效。

桃枝　柳枝　木通　川椒　白矾（枯）各一两　葱白七个　灯心一握

水三十碗，煎至十五碗，用磁瓶热盛一半药汁，熏外肾，周回以被围绕，不令外风得
入，良久便通如赤豆汁，若冷即易之，效。

——《医宗必读·卷之八·小便闭癃》

金匮肾气丸 ［大虚］

熟地　山萸　丹药　丹皮　茯苓　泽泻　附子　肉桂　牛膝　车前子

补中益气汤 ［气虚］

人参　黄芪　当归　白术　升麻　柴胡　炙草　陈皮　姜　枣

芎归汤 ［血虚］

川芎　当归

二陈汤 ［痰多］

茯苓　甘草　半夏　陈皮

桃仁承气汤 ［血瘀］

八正散 ［实热］

大黄　木通　瞿麦　扁蓄　滑石　山栀　甘草　车前　灯心各一钱

——《杂病源流犀烛·卷七·小便闭癃源流》

四、医案医话

素来善饮，湿甚中虚，五志不和，俱从火化，壮火食气，气不摄血，血不化精，湿热相乘，致有溺血之患。初服四苓导赤而愈，后又举发，服知柏八味，化阴中之湿热，理路甚好。未能获效者，情志所伤也。第情志中病，虽有五脏之分，总不外乎心肾。议六味养心二方加减。

生地黄汤去萸肉，加柏子仁　归身　枣仁　麦冬　洋参　蜜丸

——《王九峰医案·中卷·溲血》

第三节　前列腺癌

前列腺癌属中医学"癃闭""血淋"等的范畴。江苏古代医家王肯堂、李中梓、蒋示吉、李用粹、张璐、徐大椿、尤怡、沈金鳌、王九峰、林佩琴、张乃修、何书田等在他们的著作中对本病都有论述。

一、病因病机

淋之为病，尝观《病源候论》谓由肾虚而膀胱热也……若饮食不节，喜怒不时，虚实不调，脏腑不和，致肾虚而膀胱热，肾虚则小便数，膀胱热则水下涩，数而且涩，则淋沥不宣，故谓之淋……血淋者，心主血，气通小肠，热甚则搏于血脉，血得热则流行，入胞中与溲俱下……考之《内经》，则淋病之因，又不止此。大纲有二，曰湿，曰热。谓太阴作

151

初气，病中热胀，脾受积湿之气，小便黄赤，甚则淋。少阳作二气，风火郁于上而热，其病淋。盖五脏六腑十二经脉气皆相通移，是故足太阳主表，上行则统诸阳之气，下行则入膀胱。又肺者，通调水道，下输膀胱，脾胃消化水谷，或在表在上在中，凡有热则水液皆热，转输下之，然后膀胱得之而热矣，且小肠是心之府，主热者也。其水必自小肠渗入膀胱，胞中诸热应于心者，其小肠必热，胞受其热，《经》谓胞移热于膀胱者，则癃溺血是也。由此而言，初起之热邪不一，其因皆得传于膀胱而成淋。若不先治其所起之本，止从末流胞中之热施治，未为善也。予尝思之，淋病必由热甚生湿，湿生则水液浑，凝结而为淋。不独此也，更有人服金石药者，入房太甚，败精流入胞中，及饮食痰积渗入者，则皆成淋。

——《证治准绳·杂病·大小腑门·淋》

［愚按］《内经》言淋，湿与热两端而已。《病源论》谓膀胱与肾为表里，俱主水，水入小肠与胞，行于阴为溲便也。若饮食不节，喜怒不时，虚实不调，脏腑不和，致肾虚而膀胱热。肾虚则小便数，膀胱热则水下涩；数而且涩，则淋沥不宣，小腹弦急，痛引于脐……血淋者，心主血，心遗热于小肠，搏于血脉，血入胞中，与溲俱下。

——《医宗必读·卷之八·心腹诸痛·淋证》

【内因】有心肾不交，阴阳不通，而内外关格者。有热结下焦，壅塞胞内，而气道涩滞者。有肺中伏热，不能生水，而气化不施者。有脾经湿热，清气郁滞，而浊气不降者。有痰涎阻结，气道不通者。有久病多汗，津液枯耗者。有肝经忿怒，气闭不通者。有脾虚气弱，通调失宜者。(《汇补》)

——《证治汇补·卷之八·下窍门·癃闭》

【大意】滴沥涩痛谓之淋，急满不通谓之闭。五淋之别，虽有气砂血膏劳之异，然皆肾虚而膀胱生热也。(《心法》)

【内因】由膏粱厚味，郁遏成疾，致脾土受害，不能化精微别清浊，使肺金无助，而水道不清，渐成淋病。或用心过度，房欲无节，以致水火不交，心肾气郁，遂使阴阳乖格，清浊相干，蓄于下焦膀胱，而水道涩焉。(《正传》)

——《证治汇补·卷之八·下窍门·淋病》

《金匮》淋之为病，小便如粟状，小腹弦急，痛引脐中。淋家不可发汗，发汗则必便血。热在下焦者，则尿血，亦令淋秘不通。

《病源》血淋，热淋之甚者，则尿血。心主血，血之行身，通遍经络，循环腑脏，劳甚则散，失其常经，溢渗入胞而成血淋也。

——《兰台轨范·卷三·癃闭利淋》

有下焦蓄热者，《内经》所谓膀胱不利为癃也，巢氏云膀胱与肾为表里，而俱主水，热气太盛，故令结涩，小便不通，腹胀气急，甚者水气上逆，令主腹痛呕，乃至于死，其脉紧而滑直者是也。

——《金匮翼·卷八·闭癃遗溺·小便不通》

血淋者，热在下焦，令人淋闭不通，热盛则搏于血脉，血得热而流溢，入于胞中，与溲便俱下，故为血淋也。

——《金匮翼·卷八·诸淋·血淋》

小便不通膀胱热，用药可与淋同条……二便闭时肝肾热，八正散服两可消。

——《医学妙谛·卷下·杂症》

二、症状表现

【外候】凡人鼻色黄，小便必难。热微则小便难而仅有，热甚则小便闭而绝无。(《入门》)小便胀满，气急上逆，心腹俱闷，叫痛欲死。(《巢氏》)甚有肺气壅极，横行脐中，小肠为之突出，外肾为之挺长。(《寓意草》)

【脉法】脉紧而滑直者，不得小便。又尺脉或浮或涩或缓，皆小便难，溺有余沥也。右寸关滑实者，痰滞上焦，细微者，中气不运。左尺脉洪数者，热结下焦，虚浮者，肾气不足。(《汇补》)

——《证治汇补·卷之八·下窍门·癃闭》

三、鉴别诊断

【淋病分辨】气淋涩滞，余沥不断。血淋溺血，遇热则发。石淋茎痛，溺有砂石，又名砂淋。膏淋稠浊，凝如膏糊，又名肉淋。劳淋遇劳即发，痛引气冲，又名虚淋。(《汇补》)

——《证治汇补·卷之八·下窍门·淋病》

示吉曰：三浊五淋，俱小便去浊也。浊多虚，淋多实，盖淋痛浊不痛为异耳。

——《医宗说约·卷之二·淋》

四、治法方药

【治法】

【治法】一身之气关于肺，肺清则气行，肺浊则气壅，故小便不通，由肺气不能宣布者居多，宜清金降气为主，并参他症治之。若肺燥不能生水，当滋肾涤热，夫滋肾涤热，名为正治，清金润燥，名为隔二之治，燥脾健胃，名为隔三之治。又有水液只渗大肠，小肠因而燥竭者，分利而已。有气滞不通，水道因而闭塞者，顺气为急。实热者，非咸寒则阳无以化。虚寒者，非温补则阴无以生。痰闭者，吐提可法。瘀血者，疏导兼行。脾虚气陷者，升提中气。下焦阳虚者，温补命门。（《汇补》）

——《证治汇补·卷之八·下窍门·癃闭》

【淋症忌补】盖气得补而愈胀，血得补而愈涩，热得补而愈盛，水窦不行，加之谷道不通，未有见其能生也。（《医统》）

【淋病治禁】淋病发汗者死，轻者必便血，为重亡津液也。又淋症口渴多汗者，不可轻用淡渗。（仲景）

【用药】膀胱热结，用五淋散。肺脾气燥，用清肺饮。下焦阴虚，滋肾丸。下焦阳虚，肾气丸。脾经湿痰，二陈汤加苍术、泽泻、升麻、草薢。肝经气滞，逍遥散加黄柏、泽泻、山栀、青皮。大抵淋病茎痛，必用甘草梢；溺赤，用淡竹叶；有瘀，用牛膝；有热，用木通；行气，用青皮、木香；开郁，用琥珀、郁金，此东垣法也。血淋，用三生益元散。（《汇补》）

——《证治汇补·卷之八·下窍门·淋病》

有下焦阳虚不化者，夫肾开窍于二阴，肾中阳虚，则二阴之窍闭，闭则大小便俱不得出，如重阴沍寒[①]，地道闭塞，惟与白通汤多加葱白，阳气一至，二便立通矣。

有下焦阴虚而阳不化者，其状脚膝软弱无力，阴汗阴痿，足热不能履地，不渴而小便闭，是不可以淡渗之剂利之，利之则阴愈竭，而水益不行矣。宜苦寒之属以补肾与膀胱，所云使阴气行而阳自化也。

丹溪云：诸淋皆属于热，余每用滋肾丸，每百丸，可用四物汤加甘草梢、杜牛膝、木通、桃仁、滑石、木香煎汤，空心吞服。兼灸三阴交，如鼓应桴，累试累验。

——《金匮翼·卷八·闭癃遗溺·小便不通》

血淋者，小腹硬，茎中痛欲死，血瘀也，以一味牛膝煎膏，大妙，但虚人恐损胃耳（宜四物汤加桃仁、牛膝、通草、红花、丹皮）。而亦有因血虚者，应以养荣为主（宜六味丸加侧柏、车前，或八珍汤送益元散）。如血色鲜红，脉数而有力，心与小肠实热也（宜柿蒂汤）。血色黑黯，面色枯白，尺脉沉迟，下元虚冷也（宜金匮肾气丸）。亦有血热过极，反兼水化而色黑者，非冷也（宜赤豆、绿豆、麻仁、干柿、黄连、侧柏、竹叶、葛根、藕汁、黄柏、生地、丹皮）。当以脉症辨之。

——《杂病源流犀烛·卷九·五淋二浊源流》

血淋热甚搏血，失其常道，以心主血，与小肠为表里，血渗胞中，与溲俱下，须辨血瘀、血虚、血热、血冷。

---

① 沍（hù，户）寒：寒气冻结。

【诸淋】皆肾虚膀胱生热，故小水涩而不利也。治法：初起，宜清解结热，疏利水道，（通用五淋散加藕汁，）不用补涩。淋而渴属上焦气分，宜淡渗轻药，（如茯苓、通草、灯心、瞿麦、泽泻、琥珀、车前子之类，）清肺气以滋水之上源。淋而不渴，属下焦血分，宜味厚阴品，（如知柏滋肾丸，）滋肾阴以泄水之下流。如肺燥不能生水者，（生脉散加减。）心火及小肠热者，（导赤散。）肺脾积热，移于膀胱者，（黄芩清肺饮。）肾水亏，小便赤涩者，（加减一阴煎）……血淋茎中热痛者，（淡秋石泡汤。）溺涩不痛者，（一味琥珀末，薄荷、灯芯汤调服。）

——《类证治裁·卷之七·淋浊论治》

【方药】

羚羊角饮 治血淋，小便结热涩痛。

羚羊角屑 栀子仁 葵子（炒）各一两 青葙子 红蓝花（炒） 麦门冬（去心） 大青 大黄（炒）各半两

上捣筛，每服三钱匕，水一盏，煎七分，去滓，不拘时温服。

鸡苏饮子 治血淋不绝。

鸡苏（切）一握 石膏（碎）八分 竹叶（切）一握 生地黄（切）一升 蜀葵子（为末）四分

上先将四味，以水五升，煮取二升，去滓，下葵子末，分温二服，如人行五里久进一服。忌芜荑、蒜、面、炙肉等。

金黄散 治小便血淋疼痛。

大黄（煨） 人参 蛤粉 黄蜀葵花（焙）各等分

上为细末，每服一钱匕，灯芯煎汤调服，日三。

神效方 治血淋。

海螵蛸 生干地黄 赤茯苓各等分

上为细末，每服一钱，用柏叶、车前子煎汤下。

犀角地黄汤 治小肠淋沥出血，疼痛难忍，及治心血妄行衄血等疾，食后临卧服之，用丝茅根煎服。余癸丑夏，尝苦淋漓之疾，出血不已，得黄应明授此方，数服而愈。

犀角（如无，以升麻代之）半两 芍药二钱 牡丹皮半两 生地黄二钱

上锉碎，作一服，水一盏，煎八分，空心服。

——《证治准绳·类方·溲血》

清肺饮（东垣） 治肺热口渴，小便不通。

茯苓 黄芩 桑皮 麦冬 车前 山栀 木通等分

八正散（《宝鉴》） 治膀胱热郁，小便不行。

瞿麦 萹蓄 车前 滑石 甘草 山栀 木通 大黄等分

每服二钱，加灯心，水煎。

导赤散 治心经客热溺闭。

生地　木通　甘草　加连翘、黄连。

五苓散　治清浊混行于大肠，致泄泻小便不通者。

白术　茯苓　猪苓　泽泻　肉桂

利气散　治气壅小便不通。

枳壳　陈皮　木通　甘草

通闭散　可与前方合用。

香附　陈皮　赤苓

牛膝汤　治血瘀小便不通。

牛膝　归尾　黄芩　加琥珀末少许。

地黄汤　治阴虚小便不通。（方见中风）

即地黄汤去萸肉，加麦冬、牛膝、车前。

肾气丸（《金匮》）　治阳虚小便不通。（方见湿症）

外治法　葱头二十茎，紫苏二两，煎汤熏洗外肾小腹，或以盐炒热，绢包熨脐上下，或姜渣、枳壳亦可，或葱饼灸脐亦效。

又法　独颗蒜一枚，栀子三十，盐花少许，研烂摊纸上，贴脐，甚者连阴囊涂之，即通。

又小便不通欲死者，用桃枝、柳枝、木通、枯矾、旱莲子、汉椒各一两、葱白一握、灯心一束，细锉，入水三斗煎，耗一半，用瓷瓶盛汁，熏外肾，周围以被围绕，不得入风，冷则换汁，再熏即通。（一方无旱莲子）

——《证治汇补·卷之八·下窍门·癃闭》

广济方

冬葵子　滑石　茯苓　通草各三两　茅根四两　芒硝（汤成下）二两

水煮分温三服，相去如人行六七里。若不得溺，急闷欲绝者，以盐二升，大铛中熬，以布绵裹脐下揉之，小便当渐通也。曾试有验。

掩脐法　连根葱勿洗，带土生姜一块，淡豆豉二十一粒，盐二匙，同研烂，捍饼烘热掩脐中，以帛扎定，良久气透自通，不然再换一剂。

百合饮子（《外台》）

桑白皮六分　通草　百合各八分　白茅根一分

水四升，煮取二升，去滓温服。

白通汤

葱白四茎　干姜一两　附子一枚

上三味，以水三升，煮取一升，去滓，分温再服，加入尿五合尤佳。伤寒并用猪胆者，所以从上焦格拒之阴，此病独加人尿者，所以通阴中闭塞之阳也。

滋肾丸

黄柏（酒洗，焙）二两　知母（酒洗，焙）一两　肉桂一钱

上为细末，熟水丸芡实大，每服百丸，加至二百丸，百沸汤空心下。

八味丸　治肾虚小便不通，或过服凉药而闭涩愈甚者，及虚人下元冷，胞转不得小便，膨急切痛，经四五日困笃欲死者，每服五十丸，温盐汤下。

小便闭尿满方

小青菜子　炒枳壳，不拘分两，煎汤薰洗即通。

——《金匮翼·卷八·闭癃遗溺·小便不通》

疗小便难方（《本事方》）　治便难小腹胀，不急治杀人。

用葱白三斤，细剉，炒令热，以帕子裹，分作二处，更替运脐下即通。

——《兰台轨范·卷三·癃闭利淋》

白茅根汤

白茅根　芍药　木通　车前子各三两　滑石（碎）　黄芩各一两半　乱发（烧灰）半两　冬葵子（微炒）半两

上八味捣筛，每服三钱，水煎温服，日三。

鸡苏散

鸡苏叶　竹叶各二两　滑石　木通各五两　小蓟根一两　生地黄六两

每服五钱，水煎温服，不拘时，以利为度。

四汁饮

葡萄汁　生藕汁　生地汁　蜜五合

上俱取自然汁，与蜜和匀，每服七分一盏，银石器内慢火煎沸，温服不拘时。

瞿麦汤　治血淋、尿血。

烂滑石　赤芍　瞿麦穗　车前子（生）　赤茯苓　石韦（去毛）　桑白皮（炒）　阿胶（炒）　黄芩　生地黄（洗焙）　甘草（炙）　白茅根各等分

上为细末，每服二钱，人发灰一钱，沸汤调下。

琥珀散

琥珀为细末，每服二钱，灯芯一握，脑荷少许，煎汤调下。

茅根饮子（张仲文方）　治胞络中虚热，小便赤淋，此心气虚而热气乘之也。

茅根一升　茯苓三两　人参　干地黄各二两

上四味，以水五升，煮取一升五合，分温五六服，一日服，尽验。

又方（陶氏）

苎根十枚，水五升，煮取二升，一服血止，神验。

《本事》火府丹　治心经蕴热，小便赤少，五淋塞痛。

生干地黄二两　黄芩一两　木通三两

上为末，炼蜜丸桐子大，每五十丸，灯心汤下。

新定

生地三钱　麦冬二钱　茅根五钱　竹叶三钱　滑石二钱　葵子一钱　川木通一钱　黄芩一钱

上作一服，水煎服。虚人用缓，加甘草五分；实人用急，加川芒硝一钱。

牛膝膏　治死血作淋。

牛膝（去芦，酒浸一宿）四两　桃仁（去皮，炒）　归尾（酒浸）各一两　生地　赤芍各一两五钱　川芎五钱

上剉片，用甜水十钟，炭火慢慢煎至二钟，入麝香少许，分作四次，空心服。

——《金匮翼·卷八·诸淋·血淋》

五、医案医话

·劳心耗肾，肝不藏血，血不化精，精不化气，湿热伤阴，心火下注。溺血者，则血去不痛，有痛乃赤淋也。癃闭亦能溺血，三焦为决渎之官，水道出焉，气化则能出矣。脉来涩象，气化无权，火掩精窍，血阻溺窍。所用之方，尚在理路。

犀角地黄加藕汁　炒白芍　丹皮　茜草　木通　山漆

病势稍松，血淋已止，再用猪肾、荸荠，合小蓟、白薇、犀角法，清心保肾，清其上源，下益肾阴，以化血瘀。

小蓟　犀角　白薇　儿参　丹参　生地　白芍　茯神　山漆　甘草梢

·血淋载余，溺管疼痛，始因苦寒伤胃，继又温补，咳嗽有痰，形神日羸，饮食日少，皮肤发热，下损于上，损及于中。脉来弦象，肾之阴亏，肝之阳强，三焦俱伤，殊属可虑。商政。

川石斛　太子参　北沙参　山药　熟地　茯神　麦冬　荷叶包　老陈米　藕　梨

——《王九峰医案·中卷·淋浊》

李　血淋四载有余，尿管作痛。湿热留恋膀胱血分，不易图治。

海金砂三钱　细木通一钱　炒小蓟一钱五分　甘草梢五分　山栀三钱　丹皮炭二钱　滑石块三钱　当归炭二钱　牛膝梢三钱　细生地四钱　上沉香五分　西血珀五分，二味研细先调服。

左　血淋不退，尿管涩痛。湿瘀内阻，不得不为宣通。

海金砂　滑石块　黑山栀　当归须　粉丹皮　车前子　泽泻　淡竹叶　当门子（用杜牛膝汁半杯先调服）一分

——《张聿青医案·卷十三·淋浊》

唐　小溲淋痛，闭癃不爽，甚至涓滴不通，脉细而沉候弦硬，此湿热蕴结膀胱，恐至癃闭。

滑石块　甘草梢　泽泻　瞿麦　磨湘军三分　黑山栀　车前子　萹蓄　滋肾通关丸（盐汤送下）

〔二诊〕涩痛大退，而尿管气坠难忍，无形之热稍化，而有形之湿压滞府气，再标本并顾。

炙黄芪三钱　于术一钱五分　党参三钱　炙升麻七分　炙柴胡七分　甘草三分

西血珀五分，上沉香二分，生湘军一钱五分，三味研细末，用茯苓五钱，煎浓汁作丸，微烘令干，药汁送下。

　　师云：此湿与气并坠，又以身之火与热与湿与气交注膀胱，药难突围而入，未有不为气湿火热恋住者。用三味外，复以升柴提之，如滴水器开其上而下自注也。（清儒附志）

　　〔三诊〕呕吐以提其气，泄泻以泄其湿，滞坠顿退，而仍闭癃不爽，膀胱之气不化，还难许治。

　　桔梗　赤白苓　猪苓　冬葵子　车前子　木通　甘草梢　泽泻　滋肾通关丸

　　〔四诊〕闭癃已通，而尿管时仍作痛，小溲亦时通时阻。膀胱湿热未清，再为疏利。

　　木通　萹蓄　甘草梢　车前子　磨湘军三分　瞿麦　滑石　黑山栀　牛膝梢　泽泻

　　〔五诊〕小便时通时阻，总由膀胱蕴结未清，再为分利，而参苦辛开通。

　　黑山栀　木猪苓　甘草梢　车前子　牛膝梢　福泽泻　茯苓　萹蓄　冬葵子　滋肾通关丸

　　〔六诊〕癃淋之证，本由湿热蕴结而来，不为清利，而以针导，湿热依然蕴结，元气陡伤，辗转而致成损，奈何。

　　上安桂（后入）　川黄柏（盐水炒）　肥知母　滑石　泽泻　车前子　细木通　萹蓄　甘草稍　黑山栀

　　西人用银针针进尺许，尿血俱出，随后复闭，邪不得楚，元气转伤矣。（正蒙志）

——《张聿青医案·卷十三·癃闭》

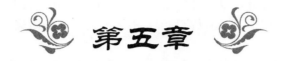

第五章

女性生殖系统癌瘤

第一节 乳 腺 癌

乳腺癌属中医学"乳岩""奶岩""乳石痈""翻花奶"等的范畴。江苏古代医家薛己、王肯堂、张璐、王维德、顾世澄、怀远、高秉钧、王泰林、张乃修等在他们的著作中对本病都有论述。

一、病因病机

乳房属足阳明胃经，乳头属足厥阴肝经。男子房劳恚怒，伤于肝肾。妇人胎产忧郁，损于肝脾……若郁怒伤肝脾而结核，不痒不痛者，名曰乳岩，最难治疗。

——《外科枢要·卷二·论乳痈乳岩结核》

乳岩属肝脾二脏郁怒，气血亏损……大抵男子多由房劳，耗伤肝肾。妇人郁怒，亏损肝脾。治者审之。

——《女科撮要·卷上·乳痈乳岩》

（丹溪）乳房阳明所经；乳头厥阴所属……若夫不得于夫，不得于舅姑，忧怒郁遏，时日积累，脾气消沮，肝气横逆，遂成……奶岩……此病多因厚味，湿热之痰停蓄膈间，与滞乳相搏而成。又有滞乳，因儿口气吹嘘而成。又有拗怒气，激滞而生者，煅石膏、烧桦皮、瓜蒌实、甘草节、青皮，皆神效药也。

（薛）若郁怒伤肝脾而结核，不痒不痛者，名曰乳岩，最难治疗。

——《证治准绳·疡医·卷之三·胸部（九）·乳痈乳岩》

乳岩属肝脾二脏久郁，气血亏损。

——《张氏医通·卷十一·妇人门下·疮疡》

是阴寒结痰，此因哀哭忧愁，患难惊恐所致。

马曰：乳岩乃心肝二经，气火郁结，七情内伤之病，非阴寒结痰。

——《外科全生集·卷一·阴症门·乳岩》

陈实功曰：乳岩乃忧郁伤肝，思虑伤脾，积想在心，所愿不得志者，以致经络痞涩，聚结成核。（《正宗》）

又曰：男子患此，名曰乳节，与妇女微异。女伤肝胃，男损肝肾，盖怒火房欲过度，由此肝虚血燥，肾虚精怯，气脉不得上行，肝经无以荣养，遂结肿痛。

冯鲁瞻曰：妇人有忧怒抑郁，朝夕累积，脾气消阻，肝气横逆，气血亏损，筋失荣养，郁滞于痰，结成隐核……此乃七情所伤，肝经血气枯槁之证。（《锦囊》）

窦汉卿曰：女子已嫁未嫁俱生此候，乃阴极阳衰，虚阳与血相积，无阳积安能散，故此血渗入心经而成此疾也。

胡公弼曰：乳岩乃性情每多疑忌，或不得志于翁姑，或不得意于夫子，失于调理，忿怒所酿，忧郁所积，厚味酿成，以致厥阴之气不行，阳明之血腾沸，孔窍不通，结成坚核。（《青囊》）

——《疡医大全·卷二十·胸膺脐腹部·乳岩门主论》

《经》云：怒则气上，思则气结。上则逆而不下，结则聚而不行。人之气血，贵于条达，则百脉畅遂，经络流通，苟或怫郁，则气阻者血必滞，于是随其经之所属而为痈肿。况乎乳房阳明胃经所司，常多气多血，乳头厥阴肝经所属，常多血少气。女子心性偏执善怒者则发而为痈，沉郁者则渐而成岩。

若男子则间有，不似妇人之习见也。陈氏则云微有异者，女损肝胃，男损肝肾，肝虚血燥，肾虚精怯，血脉不得上行，肝筋无以荣养，遂结痛肿，似亦有见。

——《古今医彻·卷之三·杂症·乳症》

薛立斋曰：乳房属足阳明胃经，乳头属足厥阴肝经。男子房劳恚怒，伤于肝肾；妇人思虑忧郁，损于肝脾，皆能致疡。

乳疡之不可治者，则有乳岩。夫乳岩之起也，由于忧郁思虑，积想在心，所愿不遂，肝脾气逆，以致经络痞塞结聚成核。

——《疡科心得集·卷中·辨乳癖乳痰乳岩论》

二、症状表现

结核，不痒不痛者，名曰乳岩。

——《外科枢要·卷二·论乳痈乳岩结核》

初起小核，结于乳内，肉色如故，其人内热夜热，五心发热，肢体倦瘦，月经不调。

———《女科撮要·卷上·乳痈乳岩》《张氏医通·卷十一·妇人门下·疮疡》

若初起内结小核，或如鳖棋子，不赤不痛，积之岁月渐大，巉岩崩破，如熟榴，或内溃深洞，血水滴沥，此属肝脾郁怒，气血亏损，名曰乳岩，为难疗。

———《校注妇人良方·卷二十四·妇人·乳痈乳岩方论》

（丹溪）隐核如鳖棋子，不痛不痒，十数年后，方为疮陷，名曰奶岩。以其疮形嵌凹似岩穴也，不可治矣。

【乳岩】丹溪云……谓之岩者，以其如穴之嵌岈空洞，而外无所见，故名岩。

———《证治准绳·疡医·卷之三·胸部（九）·乳痈乳岩》

初起乳中生一小块，不痛不痒，症与瘰疬恶核相若。

———《外科全生集·卷一·阴症门·乳岩》

陈实功曰：初如豆大，渐若棋子，半年一年，三载五载，不疼不痒，渐长渐大，始生疼痛，痛则无解，日后肿如堆栗，或如覆碗，紫色气秽，渐渐溃烂，深者如岩穴，凸者如泛莲，疼痛连心，出血则臭，其时五脏俱衰，四大不救，名曰乳岩。（《正宗》）

冯鲁瞻曰：结成隐核，不赤不痛，积之渐发，数年渐大，内溃深烂，名曰乳岩，以其疮形似岩穴也。（《锦囊》）

胡公弼曰：结成坚核，形如棋子。或五七年不发，有十余年不发者，或因岁运流行，或因大怒触动，一发起烂开如翻花石榴者，名曰乳栗。（《青囊》）

———《疡医大全·卷二十·胸膺脐腹部·乳岩门主论》

夫乳岩……初如豆大，渐若棋子，不红不肿，不疼不痒，或半年一年，或两载三载，渐长渐大，始生疼痛，痛则无解日，后肿如堆栗，或如覆碗，紫色气秽，渐渐溃烂，深者如岩穴，凸者如泛莲，疼痛连心，出血则臭，并无脓水，其时五脏俱衰，遂成四大不救。

———《疡科心得集·卷中·辨乳癖乳痰乳岩论》

三、鉴别诊断

有乳中结核，形如丸卵，不疼痛，不发寒热，皮色不变，其核随喜怒为消长，此名乳癖。良由肝气不舒郁积而成，若以为痰气郁结，非也。夫乳属阳明，乳中有核，何以不责阳明而责肝？以阳明胃土最畏肝木，肝气有所不舒，胃见木之郁，惟恐来克，伏而不扬，气不敢舒，肝气不舒，而肿硬之形成，胃气不敢舒，而畏惧之色现，不疼不赤，正见其畏惧也。治法不必治胃，但治肝而肿自消矣。逍遥散去姜、薄，加瓜蒌、半夏、人参主之（此方专解肝之滞，肝解而胃气不解自舒，盖以瓜蒌、半夏，专治胸中积痰，痰去肿尤易消也。）

有乳中结核，始不作痛，继遂隐隐疼痛，或身发寒热，渐渐成脓溃破者，此名乳痰。或亦由肝经气滞而成，或由于胃经痰气郁蒸所致。用药疏肝之中，必加贝母、半夏、瓜蒌等以治痰，则未脓可消，至已溃必兼补气血，方易收口。

——《疡科心得集·卷中·辨乳癖乳痰乳岩论》

四、治法方药

【治法】

苟能戒七情，远厚味，解郁结，养气血，亦可保全。

——《外科枢要·卷二·论乳痈乳岩结核》

用加味归脾汤、加味逍遥散、神效瓜蒌散，多自消散。若荏苒日月渐大，岩岩色赤，出水腐溃深洞，用前归脾汤等药，可延岁月，若误用攻伐，危殆迫矣。

大凡乳症，若因愠怒，宜疏肝清热。焮痛寒热，宜发表散邪。肿焮痛甚，宜清肝消毒，并隔蒜灸。不作脓，或脓不溃，补气血为主。不收敛，或脓稀，补脾胃为主。脓出反痛，或发寒热，补气血为主。或晡热内热，补血为主。若饮食少思，或作呕吐，补胃为主。饮食难化，或作泄泻，补脾为主。劳碌肿痛，补气血为主。怒气肿痛，养肝血为主。儿口所吹，须吮通揉散。

——《女科撮要·卷上·乳痈乳岩》

乳岩初患，用益气养荣汤、加味逍遥、加味归脾，可以内消。若用行气破血之剂，则速其亡。

——《校注妇人良方·卷二十四·妇人乳痈乳岩方论》

（丹溪）若于始生之际，便能消释病根，使心清神安，然后施之治法，亦有可安之理。（薛）苟能戒七情，远厚味，解郁结，养气血，亦可保全。

——《证治准绳·疡医·卷之三·胸部（九）·乳痈乳岩》

益气养营汤、加味逍遥散，多服渐散。气虚必大剂人参，专心久服，其核渐消。若服攻坚解毒，伤其正气，必致溃败，多有数年不溃者最危，溃则不治。

若荏苒岁月，以致溃腐，渐大类巉岩，色赤出水，深洞臭秽，用归脾汤等药，可延岁月，若误用攻伐，危殆迫矣。

周季芝云：乳癖乳岩结硬未溃，以活鲫鱼同生山药捣烂，入麝香少许，涂块上，觉痒极，勿搔动，隔衣轻轻揉之，七日一涂，旋涂渐消。

——《张氏医通·卷十一·妇人门下·疮疡》

其初起以犀黄丸，每服三钱，酒送，十服痊愈。或以阳和汤加土贝五钱煎服，数日可消。倘误以膏贴药敷，定主日渐肿大，内作一抽之痛，已觉迟治，若皮色变异，难以挽回。勉以阳和汤日服，或以犀黄丸日服，或二药每日早晚轮服，服至自溃，用大蟾六只，每日早晚取蟾破腹连杂，以蟾身刺孔，贴于患口，连贴三日，内服千金托里散，三日后接服犀黄丸。十人之中，可救三四。溃后不痛而痒极者，断难挽回。大忌开刀，开则翻花最惨，万无一活。男女皆有此症。

马曰：乳岩乃心肝二经，气火郁结，七情内伤之病，非阴寒结痰，阳和汤断不可服，服之是速其溃也，溃则百无一生。惟逍遥散最为稳妥，且犀黄丸内有乳香、没药、麝香，辛苦温燥，更当忌投。

——《外科全生集·卷一·阴症门·乳岩》

陈远公曰：有生乳痈，已经收口，因不慎色，以至复烂，变成乳岩。现出无数小疮口，如管如孔，如蜂窝状，肉向外生，经年累月不愈，服败毒之剂，身益狼狈，疮口更腐烂，人以为毒深结于乳房也，谁知气血大亏乎？凡人乳房内肉外长而筋束于乳头，故伤乳即伤筋也。此处生痈，原宜急散，迟恐有筋弛难长之患，况又泄精损伤元气，安得不变出非常乎！当失精后，即大用补精填髓之药，尚不至如此之横，今既阴虚而成岩，又因岩而败毒，不亦益虚其虚乎？治法必大补气血，以生其精，不必泄毒，以其无毒可泄耳。用化岩汤：人参、黄芪、忍冬藤、当归各一两，白术二两，茜草、白芥子各二钱，茯苓三钱。水煎服。二剂生肉，又二剂脓尽疼止，又二剂漏管重长，又二剂全愈，再二剂不再发也。此方全补气血，不去败毒，虽忍冬乃消毒之味，其性亦补，况入于补药亦纯补矣。惟是失精以变岩，似宜补精，今止补气血何也？盖精不可速生，而功又缓，不若大补气血，反易生精，且乳房属阳明，既生乳岩而阳明必无多气多血矣。今补气血则阳明经旺，自生精液以灌乳房，又何必生精以牵制参芪之功乎？所以不用填精之味也。（《冰鉴》）

陈实功曰：如能清心静养，无挂无碍，不必勉治，尚可苟延，当以益气养荣汤主之。（《正宗》）

又曰：治当八珍汤加山栀、丹皮。口干作渴，宜加减八味丸、肾气丸；已溃十全大补汤，则易于生肌完口也。

冯鲁瞻曰：治法，焮痛寒热初起，即发表散邪，疏肝之中兼以补养气血之药，如益气养荣汤、加味消遥散之类，以风药从其性，气药行其滞，参、芪、归、芍补气血，乌药、木通疏积利壅，柴、防、苏叶表散，白芷腐脓，通荣卫，肉桂行血和脉。轻者多服自愈，重者尚可苟延。若以清凉行气破血，是速其亡也。（《锦囊》）

——《疡医大全·卷二十·胸膺脐腹部·乳岩门主论》

痈之为患，乳房红肿，寒热交作，宜化毒为主，瓜蒌、忍冬之属，可使立已。岩之为病，内结成核，久乃穿溃，宜开郁为要，贝母、远志之类，不容少弛。

至既溃之后，气血必耗，惟以归脾、逍遥、人参养荣无间调之。又必患者怡情适志，寄怀潇洒，则毋论痈症可痊，而岩症亦庶几克安矣。倘自恃己性，漫不加省，纵有神丹，亦终无如何也。

乳岩溃后，须前方①久服勿辍，调和情性，若郁结不舒者，不治。

——《古今医彻·卷之三·杂症·乳症》

夫乳岩……当以加味逍遥散、归脾汤，或益气养营汤主之。

——《疡科心得集·卷中·辨乳癖乳痰乳岩论》

【方药】

木香饼　治一切气滞结肿，或痛或闪肭，及风寒所伤作痛，并效。

木香五钱　生地黄一两

木香为末，地黄杵膏，和匀，量患处，大小作饼，置肿处，以热熨斗熨之。

——《外科发挥·卷八·乳痈》

神效瓜蒌散　治乳痈及一切痈疽初起，肿痛即消，脓成即清，脓出即愈。

瓜蒌（烂研）一个　生粉草　当归（酒洗）各半两　乳香　没药各一钱

上用酒煎服，良久再服。若肝经血虚结核，久而不消，佐以四物、柴胡、升麻、白术、茯苓、甘草。若肝脾气血虚弱，佐以四君、芎、归、柴胡、升麻。若忧郁伤脾，气血亏损，佐以归脾汤。

——《校注妇人良方·卷二十四·妇人乳痈乳岩方论》

内消乳岩、乳癖奇方　将壁上活壁蟢用针扦住，乘活以竹纸包如小球，食后白汤吞下。每日服一次，不过数日，乳内即痒，如蟢蛛走状，其核自消。

又方　生蟹壳砂锅内炒脆，磨极细末，热酒调服二钱，或打糊为丸，每服三钱，酒下不可间断，消尽为止。

乳吹、乳痞、乳岩并一切无名大毒

黄牛大角内嫩角（火煅存性）一两　鹿角（火焙黄色）八钱　枯白矾三钱

和研极细末，热酒调服三钱。

乳中有小块不消不痛不痒，即名乳岩，宜早治，至六七年后，溃烂不救。（钱青抡）

川贝母　连翘　瓜蒌仁　当归　炙甘草各二钱　柴胡　金银花　白及　何首乌白芷　蒲公英　半夏各一钱五分　川黄连（酒炒）漏芦各一钱　金橘叶四十片　半枝莲（捣碎）二两

先将夏枯草半斤和酒水五碗，煎至三碗，去渣入前药同煎就一大碗，加去油乳香、没药细末各七分，不拘时服，外用五倍子焙干为末，醋调服。

消乳岩丸方（钱青抡）

夏枯草　蒲公英各四两　金银花　漏芦各二两　山慈菇　雄鼠粪（两头尖）　川贝母（去心）　连翘　金橘叶　白芷　甘菊花　没药（去油）　瓜蒌仁　乳香（去油）　茜草根　甘草　广陈皮　紫花地丁各一两五钱

---

① 前方：人参养荣汤、归脾汤、八珍汤。

上为细末，炼蜜为丸，每早晚食后送下二三钱，戒气恼。一方去瓜蒌仁加天花粉、桔梗、广胶①，用夏枯草熬膏为丸。

【乳岩初起】（钱青抡）

青皮　甘草各等分

共研细末，每服二钱，用人参汤入生姜汁调，细细呷之，一日夜五六次至消乃已，神验。年壮者不必用人参。

——《疡医大全·卷二十·胸膺脐腹部·乳岩门主方》

乳岩丸

党参三两　熟地四两　白芍三两　归身二两　茯神三两　枣仁（炒）三两　阿胶二两　冬术三两　香附三两　茜草炭三两　山药四两　陈皮一两　丹皮二两　沙苑子三两　山慈菇三两

共为末，用夏枯草半斤，煎极浓汁一大碗，滤去渣，将汁再煎滚，调下真藕粉四两为糊，和上药末，捣为丸，每朝服五钱，建莲、红枣汤送下。

——《环溪草堂医案·卷四·乳痈、乳头风、乳痰、乳癖、乳岩》

五、预后转归

（丹溪）妇人此病，若早治之，便可立消。有月经时悉是轻病，五六十后无月经时不可轻易看也。

丹溪云：此乃奶岩之始，不早治，隐至五年、十年已后发，不痛不痒，必于乳下溃一窍如岩穴，出脓，又或五七年、十年，虽饮食如故，洞见五内乃死……患此者，必经久淹延，惟此妇治之早，正消患于未形，余者皆死，凡十余人。

——《证治准绳·疡医·卷之三·胸部（九）·乳痈乳岩》

陈实功曰：凡犯此者，百人百死……凡中年无夫之妇，得此更易于死。（《正宗》）

汪省之曰：乳岩四十以下者可治，五十以下者不治。治之则死，不治反得终其天年。（《理例》）

冯鲁瞻曰：慎不可治。（《锦囊》）

窦汉卿曰：若未破可治，已破即难治。

胡公弼曰：凡三十岁内血气旺者可治，四十以外气血衰败者难治。（《青囊》）

——《疡医大全·卷二十·胸膺脐腹部·乳岩门主论》

夫乳岩……凡犯此者，百人百死。如能清心静养，无挂无碍，不必勉治，尚可苟延……此证溃烂体虚，亦有疮口放血如注，即时毙命者，与失营证同。

——《疡科心得集·岩中·辨乳癖乳痰乳岩论》

---

① 广胶：黄明胶。

六、医案医话

一妇人禀实性躁，怀抱久郁，左乳内结一核不消，按之微痛，以连翘饮子二十余剂，稍退；更以八珍汤加青皮、香附、桔梗、贝母，二十余剂而消。

一妇人郁久，右乳内肿硬，以八珍汤加远志、贝母、柴胡、青皮，及隔蒜灸，兼服神效瓜蒌散，两月余而消。

一妇人久郁，右乳内结三核，年余不消，朝寒暮热，饮食不甘，此乳岩也。乃七情所伤肝经，血气枯槁之症，宜补气血，解郁结药治之。遂以益气养荣汤百余剂，血气渐复；更以木香饼灸之，喜其谨疾，年余而消。

一妇人亦患此，余谓须多服解郁结养气血药，可保无虞，彼不信，乃服克伐之剂，反大如覆碗，日出清脓，不敛而殁。

一妇人郁久，乳内结核，年余不散，日晡微热，饮食少思，以益气养荣汤治之，彼以为缓，殁。

又一妾，乃放出宫女，乳内结一核如粟，亦以前汤，彼不信，乃服疮科流气饮及败毒散，不痛不痒，人多忽之，最难治疗。若一有此，宜戒七情、远厚味、解郁结，更以行气之药治之，庶可保全，否则不治。亦有二三载，或五六载，凡势下陷者，皆曰乳岩，盖其形岩凸似岩穴也，最毒。慎之！

一妇人郁久，左乳内结核如杏许，三月不消，心脉涩而脾脉大，按之无力，以八珍汤加贝母、远志、香附、柴胡、青皮、桔梗，五十余剂而溃；又三十余剂而愈。

——《外科发挥·卷八·乳痈》

一妇人，左乳内肿如桃，不痛不赤，发热渐瘦，此肝脾郁怒也。用八珍加香附、远志、青皮、柴胡，百余剂，又兼神效瓜蒌散三十余剂，脓溃而愈。

——《校注妇人良方·卷二十四·乳痈乳岩方论》

（丹溪）予族侄妇，年十八岁时曾得此，察其形脉稍实，但性急躁，伉俪自谐，所难者后姑耳。遂以单方青皮汤，间以加减四物汤行经络之剂，两月而安。

【乳岩】丹溪云，一妇人年六十，厚味郁气，而形实多妒，夏无汗而性急，忽左乳结一小核，大如棋子，不痛。自觉神思不佳，不知食味才半月，以人参汤调青皮、甘草末，入生姜汁，细细呷，一日夜五六次，至五七日消矣。此乃奶岩之始。

又治一初嫁之妇，只以青皮、甘草与之安。隆庆庚午，予自秋闱归，则亡妹已病。盖自七月，乳肿痛不散，八月用火针取脓，医以十全大补汤与之，外敷铁箍散不效，反加喘闷；九月产一女，溃势益大而乳房烂尽，延及胸腋，脓水稠粘，出脓几六七升，略无敛势。十一月始归就医，改用解毒和平中剂，外掺生肌散，龙骨、寒水石等剂，脓出不止，流溅所及即肿泡溃脓，两旁紫黑，疮口十数，胸前腋下皆肿溃，不可动侧，其势可畏。余谓：产后毒气乘虚而炽，宜多服黄芪解毒补血、益气生肌，而医不敢用。十二月中旬后益甚，疮口二十余，诸药尽试不效，始改用予药，时脓秽粘滞，煎楮叶猪蹄汤沃之顿爽。乃治一方，名黄芪托里汤，黄芪之甘温以排脓，益气生肌为君；甘草补胃气解毒，当归身和血生血为臣；升麻、葛根、漏芦为足阳明本经药，及连翘、防风皆散结疏经，瓜蒌仁、黍粘子，解毒去肿，皂角刺引至溃处，白芷入阳明，败脓长肌，又用川芎三分，及肉桂、炒柏为引。用每剂入酒一盏煎，送白玉霜丸，疏脓解毒，时脓水稠粘，方盛未已，不可遽用收涩之药。理宜追之，以翠青锭子外掺。明日脓水顿稀，痛定秒解，始有向安之势。至辛未新正，患处皆生新肉，有紫肿处，俱用葱熨法，随手消散，但近腋足少阳分，尚未敛，乃加柴胡一钱，青皮三分及倍川芎。脓水将净者即用搜脓散掺之，元宵后遂全安。

万历癸卯二月，时侍御赵盖庵提学南畿，托敝悬令致意，约会于茅山，予以馆谊不容辞，特往赴之，则有病欲求治也。袒其胸，左乳侧疮口大如碗，恶肉紫黯，嶙峋嵌深，宛如岩穴之状，臭不可近。予问何从得此？曰：馆试屡下，意不能无郁，夏月好以手捋乳头，遂时时有汁出。或曰是真液也，不可泄，因覆之以膏药，汁止而乳旁有核，既南来校阅劳神，乳核辄肿痛。一书吏颇知医，谓汁欲出而为膏药所沮，又不得归经，故滞为核，闻妇人血上为乳汁，今汁亦血类也，宜饮芎归酒，行其滞血，核自消矣。吾以为然而饮之，核如故而吐血、衄血大作。饮京口张医药，吐衄止而肠风作，张矜自功，谓血从下出者顺。然体则重困矣，复饮他医药，便血亦止，乳核之势日益张，遂至于溃。一草泽医，能炼砒治痔漏，私计此亦漏疮也，纳药其中，痛欲死，溃不可支，故至此。予意在法为不治，而见其精神尚王，饮啖自如，无甚恶候，尚可延引岁月，为之定方而别。后校士广陵，不相闻问，遂改用它医药，至八月初，以滞下发哕死。夫男子患乳岩者少矣，其起又甚微眇，而三为盲医所误遂至此。砒，诚不可纳也，芎、归何罪乎！不可不书之以为后鉴。

——《证治准绳·疡医·卷之三·胸部（九）·乳痈乳岩》

曾见一妇乳房结核如杯，数年诸治不效，因血崩后，日服人参两许，月余参尽二斤，乳核霍然。

——《张氏医通·卷十一·妇人门下·疮疡》

于　木郁不达，乳房结核坚硬，胸胁气撑，腰脊疼痛。气血两亏，郁结不解，论其内证，即属郁劳；论其外证，便是乳岩。皆为难治。

党参三钱　香附二钱　川贝二钱　当归三钱　白芍二钱　青皮钱半　橘核三钱　狗脊三钱　杜仲三钱　砂仁五分

[诒按] 论病简洁老当。

〔二诊〕乳岩肝郁也。呕而不纳，脾胃弱也。胸胁背腹气攻作痛，元气亏，脾胃弱，木横无制也。经云：有胃则生，无胃则死。安谷者昌，绝谷者亡。勉拟一方，以尽人事而已。

川连（吴萸三分拌炒）五分　盐半夏钱半　东白芍二钱　火麻仁三钱　朱茯神三钱金橘叶数片　人参（另煎冲）一钱

〔三诊〕前方加：炙黑草五分　乌梅肉三分

〔另〕金橘饼，过药。

曹　营虚肝郁，气结不舒，乳房结核，坚硬如石，此乳岩之根也。消之不易，必须畅怀为佳，用缪氏疏肝清胃法。

当归三钱　川石斛三钱　川楝子（炒打）三钱　白芍一钱半　大贝母三钱　甘草四分　茜草一钱　山慈菇五钱　昆布（洗淡）一钱半　制没药五分　乳香五分

〔二诊〕前方化块软坚，此方养营舒郁，宜相间服之。

党参三钱　归身（酒炒）一钱半　白芍一钱半　石决明（打）五钱　茯神三钱　炒枣仁三钱　远志肉（甘草汤制）五分　刺蒺藜三钱

丸方　川楝子（炒）一钱　当归（酒炒）一钱　两头尖（炒）一两　制首乌（炒）一两　带子露蜂房（炙）三钱

共研末蜜丸，每服三钱，开水下。

李　阴血亏，肝气郁，木来乘土，乳房结核，血不荣筋、筋脉拘急，病所由来，匪伊朝夕，症虽外疡，实从内生。法当养血荣筋，漫用攻消无益。

大生地　归身　香附　白芍　茯神　柏子仁　川贝母　刺蒺藜　丹皮　夏枯草　羚羊角　木瓜　山慈菇

——《环溪草堂医案·卷四·乳痈、乳头风、乳痰、乳癖、乳岩》

王　乳房结核，按之坚硬，而推之不移。此痰气郁于肝胃之络。

制半夏　白蒺藜　青皮　香附　枳壳　云茯苓　川贝母　香橼皮　郁金　砂仁

——《张聿青医案·卷十七·乳症》

第二节　卵　巢　癌

卵巢癌属中医学"癥瘕""积聚""肠覃"等的范畴。江苏古代医家陈自明、薛己、王肯堂、叶其蓁、尤怡、林佩琴等在他们的著作中对本病都有论述。

一、病因病机

夫妇人疝瘕之病者，由饮食不节，寒温不调，气血劳伤，脏腑虚弱，受于风冷，冷入腹内，与血相结所生。疝者，痛也；瘕者，假也，其结聚浮假而痛，推移乃动也。妇人之病有异于丈夫者，或因产后血虚受寒；或因经水往来取冷过度，非独因饮食失节，多挟于血气所成也……又尺脉涩如浮牢，为血实气虚也。其发腹痛，逆气上行，此为妇人胞中绝伤有恶血，久则结成瘕也。

——《妇人大全良方·卷之七·妇人疝瘕方论》

〔愚按〕《经》曰：气主煦之，血主濡之。若血不流，则凝而为瘕也。瘕者，中虽硬而忽聚忽散。多因六淫七情，饮食起居，动伤脏腑而成。

——《校注妇人良方·卷七·妇人八瘕方论》

妇人腹中瘀血者，由月经闭积，或产后余血未尽，或风寒滞瘀，久而不消，则为积聚癥瘕矣。

——《校注妇人良方·卷七·妇人腹中淤血方论》

妇人癥痞，由饮食失节，脾胃亏损，邪正相搏，积于腹中，牢固不动，故名曰癥。得冷则作痛，冷入子脏则不孕，入胞络则月水不通。

——《校注妇人良方·卷七·妇人癥痞方论》

妇人积年血癥，由寒温失节，脾胃虚弱，月经不通，相结盘牢，久则腹胁苦痛。
〔愚按〕前症多兼七情亏损，五脏气血乖违而致。盖气主煦之，血主濡之，脾统血，肝藏血，故郁结伤脾，恚怒伤肝者多患之。腹胁作痛，正属肝脾二经症也。

——《校注妇人良方·卷七·妇人积年血癥方论》

皆由饮食不节，起居失宜，产后血气虚弱，风冷所乘，搏于脏腑耳。

——《校注妇人良方卷二十·产后积聚癥块方论》

产后瘀血，与气相搏，名曰瘕，谓其痛而无定处。此因夙有风冷而成。轻则否涩，重则不通。

——《校注妇人良方·卷二十·产后血瘕方论》

（《大》）产后血气伤于脏腑，脏腑虚弱，为风冷所乘，搏于脏腑，与血气相结，故成积聚癥块也。

——《证治准绳·女科·卷之五·产后门·积聚》

《经》曰：肠覃者，寒气客于肠外，与卫气相搏，气不得营，因而所系，癖而内着，恶气乃起，息肉乃生……气病而血不病也。

——《女科指掌·卷之一·调经门·积聚癥瘕肠覃石瘕》

覃，延也，瘜肉蔓延，与肠相着……瘜肉渐大，则消之非易，故曰状如怀子，久者离岁。

——《医学读书记·卷上·肠覃石瘕》

痛犹通连气血，不痛则另结窠囊。瘕者假也，无形而聚亦能散。癥者征也，成形而坚不可移。成形者，或由食积为食癥，由血结为血癥。无形者，但在气分，气滞则聚而见形，气行则散而无迹。疝瘕与痛俱现，不痛则隐，痰气居多。疝瘕气结，石瘕血结，八瘕阻于胞宫，肠覃生于肠外，月事不异。又气血痰沫所成，痰痞各分寒热，且痰有物而痞无形。

其狐瘕、蛇瘕、鳖瘕，异气所感，或饮食误中，留聚脏腹，假血而成，与宿血之自内而凝为癥为瘀者不同。

《准绳》以癥瘕并属血病。《纲目》谓癥瘕积聚，并起于气，以瘕属血病者，气聚而后血凝也。

——《类证治裁·卷之八·痃癖癥瘕诸积论治》

二、症状表现

其始大如鸡卵，稍以益大，至其成，如怀子之状，按之则坚，推之则移，月事以时下，此肠覃也。

——《女科指掌·卷之一·调经门·积聚癥瘕肠覃石瘕》

少阴脉浮而紧，紧则疝瘕，腹中痛，半产而堕伤，浮则亡血，恶寒绝产。

——《类证治裁·卷之八·痃癖癥瘕诸积论治》

三、鉴别诊断

［愚按］子和先生云：遗溺、闭癃、阴痿、胕痹、精滑、白淫，皆男子之疝也；若血涸月事不行，行后小腹有块，或时动移，前阴突出，后阴痔核，皆女子之疝也。但女子不谓之疝而谓之瘕。

——《校注妇人良方·卷七·妇人疝瘕方论》

痃者，近脐左右，各有一条筋起急痛，因气而成，如弦状，名曰痃。癖者，僻在两肋间，有时而痛，名曰癖。疝瘕者，小腹气聚成块，或上逆，或下坠也。八瘕者，黄瘕、青瘕、燥瘕、血瘕、脂瘕、狐瘕、蛇瘕、龟瘕，皆胎产经行，气血不调之所生也。癥者，积坚不可推移。痞者，气壅不得宣畅。（既有食癥、血癥，不应复出癥条，宜改痰痞为优。）伤食成积，坚而难移，名食癥。瘀血成块，坚而难移，名血癥。若腹中血瘀，则留滞不行，未至成块者也。别有石瘕生胞中，肠覃生肠外，详载《内经》，亦癥癖之类，并为条列症治于后。

——《类证治裁·卷之八·痃癖癥瘕诸积论治》

四、治法方药

【治法】

［愚按］当与痃癖诸症治同，慎不可复伤元气。

——《校注妇人良方·卷七·妇人八瘕方论》

171

［愚按］前症若脾胃虚弱，用六君子加芎、归。若肝脾虚弱，用补中益气及归脾汤。若肝火郁滞，佐以芦荟、地黄二丸，外贴阿魏膏。患者须慎七情六淫，饮食起居。治者不时审察病机而药之，庶几有效。

——《校注妇人良方·卷七·妇人癥痞方论》

［愚按］前症若形气虚弱，须先调补脾胃为主，而佐以消导。若形气充实，当先血导为主，而佐以补脾胃……大抵食积痞块之症为有形，盖邪气胜则实，真气夺则虚，当养正辟邪，而积自除矣。虽然，坚者削之，客者除之，胃气未虚，或可少用。若病久虚乏者，不宜轻用。

——《校注妇人良方·卷七·妇人食癥方论》

妇人积年血癥……宜用三棱煎主之。
［愚按］窃谓罗谦甫先生云，养正积自除。东垣先生云，人以胃气为本，治法宜固元气为主，而佐以攻伐之剂，当以岁月求之。若欲速效，投以峻剂，反致有误。

——《校注妇人良方·卷七·妇人积年血癥方论》

［愚按］前症乃真气亏损，邪气乘之，况产后得之，尤当固元气为主。若求旦夕之效，而攻其邪，则速其危矣。当参前六、七论，及七卷痃癖诸论治之。

——《校注妇人良方·卷二十·产后积聚癥块方论》

［愚按］前症乃寒邪乘客，气血壅结，此因气病而血病也。常补养胃气，调和月经，宽缓静养为善。《难经》云：任脉之病，男子为七疝，女子为瘕聚。当参前后各论治之。

——《校注妇人良方·卷二十·产后血瘕方论》

【血癥】凡癥块有形，皆正虚邪实，宜扶正除邪，毋轻议攻伐也。薛云：此症多因七情亏损五脏，如脾统血，肝藏血，故郁伤脾，怒伤肝者，多患胁腹作痛，正肝脾经症也，宜养正则积自除。

【肠覃】寒气客肠外，与卫气搏，癖而内著，瘜肉乃生。大如鸡卵，渐如怀子，按之则坚，推之则移，月事以时下，是气病血未病也，（二陈汤加香附。）若坚久作痛，（宜晞露丸。）

统按前症，宜辨新久、有形无形、或痛不痛、动不动、在气在血、在胸胁、在少腹、在冲任、在肠外、在胞宫。新者易治，久者难治……血瘕、血癥、血瘀，血同而新久分，且血必随气，气行则血行，故治血先理气。又必察其正气衰旺，若正气已虚，必先补正，乃可除邪，或兼外治法助之……乃寒则温之，结则散之，坚则削之也。其峻厉猛剂……或不得已用之，恐伤元气，后成不救，宜仿立斋、景岳治法为稳。

李氏曰：治癥瘕者，调其气，破其血，消其食，豁其痰，衰其大半而止，不可峻攻，以伤元气，且扶脾胃，待其自化。愈后（用大小乌鸡丸、八珍汤、交加散、交加地黄丸）调之。若用攻击，胃气先伤，或待块消尽，而后补养，迟不及矣。

——《类证治裁·卷之八·痃癖癥瘕诸积论治》

【方药】

《良方》黑神丸

神曲　茴香各四两　木香　椒（炒香，出汗）　丁香各半两　槟榔四枚　漆（半生，半用汤煮半日，令香）六两

上除椒、漆，五物皆半生半炒为细末，用前生熟漆和丸如弹子大，茴香末十二两，铺阴地荫干，候外干，并茴香收器中，极干去茴香。肾余育肠、膀胱疝癖及疝坠、五膈、血崩、产后诸血、漏下赤白，并一丸分四服；死胎一丸，皆绵灰酒下；难产炒葵子四十九枚，捣碎，酒煎下一丸。诸疾不过三服，疝气十服，膈气、癥癖五服，血瘕三丸当瘥。

——《妇人大全良方·卷之七·妇人疝瘕方论》

桃仁煎　治血瘕。

桃仁　大黄（炒）各一两　虻虫（炒黑）半两　朴硝二两

上为末，以醇醋一钟，石器中煮三分，下前三味，不住手搅，煎至可丸，下朴硝，丸桐子大。不吃晚食，五更初，温酒下五丸，日午下秽物，如未见，再服，仍以调气血药补之。予向在毗陵，一妇人小便不通，脐腹胀甚。予诊之曰：此血瘕也。用前药一服，腹痛，下血块血水即愈。此药猛烈太峻，气血虚者，斟酌与之。

大硝石丸　治七癥八瘕，当用此药去之，不令人困。

硝石三两　大黄四两　人参一钱　甘草八分

上为末，苦酒一升，石器中，先入大黄煎膏，入余药，丸梧桐子大。每服三十丸，米饮下，三日一服，宜下赤物。

——《校注妇人良方·卷七·妇人八瘕方论》

穿山甲散　治癥痞瘀血，心腹作痛。

穿山甲（灰炒燥）　鳖甲（醋炙）　赤芍药　大黄（炒）　干漆（炒，令烟尽）　桂心各一两　川芎　芫花（醋炙）　当归尾各半两　麝香一钱

上为末，每服一钱，酒调下。

——《校注妇人良方·卷七·妇人癥痞方论》

三棱煎　治血癥血瘕，食积痰滞。

莪术（醋浸，炒）　三棱各三两　青皮（去白）　半夏　麦芽（炒）各一两

上用好醋一钟，煮干，焙为末，醋糊丸，桐子大。每服三四十丸，淡醋汤下。痰积，姜汤下。

——《校注妇人良方·卷二十·妇人积年血癥方论》

治血瘕作痛，脐下胀满，或月经不行，发热体倦

当归八分　桂心　芍药（炒）　血竭　蒲黄（炒）各六分　延胡索（炒）四分

上为末，每服二钱，空心，酒调下。

173

葛氏方 治症同前。用桂心为末，每服一钱，空心，酒调下。

——《校注妇人良方·卷二十·产后血瘕方论》

治血瘕作痛，脐下胀满，或月经不行，发热体倦

当归二两 桂心 芍药 血竭 蒲黄（炒）各一两半 延胡索（炒）一两

上为末，每服二钱，空心热酒调下。

《产宝》疗血瘕，痛无定处

童便三升 生地黄汁 生藕汁各一升 生姜汁三升

上先煎前三味，约三分减二，次下姜汁，慢火煎如稀饧，每服取一合，暖酒调下。

《千金》疗血瘕

生干地黄一两 乌贼鱼骨二两

上为细末，空心温酒调服二钱匕。

四神散 治产后瘀血不消，积聚作块，心腹切痛。

川芎 当归（去芦） 干姜（炮） 赤芍药各等分

上为细末，每服二钱，食远用温酒调服。

桂心丸 治产后血气不散，积聚成块，上攻心腹，或成寒热，四肢羸瘦烦疼。

桂心 当归 赤芍药 牡丹皮 没药 槟榔各半两 青皮 干漆（炒烟尽）各七钱半 大黄 桃仁（去皮尖） 三棱（煨） 玄胡索 鳖甲（酥炙） 厚朴（制）各一两

上为细末，炼蜜和丸梧子大。每服三四十丸，食前用温酒送下。

——《证治准绳·女科·卷之五·产后门·积聚》

血瘕方［血瘕］

干姜 乌贼骨（炙）各一两 桃仁（去皮尖）一两

研末，酒服方寸匕，日二服。

调经散［血瘕］

或作饮，见本卷调经。

五物煎［血癥］

四物汤加桂心。

当归活血汤［血癥］

赤芍 归尾 生地各一钱半 桃仁 红花 香附各一钱 川芎 丹皮 延胡 莪术各八分 三棱 青皮各七分

晞露丸［肠覃］

莪术 三棱（各酒浸一两，巴豆三十个切，炒上二味，去巴豆） 干漆（炒烟尽） 川乌各五钱 硇砂四钱 青皮 雄黄（另研） 茴香（盐炒） 甲片（炮）各三钱 轻粉（另研）一钱 麝香（五分）

研细，姜汁糊丸。每服二十丸。

阿魏膏［外治］ 见三卷积聚。

　　琥珀膏［外治］　　见三卷积聚。

　　三圣膏［外治］　　见三卷积聚。

　　化积丸［通治］

　　黄连（以吴萸、益智各炒一半，去萸、智）一两半　莱菔子　香附　山楂各一两　川芎　山栀　三棱（煨）　神曲　桃仁各五钱

　　研末，蒸饼为丸。

　　开郁正元散［通治］

　　白术　陈皮　香附　山楂　青皮　海粉　桔梗　茯苓　砂仁　延胡　神曲　麦芽　甘草

　　等分为末。每服一两，生姜水煎。

　　当归丸［血积］

　　当归　赤芍　川芎　熟地　三棱　莪术各五钱　神曲　百草霜各二钱半

　　为末，酒糊丸桐子大。每服六七十丸，开水下。

　　血竭散［血瘕］　　见本卷产后。

　　三棱丸［癥积］

　　莪术（醋浸炒）　三棱各三两　青皮　麦芽　半夏各一两

　　为末，醋糊丸桐子大。每服四十丸，醋汤下。

　　芦荟丸［腹瘕］　　见三卷积聚。

　　三棱煎［消磨］　　即三棱丸。

　　万病丸［坚久］

　　干漆、牛膝，等分为末，用生地汁升许，熬膏和药，杵丸桐子大。每服二十丸，酒下。

——《类证治裁·卷之八·痃癖癥瘕诸积论治》

五、预后转归

　　（《大》）新产后有血与气相搏而痛者，谓之瘕。瘕之言假也，谓其痛浮假无定处也。此由夙有风冷血气，不治，至产血下则少，故致此病也。不急治，则多成积结，妨害月水，轻则痞涩，重则不通也。

——《证治准绳·女科·卷之五·产后门·积聚》

六、医案医话

　　余族子妇病，腹中有大块如杯，每发痛不可忍。时子妇已贵，京下善医者悉，常服其药莫愈。陈应之曰：此血瘕也。投黑神丸三丸，杯气尽消，终身不复作。

——《妇人大全良方·卷之七·妇人疝瘕方论》

妇人耳下肿赤，寒热口苦，月经不调，小腹内一块，此肝火气滞而血凝也。用小柴胡加山栀、川芎、丹皮治之，诸症悉退。

——《校注妇人良方·卷七·妇人腹中瘀血方论》

一产妇腹中似有一鳖，或时作痛而转动，按之不痛，面色痿黄，痛则皎白，脉浮而涩。余谓此肝气虚而血弱也。不信，乃行破血行气，痛益甚，转动无常。又认以为血鳖，专用破血祛逐之药，痛攻两胁，肚腹尤甚，益信为鳖确。服下虫等药，去血甚多，形气愈虚，肢节间各结小核，隐于肉里，以为鳖子畏药，而走于外。余云：肝藏血而养诸筋。此因肝血复损，筋涸而挛结耳。盖肢节胸项，皆属肝胆部分，养其脾土，补金水，以滋肝血，则筋自舒，遂用八珍汤、逍遥散、归脾汤加减调治而愈。

一妇月经不调，两拗肿胀，小便涩滞，腹中一块作痛，或上攻胁腹，或下攻小腹，发热晡热，恶寒，肌肤消瘦，饮食无味，殊类瘵症，久而不愈。余谓肝脾血气亏损，用八珍汤、逍遥散、归脾汤，随症五服而愈。

——《校注妇人良方·卷二十·产后积聚癥块方论》

立斋治一妇，内热作渴，腹瘕如鸡卵，渐大四寸许，经水三月一至。（凡瘕聚癥块，在子宫则不孕，在冲任则不月。）肢体消瘦，脉洪而虚，左关尤甚，此肝脾郁结症也。外贴阿魏膏，午前用补中益气汤，午后用加味归脾汤，肝火稍退，脾土稍健，用六味丸、归脾丸间服。又日用芦荟丸二服，空心以逍遥散下，日晡以归脾汤下，调理年余而愈。又治一妇，腹块上攻作痛，吞酸痞闷，面色青黄，此肝脾气滞症也。六君子汤加芎、归、柴、连、木香、吴茱各少许，二服又以归脾汤，送下芦荟丸。三月余，肝脾和，诸症退，以调中益气汤加茯苓、牡丹皮而经调。

——《类证治裁·卷之八·痃癖癥瘕诸积论治》

第三节 子宫体癌

子宫体癌属中医学"崩漏""五色带下""癥积"等的范畴。古代医家吴谦、巢元方、张元素、陈自明等在他们的著作中对本病都有论述。

一、病因病机

（薛）《经》云：阴虚阳搏，谓之崩。又云：阳络伤则血外溢，阴络伤则血内溢。又云：脾统血，肝藏血。其为患因脾胃虚损，不能摄血归源。或因肝经有火，血得热而下行。或因肝经有风，血得风而妄行。或因怒动肝火，血热而沸腾。或因脾经郁结，血伤而不归经。或因悲哀太过，胞络伤而下崩。

《产宝》分阴崩、阳崩。受热而赤，谓之阳崩。受冷而白，谓之阴崩。

——《证治准绳·女科·卷之一·调经门·血崩》

经行之际，与产后一般，将理失宜，为病不浅。若被惊则血气错乱，渐止不行，或逆于上而从口鼻中出，或逆于身而为血分劳瘵；若其时劳力太过，则生虚热，亦为疼痛之根；若郁怒则气逆，气逆则血滞于腰腿心腹背肋之间，遇经行时则痛而重，经过则安；若怒极而伤于肝，则又有目晕呕吐之证，加以血不循经，遂成淋漓不止。凡此之类，感风则病风，感冷则病冷，久而不治，崩漏带下，七癥八瘕，皆从此而成矣。

带下之证，起于风气寒热所伤，入于胞宫，从带脉而下，故名为带。有五色，不只赤白……或因六淫七情，或因醉饱房劳，或因膏粱厚味，或服燥剂所致，脾胃亏损，阳气下陷，或湿痰下注，蕴积而成。

——《张氏医通·卷十·妇人门人·经候》

石瘕者，生于胞中，寒气客于子门，子门闭塞，气不得通，恶血当泻不泻，衃以留止，日以益大，状如怀子，月事不以时下，二者皆生于女子，可导而下。

——《女科指掌·卷之一·调经门·积聚癥瘕肠覃石瘕》

瘕，假也，假血成形，积于胞中。血积易去，故曰可导而下。

——《医学读书记·卷上·肠覃石瘕》

妇人崩中下血，多因湿热伤脾胃而致。盖脾统血，伤则失守也。医者不知其脾湿，而但与固脱之剂，血虽止而湿转郁矣。是以崩中之后，多成胀满、黄病，医多不能识此。

——《医学读书记·续记·崩中下血》

积聚癥瘕者，本男女皆有之病，而妇人患此，大约皆胞胎生产，月水往来，血脉精气不调，及饮食不节，脾胃亏损，邪正相侵，积于腹中之所生。《准绳》谓推之不动为癥，推之动为瘕是也。试详言之。癥有二：一、血癥，由脏腑气虚，风冷相侵，或饮食失节，与血气相搏，适值月水往来，经络痞塞，恶血不除，结聚成块，渐至心腹，两胁痛苦，害于饮食肌肤瘦羸……二、食癥，亦由月信往来食生冷之物，而脏腑虚弱不能消化，与脏气搏结，聚而成块，盘坚不移也。

——《妇科玉尺·卷六·妇女杂病》

《素问》曰：阴虚阳搏谓之崩。又曰：阴络伤则血内溢。盖血行络中，汇于冲脉（冲为血海），非阳盛搏阴，致损内络则不至横决而下。且心主血，脾统血，肝藏血，凡忧思怒劳，激动五志之火，皆能损络，使冲任（任主胞胎）失守，致经血暴注，久而不止，谓之崩中。《良方》亦谓妇人崩中，由脏腑虚，冲任亦虚，不能约制其经血，或阳搏阴，热伤冲任，血得热则流溢，甚至昏仆。

[按]《产宝》分阴崩阳崩，受热而赤，谓之阳崩，受冷而白，谓之阴崩。赤属血热，白属气虚。

立斋论崩之患，或因脾虚不能摄血；或因肝火迫血妄行；或暴怒伤肝，血热沸腾；或脾经郁火，血不归经；或悲伤心包，血乃下脱。

——《类证治裁·卷之八·崩漏论治》

二、症状表现

张三锡曰：崩有五种，青崩如蓝色，黄崩如烂瓜，赤崩如绛泽，白崩如涕液，黑崩如瘀血。

——《女科切要·卷二·血崩》

崩者，血暴下成块，如山冢卒崩。漏者经绵延不止，如漏卮难塞。

——《类证治裁·卷之八·崩漏论治》

三、鉴别诊断

〔诊〕凡经闭不调与胎产之病，其脉要滑实重按有力。崩漏不止与产后之病，其脉要虚濡小弱留连。

——《张氏医通·卷十·妇人门上·经候》

夫癥者，征也，血食凝阻，有形可征，一定而不移。瘕者，假也，脏气结聚，无形成假，推之而可动。（龚商年）

——《临证指南医案·卷九·癥瘕》

崩淋之病，相似而实不同。崩者如土之崩，其势大下而不禁，乃血热而兼气虚，不能收摄也。淋者，如水淋漓，艰涩而不通快，乃内郁热而气亦滞也。然崩则纯血，淋则有赤白沙石之异，赤者属血，白者属气。沙石者，气血之尤浊者也。

——《女科切要·卷二·血崩》

四、治法方药

【治法】

丹溪云：涩郁胸中，清气不升，故经脉壅遏而降下，非开涩不足以行气，非气升则血不能归隧道。此论血泄之义甚明，盖开胸膈浊涩则清气升，清气升则血归隧道不崩矣。故其证或腹满如孕，或脐腹疼痛，或血结成片，或血出则快，止则闷，或脐上动。其治法宜开结痰，行滞气，消污血。

——《证治准绳·女科·卷之一·调经门·血崩》

年高而崩者，法在不治，治亦无功。经候不调，血气成块，崩中下漏者，此是血海虚寒，外乘风冷，搏结不散，醋煎散加麝香。血虚气损，或凝积块，七癥八瘕，上则气逆呕吐，下则泄下五色，《金匮》温经汤加姜、桂，以艾煎酒温服。

东垣论崩漏并不言热，其主在寒，即使有热证，亦是虚热。若以寒药治之，即瘀血愈凝结，经血愈不止矣，四物加炮姜调理。

五色带下，十全大补汤加熟附、龙骨、赤石脂、禹余粮，酒丸服……皆当壮脾胃升阳气为主，佐以各经见证之药。

——《张氏医通·卷十·妇人门上·经候》

徐评：崩漏必用补血大剂，而兼黑色之药，大概轻剂不能中病。

——《临证指南医案·卷九·崩漏》

方氏云……治崩次第，初用止血以塞其流，中用清热凉血以澄其源，末用补血以还其旧。若止塞流而不澄源，则滔天之热不可遏，若止澄源而不复旧，则孤子之阳无以立，故本末不遗，前后不紊，方可言治。方氏此论，乃治崩要法，医者深悉乎六者之由，而运之以塞流澄源复旧三法，则庶几其得之矣。

［鳌按］痰郁气遏，是崩漏中有此一症，非必定如是也。

——《妇科玉尺·卷五·崩漏》

治此病者，惟调其气血，清其内热而已。

——《女科切要·卷二·血崩》

有经水月久不行，腹胁有块作痛，是经血作癥瘕，法当调经止痛，桃仁、厚朴、当归、红花、香附、元胡、肉桂、丹皮、乳香、木香、牛膝、小茴、砂仁之类……亦有行时气血虚弱，血海寒冷，经水不调，心腹疼痛，带下如鱼脑，或如泔，错杂不分，信期淋漓不止，面黄肌瘦，四肢无力，头晕眼花者，宜补经汤。

——《女科切要·卷二·血癥》

《良方》亦谓妇人崩中……大法当调补脾胃。

《济阴纲目》曰：崩漏属气虚，不能约制，则宜补气，其为热乘者，则凉血，不当混言调补脾胃。尝析而言之，有脏腑及冲任阳虚者，有脏腑及冲任阴虚者，有阴虚兼阳亢者，有初损脏腑，久崩久漏，屡伤冲任，以致络虚不能摄血者。概言调脾胃，尚未切中窾①要。昔东垣治崩，亦言大补脾胃，升降气血，以气血为脾胃所生，且冲脉隶在阳明耳。《经》

———

① 窾：通"款"。

既明言络伤血溢，得不堤防约束，为之弥缝其隙乎。（如阿胶、鸡血藤膏、赤石脂、紫石英等，）惟血中有滞气，脐腹隐痛者，不宜骤用固涩，变成肿胀，须参经旨，通因通用，（用益母、香附、泽兰、白芍、延胡索、海螵蛸、归尾等，）和其气而血自调。

景岳又云：血崩来如潮涌，明是热势妄行，然又不可用寒治。盖寒则血凝，而热郁于内，治宜清补，兼为升提，血自循经，经自摄血，而又不可骤止也。（宜地黄、阿胶、白芍、麦冬、桑耳灰、木耳灰之属。）久则多虚寒，又宜温补脾胃。

《女科纂要》云：崩宜理气、降火、升提，漏宜养气补火，或兼制火。凡崩漏不可多用寒凉，致伤脾胃，不能摄血归源，是速其危也。

——《类证治裁·卷之八·崩漏论治》

【方药】

（仲）**桂枝茯苓丸**　治妇人有癥在脐上动，下血不止（方见胎动下血）。

治漏下五色，亦治呕血，令人黄瘦虚弱

上用地榆三两，锉碎，以醋一升，煮十余沸，去滓，食前稍热服一合。《本草》注云：地榆主带下十二病，一曰多赤，二曰多白，三曰月水不通，四曰阴蚀，五曰子脏坚，六曰子门澼，七曰合阴阳患痛，八曰小腹寒痛，九曰子门闭，十曰子宫冷，十一曰梦与鬼交，十二曰五脏不定。一方：竹叶水煎服代茶，甚解热。

紫金散　治月水过多，崩漏带下，淋沥不断，腰腹重痛，一切五色带疾。

禹余粮（煅赤，醋淬七次，细研水飞淘干，秤三两）　白芍药　川芎　熟地黄　附子　当归各一两　干姜（炮）　肉桂各半两　赤石脂　龙骨（各煅，并一两，别研）

上为细末，每服二钱，入麝香少许，米饮空心调下。

镇宫丸　治妇人崩漏不止，或下五色，或赤白不定，或如豆汁，或状如豚肝，或下瘀血，脐腹胀痛，头晕眼花，久而不止，令人黄瘦，口干，胸烦不食。

代赭石（火煅，醋淬）　紫石英　禹余粮（制并同上）　香附子（醋煮）各二两　阳起石（火锻，细研）　鹿茸（燎去毛，醋蒸焙）　茯神（去皮、木）　阿胶（锉碎，蛤粉炒成珠）　当归（去芦，酒浸）　蒲黄（炒）　芎䓖[1]各一两　血竭（别研）半两

上为细末，用艾煎醋汁，煮糯米粉糊丸，如梧子大。每服七十丸，空心米饮下。

——《证治准绳·女科·卷之一·调经门·血崩》

《千金》**小牛角䚡散**　治带下五崩下血，外实内虚之病。

牛角䚡（烧令赤）一枚　鹿茸　禹余粮　当归　干姜　续断各二两　阿胶三两　乌鲗骨　龙骨各一两　赤小豆六合

上十味，为散，空腹温酒服方寸匕，日三服。

《千金》**伏龙肝汤**　治劳伤冲任，崩中去血，赤白相兼，或如豆汁，脐腹冷痛，口干食少。

---

① 芎䓖：川芎，下同。

伏龙肝（如弹子大）七枚　生姜　生地黄各两半　甘草　艾叶　赤石脂　桂心各六钱

上七味㕮咀，以水一斗，煮取三升，分四服，日三夜一。

——《张氏医通·卷十五·妇人门上》

【积聚癥瘕】

天冬钟乳酒

钟乳粉四两　天门冬　五加皮　干姜　蛇床子　丹参　熟地　杜仲　续断各三两 地骨皮二两

酒十五斤渍饮。

《千金》方

吴茱萸内牛胆中，阴干百日，每用二七枚绵裹，齿嚼碎，内阴中，良久热如火。

猪膏发煎

猪膏八两　乱发（如鸡子大）三枚

煎之发消药成，分二次服，病从小便出。

养荣汤

人参　白术　茯苓　当归　白芍　熟地　远志　五味子　甘草　黄芪　陈皮

长生活命丹

人参二钱　姜二片　麦芽（炒）五分　莲子八个　锅焦饭（研末）

上四味水煎，每一种调饭末三五匙服，最能开胃，治产后脾虚伤食，或误服消导，大伤脾胃，不能饮食。

【崩漏】

备金散

香附（醋炒黑）四两　当归（炒）二两　五灵脂（炒）一两

饮调三钱，服加炒荆芥、醋炒地榆，名乌金散。

黑地黄丸

苍术（米泔浸黑芝麻同炒）半斤　熟地八两　北五味四两　炮姜灰二两

枣膏捣丸汤下七十丸。

——《女科指掌·卷之一·调经门》

香附子散　治崩下五色。

香附末，每二钱，米饮下。

四物坎离丸　治脾湿下流于肾，与相火合为湿热，迫经下漏，紫黑臭腐。

生地两半　酒浸熟地（捣膏）　当归身二两　酒白芍两半　酒黄柏　知母各一两　槐子　侧柏叶（同炒）各一两　连翘六钱

蜜丸。

解毒四物汤　一名温清饮，治崩漏面黄腹痛。

四物汤各一钱　加黄芩　黄连　黄柏　山栀　生地各一钱

——《妇科玉尺·卷五·崩漏》

疗血瘕方

大黄　当归各半两　皂荚　山萸各一两　细辛　戎盐各二钱半

猪脂丸如指大，每一丸，绵裹纳阴中，正坐良久，瘕当下，养如乳妇法。

桃仁煎　治血瘕血积，经候不通。

桃仁　大黄各一两　虻虫（炒）五钱　朴硝（另研）一钱

醋二升半，煎取升半，下大黄、桃仁、虻虫，搅，煎至可丸，下硝搅匀，出之，丸梧子大，前一日不吃晚饭，五更温水下五丸。日午下如赤豆汁，或如鸡肝虾蟆衣状，未下再服，如鲜血来即止，随以调补气血药补之，气虚血弱者忌用。

见睍丹　治寒客下焦，血气闭塞而成瘕，日以益大，状如怀子，名曰石瘕。

炮附四钱　鬼箭羽　紫石英各三钱　泽泻　肉桂　延胡索　木香各二钱　血竭（另研）钱半　水蛭　槟榔二钱半　桃仁（另研）三十个　三棱五钱　大黄七钱

酒糊丸，每三十丸，醋汤食前下。

神仙聚宝丹　治积块。

琥珀（另研）　当归各一两　乳香　没药（俱另研）各二钱半　朱砂（另研）　木香（另研）　麝香（另研）各一钱

水丸，每两作十五丸，每服一丸，酒磨，温酒下。

——《妇科玉尺·卷六·妇女杂病》

五、预后转归

《良方》亦谓妇人崩中……其脉疾小为顺，洪大为逆。

【脉候】漏下赤白不止，脉小虚滑者生，数盛者死。漏下赤白，日下血数升许，脉急疾者死，迟者生。尺脉急而弦大，风邪入少阴经。女子漏下赤白，脉浮者死。凡五脏俱虚，五色杂下，谓之五崩：肺虚色白如涕，心虚色赤如绛，脾虚色黄如烂瓜，肝虚色青如蓝，肾虚色黑如肝血。

——《类证治裁·卷之八·崩漏论治》

六、医案医话

柳（四二）　络血不注冲脉，则经阻，气攻入络，聚而为瘕乃痛。冲脉是阳明属隶，痛升于右，胀及中脘，作呕清涎浊沫，操家烦怒，犯胃莫如肝，泄肝正救胃。

金铃子　炒延胡　蓬莪术　青橘叶　半夏　厚朴　姜汁　茯苓

〔又〕葱白丸二钱，艾枣汤送。

某　脐下瘕形渐大，气塞至心胸及咽喉，饮不解渴，遂气攻至背部，经水百余日不来，小溲得利，大便不爽，气滞血瘀，皆因情志易郁，肝胆相火内灼，冲脉之血欲涸，丹溪谓气有余便是火。口甜，食后痞，用苦辛清降（木火郁气滞血瘀）。

胡黄连八分　山栀仁一钱半　南山楂三钱　芦荟一钱　鸡肫皮（不落水去垢炙脆）五钱
化服回生丹半丸。

陆（十六）　经阻半年，腹形渐大，痛不拒按，溲短便通。据形色脉象，不是用通经丸者，下气还攻于络，有形若癥瘕，炒枯肾气丸（肾气不摄经阻腹痛胀）。

蒋（四七）　天癸将止之年，小腹厥阴部位起瘕，动则满腹胀痛，形坚，或时脊巅掣痛，必有秽痰血筋吐出。此起于郁伤，久则液枯气结，内风阳气烦蒸，则心热痞结咽阻，已属痼疾，治必无效，倘腹大中满则剧矣（郁伤液涸阳升痛胀）。

牡蛎　生地　阿胶　小胡麻　茯苓　稽豆皮

王（二一）　初病寒热，半年经水不来，少腹已有瘕形，食又减半，当此年犯干血劳虑（寒热食减干血劳）。

焦术　茯苓　广皮　香附　当归　南山楂　白芍

某　腹中素有血癥，大如覆杯，脉络阻碍，经血循环失其常度，经不及期，经前作痛，气郁伤肝，木乘土位，饮食减少，悲哀伤肺，治节不行，胸次不畅，腰如束带，带脉亦伤，年逾三旬，尚未妊子，必得经候平调，方能孕育。

四物汤、归脾汤去黄芪、桂圆，加艾叶、新会皮

——《临证指南医案·卷九·癥瘕》

文（五五）　产育频多，冲任脉虚，天癸当止之年，有紫黑血如豚肝，暴下之后，黄水绵绵不断。三年来所服归脾益气，但调脾胃补虚，未尝齿及奇经为病，论女科冲脉即是血海，今紫黑成块，几月一下，必积贮之血，久而瘀浊，有不得不下之理，此属奇经络病，与脏腑无异。考古云：久崩久带，宜清宜通，仿此为法（奇脉虚血滞）。

柏子仁　细生地　青蒿根　淡黄芩　泽兰　樗根皮[①]
接服斑龙丸。

——《临证指南医案·卷九·崩漏》

第四节　外阴及阴道癌

外阴及阴道癌属中医学"癥瘕""阴疮""阴蕈""阴菌""阴蚀"等的范畴。古代医家薛己、王肯堂、陈实功、张璐、顾世澄、沈金鳌等在他们的著作中对本病都有论述。

一、病因病机

妇人少阴脉数而滑者，阴中有疮，名曰䘌……皆由心神烦郁，脾胃虚弱，气血流滞耳。

---

① 樗根皮：樗白皮。

183

［愚按］前症乃肝脾郁结之症，木旺生虫耳。

——《校注妇人良方·卷二十三·妇人阴蚀疮方论》

妇人阴疮，乃七情郁火，伤损肝脾，湿热下注。

——《女科撮要·卷上·阴疮》

（《大》）妇人阴疮者，由三虫或九虫动作侵蚀所为也。诸虫在人肠胃之间，若脏腑调和、血气充实，不能为害。若劳伤经络，肠胃虚损，则动作侵蚀于阴，轻者或痒或痛，重者生疮。诊其少阴之脉滑而数者，阴中生疮也。

——《证治准绳·女科·卷之三·杂证门下·前阴诸疾》

戴院使云：癞风因精未调，外为风湿所袭，从阴囊湿汗作痒起，流注四肢，手叉白色，悉生疮疡，俗谓之肾脏风。

（薛）下疳疮，属肝经湿热下注，或阴虚火燥。

——《证治准绳·疡医·卷之四·下部（十四）·阴疮》

妇人阴疮，乃七情郁火伤损肝脾，湿热下注为患。其形固多不一，总由邪火所化也……阴中突出如菌子、如鸡冠，四边肿痛者，乃肝郁脾虚所致。

——《外科正宗·卷之四·杂疮毒门·阴疮论》

若阴中有虫痒痛，乃肝经湿热，此惟独阴无阳，郁火内蕴所致。

——《张氏医通·卷十一·妇人门下·疮疡》

◎ 阴疮门主论

薛立斋曰：阴户毛际正中发毒名曰阴盖毒，红肿疼痛，此乃肝火郁结而成。

又曰：阴户一边结肿，亦有两边结肿，其形如茧，名曰阴茧。内脓成，自溃头，得之于肝火湿热，或新婚伤损，或交合不洁染毒，均成此证。

◎ 阴菌门主论

窦汉卿曰：阴中肿块，扁如覃者，名阴覃阴菌，如枣核者，名阴茄，皆由湿热与心火相击而生，惟阴茄难治。

冯鲁瞻曰：阴中突出如菌，四围肿痛，便数晡热，似痒似痛，小便重坠，此肝火湿热而肿痛，脾虚下陷而重坠也。（《锦囊》）

——《疡医大全·卷二十四·阴器部》

由肝郁脾虚下陷所致……由多服热药，或犯非理房事，或意淫不遂所致。

阴疮，此疮有四种。一湿阴疮，其原由肾虚风湿，邪气乘之，瘙痒成疮，生于隐处，浸淫汁出……二妒精疮，由壮年久旷房室，大欲不遂，败精流入茎内……三阴蚀疮，由热结下焦，经络涩滞，或妇人子宫有败精停留，或月水未断，即与交合，交合后，又不洗沐，污秽沾滞，此所以成是疮也……四肾脏风疮，由肾虚有火，血燥所成。

至妇女亦有患阴疮者，其为类亦不一。大约阴户生疮，皆七情郁火损伤肝脾，又兼湿热下注也，故妇人阴内，亦有下疳疮，以月后便行房事，秽浊伏流阴道，遂生疳疮，与男子妒精疮略同。

——《杂病源流犀烛·卷二十八·前阴后阴病源流》

二、症状表现

妇人少阴脉数而滑者，阴中有疮，名曰䘌。或痛或痒，如虫行状，脓水淋沥，亦有阴蚀几尽者。

——《校注妇人良方·卷二十三·妇人阴蚀疳方论》

其外症……有翻突如饼，俗呼阴菌，亦有如鸡冠花……亦有肿痛湿痒，溃烂出水，胀闷脱坠者。其内症口干，内热，体倦，经候不调，饮食无味，晡热发热，胸膈不利，胁肋不调，小腹痞胀，赤白带下，小水淋涩。

——《女科撮要·卷上·阴疮》

阴中有如挺出一条蛇形尺许，坠重、流水、溺涩者……阴中突出如菌子、如鸡冠，四边肿痛者……阴户忽然肿突作痛……阴中生虫䘌如小蛆者……阴户开而不闭者……交接出血者……新交房事伤而肿痛者。

——《外科正宗·卷之四·杂疮毒门·阴疮论》

证必咳逆经闭，骨蒸寒热，凡见颊赤，中有白斑，下唇红中白点，皆阴蚀之候。

——《张氏医通·卷十一·妇人门下·疮疡》

妇女阴挺，则阴中突出一物，如菌、如鸡冠，四围肿痛……或阴中挺出一条，长尺许，痛坠，且尿涩……或阴中生一物渐大，牵引腰腹膨痛。

阴疮，此疮有四种。一湿阴疮……生于隐处，浸淫汁出，状如疥癣。二妒精疮……阴上生疮，赤肿溃烂，作臼，痛痒妨闷，初发则如粟粒，拂之即痛，或流清汁，并有生于玉门内，极似疳蚀疮，但不痛为异。三阴蚀疮……遂令阴茎连睾丸肿痛，小便如淋，此所以成是疮也。四肾脏风疮……初起两足时热，脚根作痛，多于内腮，或臁上，生疮如癣，大痒，搔破成疮，失治渐延腿股，并遍身者有之，其症或兼晡热盗汗，口燥咽干，吐痰体瘦，腰脚倦怠。

——《杂病源流犀烛·卷二十八·前阴后阴病源流》

三、鉴别诊断

另有下疰疮，与肾脏风疮相类，生于脚胫，或打扑而成，其疮口小，皮内癀得极宽，皮之薄却如竹膜，极痒而痛，黄水时流，经年不愈，又易染他人，须忌房欲（宜活血驱风散，外敷槟榔散）。妇人血风疮，亦与肾脏风疮相类，乃三阴风热郁火，血燥所致，瘙痒不常，脓水淋沥，潮热盗汗（宜当归拈痛汤，外涂大马齿膏）。世俗竟以阴囊湿痒为肾脏风，真属大谬。盖阴囊湿痒者，由于精血不足，内为色欲所耗，外为风冷所乘，风湿毒气乘虚而入，囊下湿痒，或生疮皮脱，下注则两脚亦生疮癣，或耳鸣眼昏（宜沐浴长春散，外涂牡矾丹、乌龙丸、椒粉散），不可不知分别。

——《杂病源流犀烛·卷二十八·前阴后阴病源流》

四、治法方药

【治法】

内当补心养胃，外以药傅洗乃可。

［愚按］宜解郁清肝，备见八卷阴中生疮类。

——《校注妇人良方·妇人阴蚀疳方论》

《金匮》云：少阴脉滑而数者，阴中生疮。阴中蚀疮烂者，野狼牙汤洗之。虽用上法，及服降火滋阴药，终归必亡。此情志之病，非药可治，故仲景但用外法，绝不及于汤药，厥有旨哉。

——《张氏医通·卷十一·妇人门下·疮疡》

◎ 阴疮门主论

歧天师曰：大约儿门之病，非痒则痛，当以默治汤主之，此汤皆是平肝去湿之品，毋论有火无火，有风有湿，俱奏奇功，正不必问其若何痒、若何肿、若何痛、若何烂也。（《秘录》）

薛立斋曰：阴户毛际正中发毒名曰阴盖毒……治当清肝养血，外用敷消，如已成脓，治同痈疽法。

又曰：阴户内子宫肿痛溃烂，名廷孔毒。肝火郁结者重，交合所伤者轻，俱用海浮散油调灌入，仰卧良久，后换玉红膏调海浮散，以绵润透，插入自效。

◎ 阴菌门主论

窦汉卿曰：性气和缓之妇，胸次坦夷，服药易愈。若性急悍妒之妇，习与性成，服药百贴方愈。必须忌口，绝欲戒性为要，治当补心养胃为主。

186

冯鲁瞻曰：先以补中益气汤加山栀、茯苓、青皮以清肝火、升脾气，更以加味归脾汤调理脾郁，外以生猪油和藜芦末涂之而收。(《锦囊》)

又曰：或归脾汤加山栀、川芎、茯神、香附、陈皮治之。

——《疡医大全·卷二十四·阴器部》

或阴中挺出一条，长尺许，痛坠，且尿涩（宜早服补中益气汤，晚服龙胆泻肝汤，外涂藜芦膏），或阴中生一物渐大……（宜一捻金丸或洗心散二钱，地黄汤下）。

一湿阴疮……（宜活血驱风散、蒺藜散）。二妒精疮……（宜凉血解毒丸）。三阴蚀疮……（宜消疳败毒散、凉血解毒丸，并以大豆甘草汤洗）。若不早治，经久……即为下疳，又不愈，必为杨梅疮，宜服药预防（宜仙遗粮汤或荆防败毒散）。四肾脏风疮……总以补肾为主（宜肾气丸为主，佐以四生散）。脾胃虚者，必须补脾养胃（宜补中益气汤为主，佐以肾气丸、四生散），外用敷药（宜白胶香散）。迫至疮生遍身，脓水淋漓，必两腿更甚，体倦，作痒难熬，或至经年不愈，乃肾中虚火炎炽也（宜八味丸，外敷猪脊散、白胶香散）。患此症者，每兼耳鸣目痒，鼻赤脉浮，指缝白色等恙（宜补泻丸）。

至妇女亦有患阴疮者……用黄丹、枯矾、萹蓄、藁本各一两，硫黄、荆芥、蛇床子各五钱，蛇壳一条煅，共为末，别煎荆芥、蛇床子汤洗拭，香油调涂之……妇人又有阴蚀疮，肿痛湿疮，常出汁水（宜洗溻汤、疳湿散）。

——《杂病源流犀烛·卷二十八·前阴后阴病源流》

【方药】

《葛氏方》治阴蚀疮欲尽方

取虾蟆、兔矢分等，捣敷疮上。

——《医心方·卷第七·治阴蚀疮欲尽方》

《葛氏方》治妇人阴中疮方

末硫黄，敷疮上。

又方 烧杏仁，捣以涂之。

又方 末雄黄熬二分，矾石二分，麝香半分，和末敷之。(《延龄图》同之)

——《医心方·卷第二十一·治妇人阴疮方》

塌肿汤 治妇人阴户生疮，或痒痛，或脓水淋漓。

甘草 干漆各三钱 生地黄 黄芩 当归 川芎各二钱 鳖甲（炙）五钱

作一剂，用水数碗，煎数沸，去渣，常洗患处。

——《外科发挥·卷八·妇人血风疮》

补心汤（危氏） 治阴中生疮，名曰匶疮，或痛或痒，如虫行状，淋沥浓水。

白茯苓 人参 前胡 半夏（汤洗七次，去滑） 川芎各三分 枳壳（去瓤，麸炒） 紫苏 桔梗 甘草（炙） 橘皮 干姜各半两 当归一两三分 白芍药二两 熟地黄一两半

187

上锉散，每服四钱，水盏半，姜五片，枣一枚，同煎食前服。

藿香养胃汤（危氏）　治阳明经虚，不荣肌肉，阴中生疮不愈。

藿香　白术　白茯苓　神曲（炒）　乌药（去木）　缩砂仁　薏苡仁　半夏曲　人参各半两　荜澄茄　甘草（炙）各三钱半

上锉散，每服四钱，水盏半，姜五片，枣三枚，同煎，不以时候。

治阴疮方（《千金》）

芫荑　芎䓖　黄芩　甘草　矾石　雄黄　附子　白芷　黄连各六铢

上㕮咀，取猪膏四两，合煎敷之。

治妇人阴疮，与男子妒精疮大同小异方

黄丹　枯白矾　萹蓄　藁本各一两　硫黄半两　白蛇皮（烧灰）一条　荆芥　蛇床子（研极细）各半两

上细末，另以荆芥、蛇床子煎汤温洗，软帛渗干，清油调涂。如疮湿，干末掺之。

《肘后方》疗女人阴中生疮

杏仁　雄黄　矾石各二分　麝香二分半

上四味，研细敷之。

又方　用硫黄研细敷之。

黄芩汤洗方　《古今录验》疗妇人阴中生疮

雄黄　当归　黄芩　川芎　大黄　矾石各二分　黄连一分

上七味切，以水五升，煮取四升，洗疮，日三度。

雄黄散

雄黄　川芎　辰砂　藜芦　北细辛　当归　川椒

上为末，绵裹纳阴中，又敷外疮上，忌如常法。

当归汤　治妇人阴蚀疮。

当归　芍药　甘草　川芎各二两　地榆三两

上细切，以水五升，煮取三升，去滓熏洗，日三夜二。一方用蛇床子，不用川芎。

又方　五倍子　甘草　滑石　黄丹等分为末，先以甘草汤洗，然后敷之。

又方　真平胃散加贯众末，每二钱，煮熟猪肝拌药，纳阴户，数日可安。

——《证治准绳·女科·卷之三·杂证门下·前阴诸疾》

洗拓汤方

甘草　干漆各一两　黄芩　干地黄　当归　芍药各二两　龟甲五两

上细切，以水七升，煮耗一半，以绵帛纳汤中，以拓疮处，良久即易，日二度。每拓汤，可人行十里许，即裹干，捻取甘湿散薄敷疮上使遍，可经半日，又以汤拓，拓讫如前敷药。

甘湿散（又名蚺蛇胆散）　疗疳虫阴蚀。

蚺蛇胆（真者）　青木香　石硫黄　铁精　麝香（临时分之多少入，缘麝香辟蛇毒，若先以相和，蛇胆即无力也。旧用五月五日蛤蟆）各四分

上六味，各等分为末，更细研。有患取如三棋子，和井花水日再服讫，先令便利了，

即以后方桃枝熏下部讫，然后取药如棋子，安竹管里吹入下部中，亦用再度，老少量减。其熏法，每日一度，不用再为之良。

疗痔虫蚀下部及五脏方

取桃东南枝三七枚，轻捶头使散，以绵缠之，又捣石硫黄为末，将此绵缠桃枝捻转之，令末少浓，又截一短竹筒先纳下部中，以所捻药桃枝熟燃熏之。

文仲疗阴蚀欲尽者方

以蛤蟆、兔尿等分为末，敷之良。

狼牙汤（《古今录验》） 疗妇人阴蚀，其中烂伤，脓水淋漓臭秽。

狼牙三两

上㕮咀，以水四升，煮取半升，去滓，纳苦酒如鸡子中黄大，沸汤一杯消尽，夜适寒温，以绵缠箸头大如茧，濡汤以沥疮中，日四五度即瘥。

《补遗》治产后阴户生疮

青黛　黄丹　水粉①　五倍子等分为末

用卖肉铺上拭肉巾，烧为末，和前药。先以荆芥、薄荷、柏叶煎汤，洗净后掺药，如疮干，可用油调末涂之。

——《证治准绳·女科·卷之五·产后门·阴蚀》

浴毒汤 治小肠风，阴疮痒痛。

木通　藁本　枳壳　贯众　荆芥　甘松　薄荷　白芷

上锉碎，用药二两，水五升，入芒硝半两，煎至三升，去滓。热洗浴疮。

阴疮膏 治男、女阴疮。

米粉（一酒杯许）　芍药　黄芩　牡蛎　附子　白芷各七钱半

上六味为㕮咀，以不入水猪膏一斤，微火上煎三上三下，候白芷黄膏成，绞滓去，纳白粉和，取敷疮上。

小浴方 治虚劳，阴湿痒生疮。

川椒　苦参　蛇床子各一两半　香附子　白矾　白芷　狗脊　细辛各一两　桂心三分

上㕮咀。每用药一两，以水三升，煎至二升，去滓，倾入盆子内，但乘热气坐盆子上熏之，良久，通身便洗患处，甚者不过三两度。

洗毒汤 治阴蚀疮。

苦参　防风　露蜂房　甘草（炙）各等分

上㕮咀。水煎浓汁，洗疮。

玉粉散 治下阴疮，疼不止。

滑石　密陀僧　寒水石（煅）各半两　腻粉②　麝香各少许

上为细末，油调敷，或干贴患处。

——《证治准绳·疡医·卷之四·下部（十四）·阴疮》

---

① 水粉：铅粉。
② 腻粉：轻粉，下同。

银杏散 治妇人湿热下注，阴中作痒，及内外生疮并用。

杏仁（去皮尖，研） 轻粉 水银（铅制） 雄黄各一钱

上各为细末，共和一处，每用五分，枣肉一枚和丸，用丝绵包裹，留一绵条拈线在外。用塌痒汤煎洗，药枣安入阴内，留线在外。恐小便取出再入，一日一换，重者只四、五枚痊愈，仍兼服前药。

雄黄藜芦散 治妇人阴中突出如蛇，或似鸡冠菌样者并治。

雄黄一钱 葱管藜芦（碾细如面）二钱 轻粉 鳖头（煅黄色）各一钱 冰片二分

以上各研极细末，和匀再研，瓷罐收贮。先用芎归汤煎洗，随后搽药，早晚二次，其患渐收。

——《外科正宗·卷之四·杂疮毒门·阴疮论》

◎ **阴疮门主方**

治阴户溃烂（窦氏）

儿茶、鸡内金各一钱，轻粉五分，冰片三分，研细干掺。

妇人阴疮，杏仁不拘多少，烧存性，麝香少许，细细研匀，如疮口深用小绢袋盛药系口，炙热纳阴户内。

津调散 治妒精，妇人阴湿疮，脓汁淋漓臭烂。

黄连 款冬花各等分 麝香少许

研细末。先用沐浴长春散煎洗，软绢拭干，津调搽之，忌用生汤洗。

默治汤

当归一两 白茯苓 白芍各五钱 栀子三钱 柴胡一钱 楝树根五分

水煎服。有痰加白芥子，有火加黄芩，有寒加肉桂，余不必加。

化毒生肌散 治产门处生疮久不愈，兼治一切疮毒神效。

黄柏（炒） 白薇（炒） 铅粉（炒） 儿茶 蚯蚓屎（炒） 潮脑各三钱 乳香（去油）二钱 麝香三分 轻粉 冰片各五分

研细，掺疮口，二日即愈。

◎ **阴菌门主方**

妇人阴中忽生鸡冠肉并生瘰方

龙胆草（酒拌炒）大黄 泽泻各一钱 生地 黑山栀 车前子 木通 当归 甘草 黄芩（炒）各五分

水煎服。

——《疡医大全·卷二十四·阴器部》

活血驱风散（阴疮） 白蒺藜 当归 川芎 白芷 细辛 槐角 桃仁 半夏 白芍 五灵脂 生甘草各六分 苍术 杜仲 肉桂 苡仁 天麻 橘红 槟榔 厚朴 枳壳各二分 姜五片 枣二枚

煎好，入乳香末一分，空心服。

蒺藜散（又）

制草乌　白蒺藜各五钱　白芷　白附子（生）　苍术　荆芥各二钱半

米糊丸，酒下。

凉血解毒丸（又）

苦参四两　黄连二两　连翘一两半　大黄二钱半　恶实①　生地　白芷各一两　防风　石膏各五钱

荆芥汤打糊丸，空心水下。

仙遗粮汤（又）

土茯苓七钱，湿者一两　防风　木瓜　木通　苡仁　白鲜皮　金银花各五分　角刺四分

日三服。

四生散（又）

白附子　白蒺藜（去刺）　黄芪　羌活等分

每末二钱，盐酒下。一方用独活。

白胶香散（又）

白胶香②　赤石脂　枯矾各五钱　黄丹（淘）　乳香　没药　轻粉各二钱

如有脓水，再加轻粉一钱，湿疮干掺，干疮香油调敷。

猪秽散（又）

猪粪煅　槟榔各五钱　冰片五分　花椒　龙骨各一分

如有脓水，加轻粉一钱。

补泻丸（又）

黄芪一两　木通　甘草　黑丑各五钱　斑猫③七个去翅

同炒焦黑，去斑猫，蒸饼糊丸。

——《杂病源流犀烛·卷二十八·前阴后阴病源流》

五、预后转归

三阴蚀疮……若不早治，经久溃烂，侵蚀肌肉，脓血不止，即为下疳，又不愈，必为杨梅疮……然则下疳固有不由于阴蚀疮始者，而阴蚀疮既久，未有不成下疳者也。

——《杂病源流犀烛·卷二十八·前阴后阴病源流》

六、医案医话

一妇人溃腐，脓水淋漓，肿痛寒热，小便赤涩，内热作渴，肢体倦怠，胸胁不利，饮

---

① 恶实：牛蒡子，下同。
② 白胶香：枫香脂。
③ 斑猫：斑蝥。

食少思。余以为肝脾亏损，用补中益气，内柴胡、升麻各用一钱，加茯苓一钱，山栀二钱，数剂少愈。又予归脾汤加山栀、川芎、茯苓，三十余剂，诸症悉退。惟内热尚在，再与逍遥散，倍用山栀而愈。

———《校注妇人良方·卷八·妇人阴中生疮方论》

一产妇素有肝火患此，内溃痒痛，食少热渴，小水淋沥。用加味逍遥散、加味归脾汤兼服，间以芦荟丸，外以鹤虱草煎洗而愈。

———《校注妇人良方·卷二十三·妇人阴蚀疮方论》

一妇人阴中突出如菌，四围肿痛，小便频数，内热晡热，似痒似痛，小腹重坠，此肝脾郁结之症，盖肝火湿热而肿痛，脾虚下陷而重坠也。先以补中益气加山栀、茯苓、车前、青皮以清肝火升脾气，渐愈。更以归脾汤加山栀、茯苓、川芎调理，更以生猪脂和藜芦末，涂之而收入。

一妇人素郁闷，阴内痛痒，不时出水，饮食少思，肢体倦怠，用归脾加丹皮、山栀、芍药、柴胡、生草主之而安。

一妇人阴肿下坠，闷痛出水，胸腹不利，小便频数，内热晡热，口苦耳鸣，先用小柴胡加车前、胆草、苓、术、升麻，二剂稍缓，又用加味逍遥加升麻，数剂稍愈，乃以加味归脾加升麻、柴胡，并补中益气加山栀，数剂渐愈，仍用加味逍遥、加味归脾二药，调理而瘥。

———《女科撮要·卷上·阴疮》

一妇人阴器肿痛，小水涩滞，遇晚寒热交作，此肝经湿热为患。以龙胆泻肝汤二服，小水通利；又以四物汤兼小柴胡加天花粉、木通、炒山栀服之而愈。

一妇人无辜发热月余，忽阴中突出一物，如鸡冠一片，此肝郁脾虚所致。以补中益气汤加青皮、山栀、柴胡、黄芩，外以甘草、白芷、苍术、紫苏煎汤，每日熏洗，十余日其患渐小，仍用前汤倍参、术，月余而安。

一妇人阴器半边肿痛，身发寒热，口干便秘，脉实有力。以内疏黄连汤一剂，大便通利，口干乃止，惟肿痛尤甚，此湿毒结聚欲为脓也，以四物汤加角针、泽泻二剂，脓熟胀痛，又以透脓散一服，出臭脓钟许，疼痛顿止，以八珍汤加丹皮、泽泻十余剂而安。

———《外科正宗·卷之四·杂疮毒门·阴疮论》

附录 引用书目

《重订囊秘喉书》	清·杨龙九原著，王景华重订
《妇科玉尺》	清·沈金鳌
《妇人大全良方》	宋·陈自明
《古今医彻》	清·怀远
《喉科指掌》	清·张宗良
《华氏中藏经》	汉·华佗
《环溪草堂医案》	清·王泰林撰，柳宝诒选编
《校注妇人良方》	明·薛己
《金匮要略心典》	清·尤怡
《金匮翼》	清·尤怡
《口齿类要》	明·薛己
《兰台轨范》	清·徐大椿
《类证普济本事方续集》	元·马宗素、程德斋
《类证治裁》	清·林佩琴
《厘正按摩要术》	清·张振鋆编，张质、韩广宏校
《临证指南医案》	清·叶桂撰，华岫云编，徐大椿评
《难经本义》	元·代滑寿
《难经集注》	宋·王惟一等
《难经正义》	清·叶霖
《女科撮要》	明·薛己
《女科切要》	清·吴道源
《女科指掌》	清·叶其蓁
《扫叶庄医案》	清·薛雪
《审视瑶函》	明·傅仁宇
《外科发挥》	明·薛己
《外科枢要》	明·薛己
《外科正宗》	明·陈实功
《王九峰医案》	清·王九峰
《外科全生集》	清·王维德
《咽喉脉证通论》	清·费伯雄
《疡科心得集》	清·高秉钧
《疡医大全》	清·顾世澄

《医醇賸义》　　　　　　　　清·费伯雄

《医贯砭》　　　　　　　　　清·徐大椿

《医经原旨》　　　　　　　　清·薛雪

《医门补要》　　　　　　　　清·赵濂

《医心方》　　　　　　　　　日·丹波康赖

《医学读书记》　　　　　　　清·尤怡

《医学妙谛》　　　　　　　　清·何其伟

《医学源流论》　　　　　　　清·徐大椿

《医宗必读》　　　　　　　　明·李中梓

《医宗说约》　　　　　　　　清·蒋示吉

《银海指南》　　　　　　　　清·顾锡

《尤氏喉科秘书》　　　　　　清·尤乘

《原机启微》　　　　　　　　元·倪维德撰，明·薛己校补

《杂病源流犀烛》　　　　　　清·沈金鳌

《张氏医通》　　　　　　　　清·张璐

《张聿青医案》　　　　　　　清·张聿青

《证治汇补》　　　　　　　　清·李用粹

《证治准绳》　　　　　　　　明·王肯堂

《症因脉治》　　　　　　　　明·秦景明撰，清·秦皇士补辑

《肘后备急方》　　　　　　　晋·葛洪